U0200110

赵绍琴（1918～2001），男，汉族，当代著名中医学家、中医教育家，北京中医药大学终身教授。

赵绍琴教授，三代御医之家。自幼背诵《濒湖脉学》《雷公药性赋》《医宗金鉴·四诊心法要诀》等，随父学医，尽得家传。他1939年考取行医执照，继承父业，悬壶北京。后为提高深造，又先后从学于御医韩一斋、翟文楼和北京四大名医之一的汪逢春先生，数年之间，尽得三家真传，扬名于京师。

赵绍琴教授是国家教委首批核准的中医教授、硕士研究生导师；并作为有突出贡献的中医专家，享受国务院颁发的特殊津贴。

赵绍琴教授从医60余年，以辨证准确、用药精炼、疗效显著闻名于世，被赞为"平正清灵一名医"。

赵绍琴

内科心法
与温病浅谈

赵绍琴 著　赵利华 整理

学苑出版社

图书在版编目(CIP)数据

赵绍琴内科心法与温病浅谈 / 赵绍琴著；赵利华整理.
北京：学苑出版社，2010.5(2021.12 重印)
ISBN 978-7-5077-3576-5

Ⅰ.①赵⋯　Ⅱ.①赵⋯②赵⋯　Ⅲ.①中医内科学　Ⅳ.①R25

中国版本图书馆 CIP 数据核字(2010)第 098521 号

责任编辑：付国英
出版发行：学苑出版社
社　　址：北京市丰台区南方庄 2 号院 1 号楼
邮政编码：100079
网　　址：www.book001.com
电子信箱：xueyuanpress@163.com
电　　话：010-67603091(总编室)、010-67601101(销售部)
印 刷 厂：北京市京宇印刷厂
开本尺寸：890×1240　1/32
印　　张：11.625
字　　数：235 千字
版　　次：2010 年 5 月第 1 版
印　　次：2021 年 12 月第 5 次印刷
定　　价：58.00 元

传统医学战略研究丛书

总策划 北京大学中华传统医学战略研究课题组

顾 问 陆广莘 金世元 赵宝煦

　　　　汪 湘 苏宝刚

总主编 王心远

编 委 （按姓氏笔画排序）

　　　　王心远 白晓光 张 力

　　　　张 勇 岳小丁 苏雅轩

　　　　赵利华 赵民华 赵女贞子

　　　　钱元强 桐 林 唐文吉

第一集 清宫太医传承

主 编 赵利华

副主编 赵女贞子

炎黄之道

济世救人

庚寅孟月录
「本经逢源」语句
会稽赵宝煦

赵宝煦老先生为北京大学国际关系学院
政治学资深教授、中国政治学会顾问。

传统医学战略研究丛书

总 序

人类自从在地球上出现以来，就不得不面对与自然界的关系。生存和繁衍是人类所面对的最主要问题，但是战争和疾病对人类生命构成了严重的威胁，使人们深刻认识到"生命之外别无财富"，健康就是最大的财富。

中华文明源远流长，延绵不断，这和中华文化的继承与发展密不可分，更和中华民族的繁衍与健康息息相关，所以研究中华文明和中华文化就不得不研究中国的传统中医、中药，可以说"中医和中药"与"四大发明"是中国对人类伟大的贡献。

为了推动研究人与自然和社会的关系，我们需要回归到以文化角度来研究中医和中药的战略和发展。

北京大学政府管理与企业发展研究中心经过酝酿，于2008年成立了北京大学中华传统医学战略研究课题组，课题组的定位是：①严格遵循传统医学的自身规律来弘扬中华传统医学文化；②用中华传统医学来完善全民健康保障体制；③向全人类传播中华传统医学文化、提高中华民族的软实力。

目前，课题组已经吸引了一批具有真才实学的难得的中医专家，之所以在北京大学开展中医、中药的研究，就是为了充分发挥北大多学科，特别是人文学科的综合优势，凭借北大开放的学术氛围，秉承北大"兼收并蓄、思想自由"的办学传统，站在文化全新的角度来审视中医，探索振兴中医的途径。此外，在北大开展中医、中药研究，也便于吸取以前中医模式的经验教训，打破长期以来积累的阻碍中医发展的种种桎梏，开辟中医研究的新天地。

北京大学中华传统医学战略研究课题组除了为学者提供中医、中药基础理论与实践的研究平台外，还将对中医、中药产业的发展规划作出建议，并组织专家开展中药的种植和加工指导，组织和实施中医药的教育和培训，建立系统的中医药医疗和养生机构，开展国际交流等活动，传播中医文化和中华文明。

西学东渐百余年来，近现代中医学学术成果的总结整理，是课题组极为重视的一项工作。这一工作与中医学的未来关系重大！具有战略意义！众所周知，中医中药的发展从近代以来遭受到极为严重的压制，为了恢复和发掘濒临流失的文献和资料，为中医中药的发展做一份贡献，北京大学中华传统医学战略研究课题组特意将收集到的中医和中药界的珍贵文献编辑成册，陆续出版，并命名为《传统医学战略研究丛书》。

千里之行始于足下，这套《传统医学战略研究丛书》是我们奉献给社会的第一份成果，希望它能够像种子那样传播开来，遍地开花，结出更加丰硕的果实！

北京大学中华传统医学战略研究课题组
2010 年春

《清宫太医传承》
总　序

　　吾家居北京十余代矣，代代业医，为御医者已三代。吾祖赵文魁，宣统初年任太医院院使，后奉旨受赐头品花翎顶戴，总管太医院。先祖为御医时，宫中禁忌颇多，望闻问切，虽云四诊，然其中能充分施展者，惟脉诊而已。故先祖断病，多以脉为主，故于此特殊环境中所练就其绝技也。宣统出宫后，先祖悬壶京城，患者盈门，活人无算。宫内宫外之人，殊同霄壤；宫内宫外之病，源流各异。然先祖皆能诊脉而断之。其辨脉也精准，其用药也轻灵，其见效也神速。至今读其脉案，未尝不击节而三叹之。

　　先父自幼秉承家学，复受业于瞿文楼、韩一斋、汪逢春等先生门下。瞿、韩二公皆先祖之门人，亦供职于太医院；汪逢春乃吴中世医，后名满京华，为"北京四大名医"之一。

　　先祖在时，尝言晚年当著书立说，惜乎辞世甚早，遗愿未遂，所存者惟《文魁脉学》遗稿及临证医案。先父承其志，编为《文魁脉学》及《赵文魁医案选》，二十年前皆已付梓。然是书也，今肆中已属难觅，而海内外求之者甚众。

　　今有北京中医药大学王心远老师及新安唐文吉君，欲再版先祖、先父之书，不耻下问于予。利华不才，敬承先人志业，尝思之：世人于中医，知有"北京四大名医"理法方药之精，而不晓御医脉学之妙；于御医，知有赵氏《文魁脉学》、《赵文魁医案选》之传，而不知瞿文楼有《处方学》之著、韩一斋有医案之书。诚可憾也。

二君皆以为然。利华感其诚，遂将其书并先父遗稿《实用中医内科学》付与，嘱之曰："可以丛书一套，展现清末御医之学术与传承。而《实用中医内科学》，乃先父授课之讲义也。其中验方，皆家传。此前未曾原貌出版，仅讲授于课堂之上，传抄于弟子之间耳。今可公之于众，待有心者深悟之。"

是为序。

赵利华携女赵女贞子于北京

己丑年秋月

《清宫太医传承》

前　言

　　始秦至清，历朝历代，宫中对帝王后妃的养生保健极为关注。秦汉魏晋南北朝设置太医令，隋唐五代设为太医署，宋代设立太医局，金元明清改设为太医院，作为朝廷执掌全国医政与医疗的官署。

　　太医院是医疗机构，同时也是行政衙署。太医院设院使一人，是院署的主要负责人，主管医疗和行政事务。另有左院判、右院判各一名，是院署的副主管官员。设御医和吏目品级，约三四十人。另有医士、药剂以及文案等约八九十人。虽不同时期人数有所增减，但大体如此。

　　太医院不仅是服务机构，同时承担着医学教育的职责。培养对象既有普通百姓和医官子弟，也有院署内的职员。教师全部是太医院的优秀医官。教学内容主要是医学经典和中医各专科的著作。成绩优秀，考试合格者，在太医院中存档备案，可在需要时递补太医院人事位缺。

　　清代太医院乃全国名医云集之所，名医辈出。对后世影响深远者，首推赵文魁（1873～1933）。

　　先生讳文魁，字友琴，祖籍浙江绍兴，家居北京十余代，代代业医，至先生已三代御医。先生自幼从其父赵永宽学医（永宽公，清·光绪初年任清太医院医士、御医等职）。清·光绪十五年（1890）入太医院，先后任肄业生、恩粮、医士、吏目、御医等职，光绪末年升任太医院院使，兼管御药房、御药库，受赐头品顶戴花翎。先生得众家之长，尤擅内科、温病，于脉学一道，致力最深。每临大证，多能应手取效，年届三十即驰名宫庭而任御医，终获头品顶戴，古来少有之殊荣。宣统出宫后，先生悬壶京城，患者盈门，活人无算。举国盛名，始终不衰。

友琴先生之哲嗣赵绍琴教授，自幼背诵《濒湖脉学》、《雷公药性赋》、《医宗金鉴·四诊心法要诀》等，随父学医，尽得家传。友琴先生指定门人御医瞿文楼，传授他医道经典《内经》、《难经》、《伤寒论》、《金匮要略》，以及《温病条辨》、《温热经纬》等医书，奠定坚实的理论基础。赵绍琴1939年考取行医执照，继承父业，悬壶北京。后为提高深造，又先后从学于汪逢春（北京四大名医之一）、御医韩一斋两位先生，数年之间，尽得真传。遂集家学与诸名师妙术于一身，以三代御医之后扬名于京师。赵绍琴后为北京中医药大学（原北京中医学院）教授，是当代著名中医学家、中医教育家。赵绍琴教授医技精湛，医德高尚，心怀仁慈，志在普救生灵。从医60余年，以辨证准确、用药精炼、疗效显著闻名于世。被赞为"平正清灵一名医"。

赵绍琴教授长子赵利华老师，有深厚的家学渊源，自幼经父亲手把手地传授，深得中医精髓，又积三十年的临床实践，博采众长，为中医界内名家。擅长诊治各种疑难杂症，其特点为脉法精、用药准、疗效好。赵利华老师提倡完整继承清宫太医之学，反对后人的随意割裂和曲解。

赵氏医学世家不但传承了清宫太医之学，而且采百家之长，得医宗之正脉，至今授受未断。其传承、其著述，极为珍贵！

友琴先生尝言晚年当著书立说，惜乎辞世甚早，遗愿未遂，所存者惟《文魁脉学》遗稿及临证医案。赵绍琴承其遗志，编为《文魁脉学》及《赵文魁医案选》，二十年前皆已付梓。赵绍琴教授数十年笔耕不辍，发表有独到见解的高水平医学论文数十篇，撰写出版了《温病纵横》、《温病浅谈》、《赵绍琴临证400法》等多部学术专著，也为我们留下了珍贵的精神财富。

赵绍琴教授的后人、后学们认识到，自清代以来，永宽公、友琴先生和赵绍琴教授等都曾终身致力于医学大道及清代官廷医学的传承和实践。作为当时最高中医学府的太医院在中医学术成果方面，自有与民间中医不同的特色。所以，整理继承他们这些成果，一定有利于今天医学事业的发展。

北京大学中华传统医学战略研究课题组，严格遵循传统医学的自身规律弘扬中华传统医学文化，极为重视近现代中医学学术成果的总结整理，由课题组核心成员王心远先生主持这项工作，并主编《中华传统医学战略研究丛书》，以汇集研究成果。丛书第一集，清宫太医传承，内容以清宫太医院学术成果和传承为主，特请御医传人赵利华老师主编、整理。

《文魁脉学》及《赵文魁医案选》今日已属难觅，

而海内外求之者甚众。脉学、医案密不可分，为了体现知行合一的精神，此次合订为《赵文魁脉学与临证医案》。

1958年至1975年，赵绍琴教授长期在北京中医学院附属东直门医院负责中医内科临床与教学。《赵绍琴内科心法》原为他的讲稿。此次，赵利华老师贡献了讲稿的手抄本，保存原貌出版。

1977年，赵绍琴教授出任北京中医学院基础部温病教研室主任，作为当代著名的温病学家，对中医温病学的理论和实践有所发展，提出了一系列具有指导意义的独到见解。《温病浅谈》是他的代表作之一。

《赵绍琴内科心法》与《温病浅谈》此次合订为一本书出版，有助于读者总体掌握外感、内伤之证治大法。

《赵绍琴脉学讲座》、《赵绍琴脉案存真》等珍藏的资料也将陆续出版。

感谢北京大学和中医界各位老前辈、各位课题组顾问的支持和指点，确保了丛书质量。

感谢书法家罗卫国先生为丛书题写书名（罗卫国先生系国学大师罗振玉曾孙，爱新觉罗·溥仪外孙，大连市文化促进会副会长，大连墨缘堂文化艺术中心负责人）。

目　　录

内 科 心 法

温 病 浅 谈

内科心法

感　冒

感冒是外感病的总称，四季皆有，以春冬二季较多，常见的以外感风寒，外感风热、外感夹暑夹湿较多。流感近似外感风寒，传播迅速，威胁广大人民健康，必须及时治疗，否则将严重影响生产。

一、外感风寒

由于风寒外袭，皮毛受病，皮毛者肺之合也，肺失肃降，表卫闭塞，恶寒、头痛、周身酸痛，发热无汗，鼻塞涕多，咳嗽咽痒，舌苔薄白，脉多浮紧。治疗可用辛温解表法，如荆防败毒散：荆芥穗2钱，防风2钱，羌活1钱半，独活1钱半，柴胡2钱，前胡2钱，枳壳2钱，川芎1钱半，党参2钱（虚人一般不用），茯苓3钱，甘草1钱，桔梗2钱。

或用香苏饮（香附3钱，苏叶2钱）。

经验用方：苏叶2钱，前胡2钱，杏仁3钱，秦艽2钱，羌独活各1钱。

二、外感风热

热郁于内，外受时邪，发热口干，微恶风邪，头胀有时微汗，咳嗽气呛，咽干而痛，溲黄便秘，甚则衄血，舌红苔薄黄，脉象浮数。宜用辛凉清解法。用桑菊饮（桑叶、菊花、杏仁、甘草、桔梗、芦根、连翘、薄荷）或银翘散（竹叶、荆芥、薄荷、牛蒡子、豆豉、甘草、桔梗、金银花、芦根）。

经验用方：薄荷（后下）1钱，前胡1钱，大青叶4钱，板蓝根4钱，金银花5钱，连翘4钱，鲜茅根、芦根各1两，豆豉4钱，山栀2钱，黄芩3钱。

三、外感夹暑

夏季外感，多夹暑邪，暑伤元气，中必夹湿，故头晕身热有汗不解，心烦口渴，胸闷乏力，漾漾欲恶，小便短赤。舌苔薄白，脉多濡数。芳香祛暑，苦泻折热。用黄连香薷饮（黄连1钱、香薷1钱半、厚朴2钱、扁豆4钱）。

经验用方：鲜藿香、鲜佩兰各2钱，马尾连3钱，前胡2钱，厚朴2钱，竹茹3钱，鲜芦根1两，灶心土1两。

四、感冒夹湿

气候过热，人必多湿，外感之后，头目沉重，发热不扬，恶寒周身酸软，口淡发木，胸闷如痞，恶心呕吐，腹胀便溏，舌苔滑腻，脉象沉濡。用疏表化湿，芳香定呕。藿香正气散之类（藿香、厚朴、苏叶、陈皮、大腹皮、白芷、茯苓、白术、半夏、桔梗、甘草、生姜、大枣）。

经验用方：鲜藿香、鲜佩兰各2钱，大豆卷3钱，苏叶2钱，草蔻2钱，马尾连3钱，厚朴2钱，白芷2钱，冬瓜皮1两。

咳　嗽

有声无痰为咳，有痰无声叫嗽，痰声俱有是咳嗽。咳嗽主要在肺，但是机体各部由于其他疾病都能影响成咳嗽。内经里有"五脏六腑皆令人咳，非独肺也"。归纳起来不外内伤与外感两个方面。一外感咳嗽，二内伤咳嗽，其他为肿瘤、外伤、过敏等。

一、外感咳嗽

1. 风寒咳嗽

感受风寒，头痛鼻塞，发热恶寒，咽痒作咳，痰多稀薄，一身无力，舌苔薄白，脉浮略紧。用疏散风寒，兼以止咳。宜金沸草散（旋覆花、前胡、细辛、荆芥、半夏、甘草、生姜、大枣）或止嗽散（桔梗、荆芥、紫菀、百部、白前、甘草、陈皮）。

经验用方：苏叶2钱，苏子3钱，前胡2钱，杏仁3钱，百部3钱，紫菀2钱，陈皮3钱。

2. 风热咳嗽

烦热口渴，咽红干疼，舌红痰稠，脉象滑数，小溲赤热，大便干结。用疏风清热，肃降止咳。桑菊饮、桑杏汤（桑叶、杏仁、贝母、沙参、栀子皮、梨皮、香豆豉）。

经验用方：桑叶3钱，前胡2钱，杏仁3钱，黄芩4钱，茅根、芦根各1两。

3. 火热咳嗽

风热化火，咳呛咽干，口渴思冷饮，痰黄舌红口干，脉象滑数。宜泻火清金方法。如凉膈散（芒硝、大黄、栀子、连翘、黄芩、甘草、薄荷、竹叶），如大便正常可减芒硝、大黄。若火热伤阴时可用泻白散加减（桑白皮、地骨皮、甘草、粳米）。

经验用方：苏叶、苏子各1钱半，生石膏5钱，杏仁3钱，黄芩4钱，麦门冬4钱，芦根1两，瓜蒌仁1两，知母2钱。

4. 肺燥咳嗽

素体阴虚，或内热日久，肺阴受灼，干咳连声，痰不易咳，口鼻发干，舌红苔干燥略黄，脉象细小弦数。宜清肺润燥方法。如清燥救肺汤（桑叶、石膏、杏仁、甘草、枇杷叶、麦冬、黑芝麻、人参易沙参、阿胶）。

经验用方：沙参4钱，天冬、麦冬各3钱，生石膏5钱，杏仁3钱，枇杷叶4钱，生海石4钱，黛蛤散（布包）4钱，梨皮2个，川贝母2钱。

5. 寒包火证

内热较重，又感外寒，壮热咳嗽，口干渴饮，阵阵恶寒，一身作痛，内热外寒，当需表里两解方法。药用麻杏石甘汤（麻黄、杏仁、甘草、石膏）。

经验用方：麻黄5分（或易苏叶2钱），杏仁3钱，生石膏6钱，生甘草4钱，芦根5钱。

二、内伤咳嗽

1. 肺阴不足

咳嗽日期较长，两颧发红（下午重），干咳少痰，或痰中带血，喉干嘶哑，形体消瘦，夜间口干，五心烦热，烦躁梦多，舌红且干，脉象细弦小数。用养阴润肺方法。药如百合固金汤（生地黄、元参、川贝母、桔梗、麦门冬、生白芍）。阴虚骨蒸潮热较重时，加银柴胡、地骨皮、炙鳖甲等。

经验用方：银柴胡3钱，白芍4钱，炙鳖甲4钱，地骨皮4钱，川贝母3钱，沙参4钱，天冬、麦冬各3钱，知母

2钱。

2. 内热阴伤

血虚木郁已久，阴分早伤，阴虚则阳亢，阳亢则化火，灼阴心烦，干咳无痰，舌红便干，脉多细数。内热阴伤，清虚热、养肺阴、肃降止咳。

经验用方：前胡2钱，柴胡3钱，沙参4钱，生石膏4钱，天花粉4钱，川贝母3钱，白芍4钱，石斛4钱，知母2钱。

3. 肺阳不足、脾气也虚

肺阳不足，面色萎黄，食少便溏，中脘闷满，短气乏力，脉象虚微。舌旁边有齿痕滑润液多，用补中益气汤法。肾气不足时加都气丸或用钟乳补肺汤（人参、钟乳石、麦冬、五味子、款冬花、紫菀、桑白皮、桂枝、白石英、糯米、大枣、生姜）。

经验用方：黄芪4钱，党参4钱，白术4钱，陈皮3钱，柴胡2钱，半夏曲4钱，生牡蛎5钱，诃子肉5钱，五味子3钱，钟乳石4钱。

4. 中阳不运，水饮上犯

脾主运化，肺主布津，中阳虚，脾肺失灵，水饮不化，上泛于肺，成为水饮。病程长，朝暮重，痰白稀，脉沉细，肢体畏寒，舌胖润苔白滑。用温寒化饮方法。小青龙汤或苓桂术甘汤。

经验用方：干姜2钱，桂枝2钱，麻黄1钱，白芍4钱，甘草1钱，细辛1钱，半夏曲4钱，五味子3钱，茯苓5钱，生牡蛎1两。

喘 哮

呼吸急促，甚则张口抬肩谓之喘；喉间有声，哮鸣音明显谓之哮。哮证多兼喘，而喘证不一定会兼哮。冷哮多属肺中有寒。热哮多为膈上有热。"实喘者，邪气实也，虚喘者，元气虚也。"叶天士认为："在肺为实，在肾为虚"。实为经验之谈。

一、喘证

1. 实喘

（1）风寒

风寒之邪，皮毛受病，内合于肺，肺气失职，胸满喘咳，甚则汗出，头痛恶寒，痰多稀薄，发热不渴，周身酸痛，舌白苔腻，脉象浮紧，风寒束表，肺气不宣，疏解表邪，肃降定喘，小青龙汤加减。内有热者原方加生石膏。

经验用方：麻黄5分，桂枝1钱五分，杏仁3钱，半夏3钱，苏梗、苏子各2钱。

（2）风热

风热上迫于肺，肺失肃降，喘满痰多，舌白口渴，两脉滑数，阵阵寒热。疏其表邪，兼以肃降。用麻杏石甘汤法。

经验用方：苏叶2钱，苏子3钱，前胡2钱，杏仁3钱，生甘草1钱，生石膏4钱。

（3）燥热

由于燥热上迫于肺，咽痛口渴，喘而烦热，痰多稠黏，溲黄便结，咳喘胸痛，舌红苔白且干，脉象滑数。用泻白散加沙参、麦冬、玉竹、知母以泻燥热。

（4）痰湿

湿痰素盛，消化欠佳，胸膈满闷，大便不畅，苔垢且厚，脉象濡滑略弦，肃降化痰，以定其喘。方如三子养亲汤（苏子3钱、莱菔子3钱、白芥子2钱）。

若肺家实热，胸膈满闷，喉中痰多，脉滑有力，且体质强壮，可用泻肺行痰方法。加葶苈大枣泻肺汤（葶苈子、大枣）。

经验用方：苏子3钱，莱菔子3钱，白芥子1钱半，甜葶苈2钱，大红枣5枚，冬瓜子1两。

（5）痰热

胸闷痰热胶固，风寒留恋未清，气喘声重，舌苔垢厚、质红、溲黄口干。脉象滑数略有浮象。宜用降气化痰方法。用定喘汤（白果、麻黄、款冬花、半夏、桑白皮、苏子、杏仁、黄芩、甘草）。

若下虚上实时可用苏子降气汤（苏子、半夏、橘皮、前胡、厚朴、甘草、肉桂、当归）。

经验用方：苏子3钱，半夏3钱，陈皮3钱，杏仁3钱，黄芩4钱，前胡2钱，款冬花3钱，生海石4钱，生蛤壳1两。

2. 虚喘

（1）肺虚

素体阳虚，肺气不足，呼吸短促，言语无力，提不能升，咽不能降，胕肿肢冷，咽喉不利，舌胖嫩腻，脉象微弱。补肺益气，以定虚喘。用生脉散（人参、麦冬、五味子）。

经验用方：人参1钱（或党参4钱）、麦门冬3钱、五味子 3 钱, 诃子肉 3 钱, 芡实米 4 钱, 茯苓 4 钱。肺虚有热时, 可减人参改用沙参 1 两 (西洋参 3 钱口含) 加黄芩 3 钱, 知母 2 钱。

（2）肾虚

久喘肾气失于摄纳, 动则气不接续, 腰痛乏力, 喘咳咽痛, 手足心热, 脉微细而无力, 舌红口干体胖有齿痕。肾不纳气, 肺气也虚。摄纳肾气, 从本治病。用人参蛤蚧散, 或人参胡桃汤。若阴虚为主用都气丸 (六味地黄丸加五味子)。

经验用方: 党参 2 钱, 熟地 5 钱, 茯苓 5 钱, 五味子 3 钱, 芡实米 5 钱, 诃子肉 3 钱, 胡桃肉 3 钱, 生牡蛎 1 钱, 白芍 8 钱。

黑锡丹 1 钱分服。如有热时减党参改沙参 1 钱, 熟地改生地。

二、哮证

1. 寒哮

寒痰渍肺, 气道受阻, 喘息频作, 喉中哮鸣, 痰稀多呈泡沫, 胸中满闷不畅, 面青肢冷, 喜饮热汤, 舌白滑润, 脉象力弱。温寒化饮, 以定喘哮。射干麻黄汤加减 (射干、麻黄、细辛、紫菀、款冬花、法半夏、五味子、生姜、大枣)。或结合水饮咳嗽之小青龙汤方加减。

2. 热哮

痰热犯肺, 气道不利, 呼吸急促, 喉中哮鸣, 痰黄黏稠, 溲黄便干, 舌苔多黄腻, 脉多滑数。当用宣肺化痰, 降逆定哮。可用越婢加半夏汤 (麻黄、半夏、生石膏、甘草、生姜、大枣)。

大医精诚万世师表

可参考痰热化火之喘证治之。

泄 泻

大便次数增多且稀泻腹中不适谓之泄泻。古代文献名目繁多，以脏器定名，如"胃泻"、"脾泻"、"小肠泻"；有从泻势形态定名，如"濡泻"、"溏泻"、"飧泻"、"滑泻"；也有从病因分类者，如"寒泻"、"火泻"、"暑泻"、"食泻"、"痰泻"。我们从临床症状上可分为两大类。暴泻与久泻。

一、暴泄

1. 风寒

风邪束表，寒邪克脾，头痛寒热，腹痛肠鸣（切痛），喜按喜温，初期不渴，便多稀水，小溲清长，舌白苔腻，脉象浮紧或沉紧。当用疏解表邪，温寒拈痛。方如藿香正气散之类。

经验用方：藿香叶3钱（后下），葛根2钱，厚朴2钱，白芷2钱，炮姜1钱半，炒官桂1钱半，木香2钱，灶心土1两。

2. 寒湿

湿阻于胃，寒邪伤脾，胸脘闷满，四肢乏力，肠鸣漉漉，腹痛绵绵，得暖则舒，大便多水，后坠不畅，舌白滑润，口不渴饮，脉象濡软且缓，治宜温寒拈痛，化湿止泻。可用理中汤。

经验用方：苏叶2钱，藿香（后下）2钱，桂枝2钱，

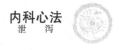

炮姜 4 钱，苍术 2 钱，茯苓 5 钱，灶心土 1 两。

3. 湿热

夏秋之间，湿热交阻，脾胃失和，腹痛即泻，便色黄褐，状如稠粥，肛门灼热，略有下坠，小溲短赤，口渴欲饮，舌苔黄腻，脉象濡滑数。甚则濡软滑数。可用芳香化湿，苦泻折热。方如藿香正气散加葛根芩连汤。

经验用方：苏叶 2 钱，藿梗 3 钱，葛根 3 钱，黄芩 4 钱，马尾连 3 钱，木香 2 钱，川厚朴 2 钱，滑石 3 钱。

4. 火泻

泄泻特点，腹中绞痛一阵，即泻一阵，发热口干引饮思凉，心烦恶心，肛门灼热，小溲赤热，便势急迫，气味恶臭，舌红且干，脉必急数，苦泻坚阴，以止其泻。如葛根芩连汤加味。

经验用方：葛根 3 钱，黄芩 4 钱，马尾连 4 钱，川柏 3 钱，灶心土 1 两，甘草 1 钱。

5. 食泻

脘腹饱满，嗳腐吞酸，泻下恶臭，矢气难闻，腹痛即泻，泻则痛胀皆减，舌多黄腻根厚，脉象滑实，两关明显，轻则消导，重则导滞。用木香槟榔丸或保和丸。

经验用方：葛根 2 钱，马尾连 2 钱，焦三仙各 3 钱，木香 2 钱，槟榔 3 钱，青陈皮各 2 钱，黄柏 2 钱，鸡内金 3 钱。重则加入大黄末少许冲服。

二、久泄

1. 肝木乘脾

情志抑郁，脾胃受尅，升降失和，腹泻时作，舌红口干，脉象弦数，病症时轻时重，甚则晨起即泻，腹中绞痛，泻热较猛，其量不多。泻其肝热，缓其腹泻。痛泻要方加减（陈皮、白芍、防风、白术）。

经验用方：荆芥穗炭3钱，防风2钱，马尾连3钱，黄芩3钱，白芍4钱，陈皮2钱，灶心土1两，冬瓜皮1两。

2. 湿阻脾阳，升力受阻

中焦阳气不足，脾胃运化失职，脘闷不舒，气分不畅，大便次数较多，舌白滑润，脉象沉濡，两关尺力弱，病已日久。用升阳化湿，以运中焦。方用升阳除湿汤（苍术、羌活、防风、升麻、柴胡、炙甘草、神曲、猪苓、泽泻、陈皮、麦芽）。

经验用方：羌活2钱，防风2钱，升麻2钱，桂枝2钱，炮姜2钱，茯苓4钱，苍术、白术各1钱五分，灶心土1两，炒官桂1钱五分。

3. 脾胃虚寒

素嗜寒凉油重或泄泻日久不愈，面色萎黄，胃不思纳，食后脘腹胀满，四肢清冷不温，神倦疲乏，泻下稀、淡、完谷，舌胖润淡，脉沉弱无力。益气补中，升阳止泻。如香砂六君子汤（木香、砂仁、党参、茯苓、陈皮、半夏、白术、炙甘草）。

经验用方：党参4钱，白术4钱，茯苓4钱，陈皮2钱，半夏4钱，扁豆4钱，薏苡仁4钱，大红枣15枚，升麻1钱。

4. 久泻滑脱

高年体弱，久泻不止，脱肛少腹隐痛，元气大陷，动则气短，泻后两目昏花，舌淡白润，脉沉微濡迟，屡服补中益气之后，效不巩固，可用升阳温涩、益气扶脾。真人养脏汤之类（人参、白术、当归、白芍、甘草、木香、肉桂、肉蔻、诃子肉、罂粟壳）。

经验用方：升麻 2 钱，黄芪 5 钱，党参 5 钱，白术 4 钱，茯苓 1 两，白扁豆 1 两，陈皮 4 钱，山药 1 两，灶心土 2 两，诃子肉 3 钱。

眩 晕

即头晕眼花之意。往往并见于各种疾病之中：《内经》记载"诸风掉眩，皆属于肝"。张仲景《金匮要略》说："心下有痰饮，胸胁支满，目眩"。朱丹溪认为："无痰不作眩"。张景岳说："无虚不作眩"。当然，眩晕的原因很多，仍需辨证观脉仔细治疗。

一、外感六淫之邪

1. 新感：参考风寒、风湿。

2. 暑湿

暑热蕴蓄，上蒸清窍，（头目为清窍），湿阻不化，三焦不利，清阳不能上升，浊气郁阻不降，头目眩晕，甚则作呕，舌白滑腻，脉象濡滑略数。芳香化湿，以利三焦，苦甘泻热，以定眩晕。桑菊饮加藿香、佩兰、晚蚕砂。

经验用方：晚蚕砂 4 钱，白蒺藜 3 钱，菊花 3 钱，荆芥穗炭 3 钱，马尾连 3 钱，黄芩 4 钱，佩兰叶 4 钱（后下），藿香 2 钱（后下），竹叶 2 钱。

二、内伤眩晕

1. 肝阳上亢，肝火内动

肝阴不足，肝阳上亢，亢则化火，火必炎上，头晕目花，心烦易怒，肝主少阳故阵阵寒热，肝走两胁，故胸胁苦满作痛，脉多弦滑且数，按之有力，用清肝热、泻胆火以定眩晕。丹栀逍遥散加甘菊、晚蚕砂、钩藤等。

火热上冲重时，耳鸣作响，眩晕较重，当加泻热平肝药物。如羚羊角、龙胆草、珍珠母之类。

经验用方：白蒺藜 3 钱，晚蚕砂 4 钱，菊花 4 钱，钩藤 4 钱，山栀 2 钱，苦丁茶 3 钱，柴胡 3 钱，黄芩 4 钱，川楝子 4 钱，生石决明 1 两。

2. 痰浊中阻，清阳不升

嗜好肥甘，痰浊不化，胸脘痞满，恶心欲吐，前额胀闷，心悸头眩，脉多濡滑，舌苔白腻，当用清化痰浊方法。如半夏白术天麻汤。若心烦易怒，脉象弦滑，此属痰火，当用二陈汤加柴胡、黄芩、川楝子之类。

经验用方：明天麻 3 钱，胆南星 3 钱，土炒白术 2 钱，半夏曲 4 钱，陈皮 3 钱，川楝子 4 钱，黄芩 4 钱，柴胡 2 钱，重者加龙胆草 2 钱。

3. 肾虚眩晕

由于肾精亏损，下元不足，下虚则上实，脑为髓海，肾家主之，故头脑眩晕，腰膝酸软，遗精耳鸣，填补下元，治在肝肾。脉多两尺无力，舌光质红。杞菊地黄丸方。

经验用方：沙蒺藜 8 钱，旱莲草 4 钱，女贞子 4 钱，枸杞子 4 钱，芡实米 4 钱，熟地黄 5 钱，茯苓 4 钱，牡蛎 8 钱。

4. 气血亏之眩晕

素体血虚气弱，面色萎黄无华，头发干枯，指甲不荣，唇淡苔润，心悸失眠，脉象细弱无力，月事色淡衰少，气血不足之象，用益气补虚方法。八珍汤。

经验用方：黄芪4钱，党参3钱，旱莲草3钱，女贞子3钱，当归4钱，生地4钱，生牡蛎5钱。

5. 中气不足，清阳不升

老年中阳不足，面色萎黄，心悸气短，动则乏力，胃纳不佳，时时眩晕，脉虚大无力，用益气补中方法。宗补中益气汤。

经验用方：炙黄芪1两，党参3钱，白术3钱，茯苓4钱，炙甘草1钱，升麻1钱，柴胡2钱，当归3钱，山药1两，芡实5钱，胡桃肉4钱。

痹 证

痹者闭也，是阻塞不通的意思。痹证是指外邪侵袭，痹阻络脉，而致周身关节肌肉疼痛、肿大，重着一类的疾患。

《内经》风寒湿三气杂至合而为痹，风气胜者为行痹，寒气胜者为痛痹，湿气胜者为着痹。又有从筋、骨、脉、肌、皮分为五痹。这是从风寒湿邪中人浅深的位置而定的。

一、辨证论治

1. 行痹

肢体酸痛，痛无定处，游走不定，甚则关节肿痛，舌苔多白腻滑润，脉象浮数（或浮紧、浮缓），祛风散寒化湿通络方法。如防风汤（防风、当归、赤苓、杏仁、黄芩、秦艽、葛根、羌活、桂枝、甘草、生姜）。

经验用方：羌活、独活各3钱，桂枝3钱，当归3钱，防风2钱，秦艽2钱，葛根3钱，桑枝1两，细辛1钱。

2. 痛痹

以关节疼痛为主，得热则舒，遇冷加剧，皮肤不红，触之不热，舌白滑，脉弦紧，溲清长、便溏薄，以散寒祛湿、疏风拈痛方法，药如乌头汤（麻黄、芍药、黄芪、甘草、川乌）。

经验用方：麻黄1钱，桂枝3钱，川乌、草乌各1钱，细辛1钱，羌活、独活各1钱，川芎3钱，红花2钱。

3. 着痹

肌肤麻木不仁，肢体关节重着，肿痛，痛处固定不移，舌白滑润，脉象沉濡且缓，祛风活络，除湿缓痛，用薏苡仁汤（薏苡仁、芍药、当归、麻黄、桂枝、苍术、甘草、生姜）。

经验用方：麻黄1钱，桂枝2钱，防风2钱，苍术、白术各4钱，茯苓1两，炒薏苡仁1两，干姜1钱，桃仁泥3钱。

4. 热痹

关节红肿热痛，得冷则舒，身热心烦，时或憎寒，甚则壮热口干，关节红肿灼热加剧，痛不可近，舌质红，苔糙厚，舌尖红起刺，脉象弦滑而数。轻时可用疏风清热为主，如桂枝白虎汤（石膏、知母、粳米、甘草、桂枝）。或桂枝芍药知母汤（桂枝、芍药、知母、甘草、麻黄、附子、防风、白术、生姜）。

热入血分，病势较重时，用千金犀角散（犀角、羚羊角、前胡、黄芩、栀子、大黄、升麻、射干、豆豉）。

经验用方：桂枝 1 钱，荆芥 2 钱，赤芍、白芍各 3 钱，知母 2 钱，防风 1 钱，苍术 1 钱，石楠藤 5 钱，丝瓜络 3 钱，桑枝 1 两，大黄粉 3 分（冲）。

5. 关节变形

（类风湿）关节肿痛日久，没有吸收恢复正常，此气血运行不畅，血凝脉络，痰浊阻络，气分不通，故变形且痛，遇冷更重，当以祛瘀化痰方法。如南星、半夏、白芥子、猪牙皂、桃仁、红花；甚则加用虫类药物，以搜剔络道，如蜣螂、全蝎、山甲、蜂房、蛴螬之类，但不要多，防其伤正。总宜考虑到胃肠消化部分，李东垣认为九窍不和，全在于胃。若久病体弱，酌情加生黄芪等，以助正推邪。

6. 久病络脉失养

痹证日久，络脉不和，久则正气渐虚，气血不足，营虚肌肉失养，卫虚皮肤枯涩，肌肉萎缩消瘦，手足无力，可用养血活络方法，如黄芪桂枝五物汤（黄芪、桂枝、白芍、生姜、大枣）。

若肝肾久亏，筋骨乏力，行动日渐艰难，甚则导致残废，可考虑三痹汤之类（地黄、芍药、杜仲、牛膝、续断、当归、川芎、人参、黄芪、茯苓、甘草、防风、独活、桂心、细辛、秦艽、生姜、大枣）。

经验用方：桂枝 2 钱，黄芪 5 钱，党参 3 钱，独活 2 钱，川芎 2 钱，当归 3 钱，赤芍 4 钱，熟地 4 钱，牛膝 2 钱，杜仲 4 钱。

二、痿证与痹证的鉴别

临床上痹证与痿证多易混淆，痹证以痛为主，由于风寒湿所致，痿证则不痛，以痿软无力为主。"肺热叶焦，发为痿躄"，是因湿郁蕴热，筋脉受损，难于支持，行成痿软无力（"湿热不攘，大筋软短，小筋弛长，软短为拘，弛长为痿"）。

治疗痿证，早期以清化湿热为主（清热、利湿、通阳），晚期再加上调养气血，活络祛湿药物，《内经》"治痿独取阳明"。阳明为多气多血之经，痿是邪耗气血，所以用治阳明方法。

痹证以痛为主，属风寒湿热，早期以祛风化湿活络折热；拖延日久，正气不足，当以养血活络，益气化湿。

三、痹证的常用药物

风胜疏散、寒多温经、湿当用燥、热则宜清、虚则当养、滞则宜通。

1. 风寒——麻黄、桂枝、羌活、独活、细辛、秦艽。

2. 风——荆芥穗、防风、白芷、秦艽、大豆卷。

3. 寒——川乌、草乌、附子、干姜、虎骨。

4. 湿——杏仁、蔻仁、苡仁、赤苓、苍术、通草、猪苓。

5. 热——金银花、连翘、石膏、知母、黄柏、山栀、木瓜、晚蚕砂、钩藤。

6. 痰湿——猪牙皂、皂角、白芥子、莱菔子、苏子、冬瓜子、远志、竹沥、半夏、橘红。

7. 血分——晚期以活血为主，用四物汤加活血之品，如红花、桃仁、杏仁、姜黄、桑枝、丝瓜络、天仙藤、海风藤。

8. 上肢——桂枝、羌活、麻黄、防风、威灵仙。

9. 下肢——独活、牛膝、防己、萆薢、木瓜、木通。

10. 久病——气虚用四君，血虚当四物。

11. 鹤膝风——防风汤：防风、当归、赤苓、杏仁、黄芩、秦艽、葛根、羌活、桂枝、甘草、生姜。

12. 一般可用通络药物：丝瓜络、石楠藤、桑枝、追地风、千年健、络石藤、海风藤、天仙藤等。

痿　证

是指筋脉弛缓手足痿软无力，或只是两足痿弱，不能站立。这与周身关节作痛的痹证迥然不同。

《素问·痿论》里说："肺热叶焦，发为痿躄"。并指出五脏气热，都可以伤其所主，各自为痿。所以有筋、骨、脉、肌、皮五痿之称。湿热浸淫也能导致本病，所以在内经里记载："湿热不攘，大筋软短，小筋弛长，软短为拘，弛长为痿"。内经里又说："治痿独取阳明"。这是说：阳明为多气多血之腑，阳明为宗筋之长，阳明虚则宗筋纵，宗筋纵则不能束骨而利机关，故足痿不能用也。

一、肺热熏灼，阴分大伤

多发生在温病之后，阴分大伤，心烦口渴，咳呛喉干，溲赤便结，舌红苔黄，脉象细数或濡滑数。治宜清热润燥法。用门冬清肺饮减人参、黄芪（紫菀、白芍、甘草、麦门冬、当归、五味子）。

经验用方：百合 4 钱，玉竹 4 钱，麦冬 3 钱，沙参 4 钱，杏仁 3 钱，花粉 4 钱，防风 2 钱，木瓜 4 钱，山栀 2 钱。

二、湿热互阻

外因雨湿浸淫，或湿热蕴郁不化，络脉失和，胸脘痞闷，身重面黄，小溲赤热，四肢痿软无力。脉象沉软略数，舌白苔黄，可用加味二妙散（黄柏、苍术、当归、牛膝、防己、萆薢、龟板）。

经验用方：苍术 2 钱，黄柏 4 钱，防风 3 钱，防己 4 钱，丝瓜络 3 钱，萆薢 4 钱，桑枝 1 两，焦三仙各 3 钱，桃仁、杏仁各 2 钱。

三、肝肾不足，湿郁不化

素体肝肾不足，腰脊经常酸痛，遗精早泄，头晕目眩，虚热枯痿，舌红口干，脉象细数，可用填精益髓方法。六味地黄丸之类。日久阳气又虚时，可用虎潜丸（虎骨、龟板、黄柏、知母、熟地、牛膝、白芍、锁阳、当归、陈皮、干姜、羯羊肉）。

经验用方：荆芥穗炭 3 钱，防风 2 钱，生白术 3 钱，黄柏 2 钱，赤白芍各 3 钱，芡实米 8 钱，桑寄生 8 钱，石楠藤 5 钱，熟地 5 钱，破故纸 4 钱。

四、久病气血双亏，筋骨痿软无力

由于气血不足，或病后产后体质又弱，血虚经络失养，阴虚相火内炽，血液循环欠畅，久则筋骨痿软，下肢尤甚，脉象涩滞不畅，或沉细带弦，按之无力，略有数象，舌白质略红。用养气血、活经络，化湿祛痰。如二妙四物汤或二妙六君汤。

经验用方：早服十全大补丸每日 3～6 钱。晚服知柏八味丸加牛膝 2 钱，杜仲 4 钱，龟板 4 钱，萆薢 4 钱，防风、防己各 3 钱。

痢　疾

痢疾是夏秋间常见急性传染病之一，它以腹痛、里急后重、大便赤白带有脓血为主要症状。发生的原因多由热郁湿蒸，因热求凉，过食生冷，饮食停滞，不得宣通，遂成痢疾。古人认为："无积不化痢"。又说："痢无补法"。这全是说明痢疾与积滞有关，所以说无补法。

痢疾的治疗，在暑湿蕴热阶段，当以疏解化湿为务，俟表解湿化热自清矣，古人以"逆流挽舟"方法。若赤白兼下，里急后重，当分清气血，所谓"血行则便脓自愈"，"调气则后重自除"。若舌苔黄厚，腹痛拒按，内有积滞，可与清导，如木香槟榔丸、枳实导滞丸。久痢体弱，气血遂虚，再考虑养的方面。

一、湿热痢

暑热夹湿，互阻不化，头晕身热，腹痛里急，滞下不爽，后重且坠，便下赤白脓血、阵阵恶寒，舌多白腻，胸脘闷满，脉多滑数。

1. 初起表邪较重，寒热头痛体痛时，滞下较轻，舌白且腻时，当以疏表化湿为主，清化湿热为辅。可用荆防败毒散减人参。

经验用方：葛根3钱，荆芥炭3钱，防风2钱，羌独活各1.5钱，黄芩3钱，马尾连3钱，焦三仙各3钱。

2. 偏于热重时，寒热较轻，烦热口干，滞下较重，小溲色黄，舌白浮黄，脉象数势较重，可用清化湿热方法。用葛根芩连汤。

经验用方：葛根3钱，黄芩4钱，马尾连3钱，生甘草2钱，木香2钱，焦三仙各3钱。

3. 表邪已罢，湿热积滞，互阻不化，腹痛里急较重，便有脓血，舌红苔黄根厚，脉象弦滑且数。可用苦温化湿，消导积滞。方如芍药汤（赤白芍、黄芩、当归、肉桂、甘草、槟榔、木香、大黄）。

经验用方：赤白芍各3钱，炒官桂1.5钱，葛根2钱，黄芩4钱，黄连2钱，木香2钱，槟榔3钱，大黄末8分（冲）。

4. 湿热积滞，深入血分，下利脓血，赤多白少，腹痛后重，小溲赤热，舌红口干，脉象弦滑急数。用升降分化，苦坚泻热法，方如白头翁汤。

经验用方：葛根3钱、黄芩3钱、马尾连3钱、白头翁

4 钱、黄柏 2 钱，秦皮 3 钱，金银花 1 两，地榆 4 钱，防风 2 钱。

5. 热痢较重，湿热灼阴，形体消瘦，干呕不止，噤口重症，舌绛少津，脉象细数，首先输液增阴，再予甘寒育阴，苦泻折热。可用开噤散易人参为沙参（沙参、黄连、石菖蒲、丹参、石莲子、茯苓、陈皮、冬瓜皮、陈米、荷叶蒂）。

经验用方：沙参 5 钱，麦冬 4 钱，赤芍 4 钱，冬瓜皮 1 两，黄连 2 钱，白头翁 4 钱。金银花 1 两，另用米汤牛奶代饮，补充营养。

二、湿寒痢

素体下焦虚寒，或暑天过食寒凉，脾胃阳气受遏，升力不足，寒湿留而不化，下痢白多赤少，里急后重，腹痛绵绵不休，得暖则痛势少缓，舌白苔腻，脉象沉濡，面色萎黄，周身无力，湿久寒生，凝聚不化，当用香运化湿方法，如不换金正气散（苍术、川厚朴、陈皮、炙甘草、半夏、藿香、生姜、大枣）。

经验用方：苏叶梗各 2 钱，苍术 2 钱，厚朴 2 钱，炮姜 2 钱，炒官桂 2 钱，木香 2 钱，桂枝 2 钱。

三、久痢

痢疾经久不愈，正气大伤，滞热未清，脾胃升降失和，早期可能为滞热不清，饮食不慎，脾胃运化难以恢复，理当升降分化，疏调肠胃。以香砂积术合保和丸化裁。

经验用方：葛根 2 钱，升麻 2 钱，木香 2 钱，砂仁 4

钱，枳壳 3 钱，焦白术 3 钱，焦三仙各 3 钱，炒官桂 1 钱，炮姜 1 钱。

若日久正气渐虚，脾胃难以运化，升力不足，可以扶脾升阳为务，少佐补正。如香砂六君子之类。

经验用方：升麻 3 钱，柴胡 2 钱，葛根 2 钱，木香 2 钱，砂仁 2 钱，党参 2 钱，茯苓 4 钱，白术 3 钱，炙甘草 1 钱，山药 1 两，冬瓜皮 1 两。

若属高年久病，正气难以恢复，便则滑脱，两目发花，甚则脱肛，四肢冰冷，脉沉细迟，舌胖白淡，可用温养升涩方法。如真人养脏汤（诃子、罂粟壳、肉豆蔻、当归、白术、白芍、党参、木香、官桂、炙甘草）。

经验用方：升麻 3 钱，党参 4 钱，苍术、白术各 5 钱，炮姜 2 钱，炒官桂 3 钱，干姜 2 钱，淡附片 3 钱，诃子肉 4 钱，芡实米 1 两，茯苓 1 两。

痰　饮

痰为稠黏之饮，饮为清稀之痰，这全是过于饮水，不能正常消化的一种病。前人认为：痰属阳多热；饮属阴多湿。痰与饮同出一源，本同标异。兹分痰与饮两方面讨论如下：

一、痰

1. 风痰

痰湿内蕴，风邪外袭，胸胁满闷，时或烦躁，咳嗽痰清，多是泡沫，便秘溺涩，面色发青，肝经风热，痰湿互阻，舌白苔腻，脉象弦滑。用宣肃化痰方法。如千缗汤（半夏、皂角、炙甘草、姜）。

经验用方：前胡 2 钱，浙贝母 4 钱，紫菀 2 钱，杏仁 2 钱，陈皮 3 钱，半夏 3 钱，南星 3 钱，钩藤 4 钱。

2. 热痰

肺热蕴郁已久，心烦口干思凉，面赤唇焦，烦热汗出，咳嗽痰稠成块，舌绛苔黄根厚，脉洪滑数，便干溲红，苦泻其热，肃降化痰。宗凉膈散法。

经验用方：黄芩 4 钱，栀子 3 钱，前胡 2 钱，生石膏 8 钱，杏仁 4 钱，莱菔子 4 钱，冬瓜子 1 两，瓜蒌 1 两，大黄 2 钱，芦根 1 两。

3. 燥痰

阴虚热盛之体，痰火蕴郁日多，肺阴受灼，气分粗促，痰白如块，胶黏如米粒，舌瘦质红尖绛，脉象细弦小数，清燥救肺方法。

经验用方：沙参 5 钱，麦门冬 4 钱，生桑皮 4 钱，地骨皮 4 钱，玉竹 3 钱，生海石 4 钱，黛蛤散 4 钱（布包），旋覆花 3 钱（布包），风化硝 7 分（冲），瓜蒌霜 6 钱（布包）。

4. 湿痰

体肥面白，湿邪素盛，肢体沉重，嗜卧乏力，脘腹胀满，咳嗽朝暮为甚，舌白苔腻，脉象滑濡，湿痰已久，清肃化湿方法。橘半枳术丸方。

经验用方：苏梗 3 钱，半夏 3 钱，橘皮 3 钱，枳壳 3 钱，白术 2 钱，远志 4 钱，茯苓 4 钱，炙甘草 1 钱。

5. 寒痰

中阳不足，命火热微，火不生土，水湿不化，面色黧黑，脉象沉迟，心虚恐惧，痰稀或黑，味咸舌润，用温阳化饮方法。苓桂术甘加肉桂、附子。

若肾虚水泛为痰，可用八味丸。

经验用方：茯苓1两，桂枝3钱，白术4钱，甘草3钱，肉桂1钱，淡吴茱萸3钱，淡附片3钱。

二、饮

水饮停留，积而不化，下流肠间，名曰痰饮，旁流胁下为悬饮，淫溢四肢为溢饮，上停胸膈为支饮。

1. 痰饮

水停不化，阳气不足，水走肠间，沥沥有声，故胸胁支满，目眩，气分短促，可用温阳化饮方法。舌白滑润，脉见沉弦或沉缓滑。苓桂术甘汤为治。

经验用方：茯苓1两，桂枝3钱，白术4钱，炙甘草3钱，半夏3钱，陈皮3钱。

2. 悬饮

水在胸胁之内，如物悬挂，故呼吸咳唾都能引起胁下疼痛，脉沉弦，可用攻饮方法。

十枣汤（芫花、甘遂、大戟、大枣）。

经验用方：旋覆花3钱，苏子3钱，莱菔子3钱，白芥子1钱，芫花炭1钱，当归须钱半，乳香1钱。

3. 溢饮

饮水流行，归于四肢，当汗出而不汗出，身体疼重，此属水饮泛滥，寒邪外束，闭其孔窍，故当用汗泄。如大小青龙汤主之（内外俱寒者小青龙汤，外寒内热者大青龙汤）。

经验用方：①（内外俱寒）麻黄1钱，桂枝2钱，杏仁

3钱，炙甘草1钱，干姜1钱，白芍3钱，细辛1钱，半夏3钱，五味子1钱。②（外寒里热）桂枝3钱，麻黄1钱，杏仁3钱，炙甘草1钱，生石膏1两，生姜1钱，大枣3枚。

4. 支饮

水饮停留，支撑不化，停积心下，支乘于肺，可用温散水饮方法。如小青龙汤合葶苈大枣泻肺汤化裁。

经验用方：苏叶子各1钱半，杏仁3钱，前胡2钱，半夏3钱，细辛1钱，五味子1钱，甜葶苈1钱。

血　证

血液不循常道而溢于体外称为血证。血为水谷之精气，运行经脉之中环周不息，若妄行于上，则口、鼻、耳、目出血；流注于下则便溺带血。血属阴非阳气不能运，气为血帅，血随气行。张景岳指出：动者多由于火，火盛则迫血妄行，损者多由于气，气伤则血无以存。今将吐血、衄血、便血、溺血分别讨论，不包括结核病、寄生虫病及属于外科的疾病（不包括支气管扩张、妇产科等）。

一、吐血

离经之血由口而出统称吐血，其血从肺而出为咳血；从胃而出为吐血；若来自咽喉为咯血。

1. 咳血

血从咳嗽而出，或痰中带血。

（1）外感风热，或肺有燥热

喉痒咳嗽，口干鼻燥，有头痛发热等症状，脉象浮数。可用苦泻疏化法，如桑杏汤（桑叶、杏仁、象贝母、沙参、栀子皮、生梨皮、香豉）。

经验用方：桑叶4钱，沙参4钱，杏仁3钱，栀子皮3钱，白茅根5钱，生地4钱，黄芩4钱，豆豉4钱。

（2）肝火犯肺

肺失清肃，咳嗽痰中有血，口干鼻燥，头晕、自觉灼热，舌红唇焦，夜寐梦多，脉象弦数。用平肝清热法，如四生丸加黛蛤散、黄芩、白茅根（生侧柏叶、生地、生艾叶、荷叶）。

经验用方：生地黄4钱，川楝子4钱，生侧柏叶3钱，干荷叶3钱，黛蛤散4钱（布包），黄芩4钱，白茅根5钱。

（3）肾阴不足，肺阴受灼

（肺结核咳血）形体瘦弱，肾阴早亏，虚火上灼，干咳无痰，日晡潮热，夜寐梦多，甚则痰中带血，舌红尖绛，脉象弦细，便干溲赤，夜间躁汗，宜滋肾阴，润心肺，退热止红。知柏地黄丸加沙参、麦冬、川贝母、款冬花、阿胶珠，酌加抗痨药物。

经验用方：生地黄4钱，丹皮3钱，山药8钱，茯苓5钱，川贝母3钱，麦冬4钱，沙参4钱，款冬花3钱，阿胶珠4钱。

2. 吐血：血从呕吐而出。

（1）胃中积热

由于酒食过度，胃有积热，唇红口干，嘈杂便结，胸脘闷满，舌苔垢黄且厚，脉象滑数，血从呕恶而出，甚则盈口。用清胃热，泻心火，以止其血，可用泻心汤（大黄、黄连、黄芩）。

经验用方：醋大黄2钱，黄芩4钱，竹茹4钱，炒栀子3钱，连翘4钱，鲜茅根1两，小蓟4钱，马尾连3钱。

（2）肝火乘胃

善怒心烦，胸胁苦满，夜寐梦多，每遇恼怒则烦热吐血，舌质红口干渴，脉弦数。可用清胃热，泻肝火，疏调郁结。用逍遥散加龙胆草、丹皮、焦栀子、黄芩。重者可用犀角地黄汤（犀角、地黄、白芍、丹皮）。

经验用方：柴胡3钱，黄芩4钱，川楝子4钱，龙胆草2钱，白头翁4钱，赤白芍各4钱，生地4钱，侧柏炭3钱，白茅根、芦根各1两。

（3）大口吐血

在临床上，我们看到的大口吐血，一般多是支气管扩张症；肝硬化晚期，胃溃疡等。我们内科医生根据具体情况进行治疗。在任何情况下，我们一定要根据脉、舌、症结合起来，切不可过于猛剂，如过寒、过止等，不利于病。

3.咯血：一咯即出，多来自喉部。

咯血时轻时重，有时或略有咳嗽，多属肺阴不足，虚火上炎之象，舌质红，口干、脉细数。一般属于上焦火热之时（包括咽炎、喉炎及心肺之热），舌红脉数。可用清疏上焦之热。桑菊饮加减。

经验用方：川贝母3钱，麦门冬4钱，沙参4钱，丹皮2钱，藕节3钱，茅根5钱，竹茹4钱，仙鹤草3钱。

二、衄血

衄血一般是指鼻衄、齿衄而言，在中医书中也包括了耳衄、舌衄、肌衄等。

1. 鼻衄

（1）肺热过盛

体质阴虚肺热，或风热上扰，热入血分，鼻燥口渴，大便干结，头痛咳嗽，时或恶风，舌红且干，脉象细数或浮数，可按照上焦风热扰于血分，用辛凉清解方法。桑菊饮加茅根、小蓟等。

经验用方：桑叶 4 钱，菊花 3 钱，黄芩 3 钱，薄荷 1 钱（后下），竹叶 2 钱，茅根 1 两，小蓟 4 钱，焦栀子 3 钱。

（2）胃热上蒸

素嗜肥甘，饮酒过度，胃热蕴久，口干鼻燥，脘腹胀满，口臭便结，夜寐不安，溲赤痰多，舌苔黄厚，两脉滑数。清胃热，化积滞，凉血止红。如玉女煎加味（地黄、麦冬、知母、石膏、牛膝）。加焦三仙、槟榔、黄芩等。

经验用方：生石膏 2 钱，牛膝 3 钱，地黄 4 钱，黄芩 4 钱，大黄 1 钱，麦冬 4 钱，知母 2 钱，焦四仙各 3 钱。

（3）肝火上扰（包括高血压）

肾阴不足，水不涵木，肝热化火，迫于血分，发为鼻衄，心烦梦多，头目眩晕，口干善怒，脉象弦数，舌红溲赤，癸事色深有块，宜清肝热，凉血分，求其衄止。龙胆泻肝汤加元参、川楝子、醋炒大黄、黛蛤散。

经验用方：川楝子 4 钱，龙胆草 3 钱，醋炒大黄 1 钱，栀子 2 钱，黄芩 4 钱，丹皮 3 钱，黛蛤散（布包）4 钱，茅

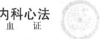

根 5 钱。

2. 齿衄：从牙缝渗血为主。

（1）胃火上升

胃火上升，血随火动，发为齿衄，齿龈红肿疼痛，衄血鲜红，口干味臭，溲红便结，舌苔黄质红，脉象滑数。用清胃降火，凉营止衄。玉女煎加减（石膏、地黄、麦冬、知母、牛膝）。

经验用方：生石膏 4 钱，知母 2 钱，生地 4 钱，牛膝 2 钱，茜草 3 钱，黄芩 4 钱，醋大黄 2 钱。

（2）肾阴不足，虚火上浮

齿为骨之余，肾家主之，肾阴不足，虚火上浮，齿龈红，牙微动痛，衄血心烦，脉象细数，舌红且干，宜滋肾水，以制虚火；凉血分，求其衄止。知柏八味地黄丸加减。

经验用方：细生地 4 钱，元参 4 钱，知母 2 钱，阿胶 3 钱，茜草 3 钱，黄芩 4 钱，白头翁 4 钱。

又有阳虚气不摄血而成之衄，从脉舌、色、症之外，一定看病史而谨慎试治，不可以猛，防其增重。

三、便血

便血是指大便下血而言，汉张仲景《金匮要略》里有远血、近血之分，后世又分成肠风脏毒，在临床治疗中，一定观察下血颜色、脉舌等再辨其虚实远近。

1. 虚寒不足

脾主统血，肝属藏血，由于血虚气弱，统摄失职，面色不华，神疲懒言，舌淡脉象细弱，下血色晦暗瘀淡，宜用归脾汤。益气补虚方法（白术、党参、黄芪、当归、炙甘草、茯神、远志、炒枣仁、木香、龙眼肉、生姜、大枣）。

经验用方：党参3钱，当归4钱，黄芪4钱，荆芥穗炭3钱，茯神3钱，炒枣仁4钱，苍术、白术各3钱，龙眼肉1两。

2. 湿热下注

湿热蕴郁已久，下迫大肠，下血鲜红，其势如溅，脉象濡滑且数，舌苔黄腻，宜清热凉血兼以化湿。赤豆当归散（赤小豆、全当归）、槐花散化裁（槐花、侧柏叶、炒荆芥、枳壳）。

经验用方：赤小豆4钱，全当归3钱，炒荆芥穗3钱，炒槐花3钱，白头翁4钱，黄芩4钱，炒地榆3钱。

3. 其他

如痔疮便血、肛裂带血、痢疾便脓血及肠内肿瘤全有发生便血的可能。应根据具体情况进行辨证治疗。

四、溺血

小便出血不痛者为溺血，痛者为血淋。《素问·气厥论》说："胞移热于膀胱，则癃溺血"。《金匮要略》里说："热在下焦者，则尿血"。这全说明尿血的成因，未有不归于热的，只是有虚火实火之分罢了。凡属暴发的多属实火，脉必数而有力。属劳损虚火的，多为久发势微，脉必虚数无力。辨证细微，庶可不误。

1. 下焦有热

（1）心移热于小肠，症见心烦不得寐，舌咽作痛，脉象细弦且数，舌红口干，尖部起刺，溺血甚则尿道刺痛，可用清心凉血方法，导赤散加减（生地、木通、甘草梢、竹叶）。

经验用方：竹叶2钱，生甘草3钱，生地4钱，黑山栀

3钱，干荷叶3钱，血琥珀末5分（冲）。

（2）肝火内炽，深入血分，少腹胁肋刺痛，口苦耳鸣，急躁不安，溺血甚则微痛，宜疏调肝郁，凉血止红。龙胆泻肝汤加减。

经验用方：龙胆草2钱，炒山栀3钱，黄芩3钱，柴胡3钱，生地4钱，丹皮3钱，藕节3钱，赤芍、白芍各3钱。

（3）热在下焦，小便不畅，溺血微痛，少腹作胀，舌质红绛，脉象细数，宜凉血止红方法，如小蓟饮子（小蓟、藕节、蒲黄炭、滑石、生地黄、炒栀子、竹叶、当归、甘草）。

经验用方：蒲黄炭3钱，荆芥穗炭3钱，小蓟4钱，藕节4钱，生地黄5钱，白芍4钱，丹皮3钱。

2. 脾肾两虚

（1）脾虚气陷，统摄无权，血不归经，溺血饮食减少，精神疲惫，四肢酸楚，舌肥胖边有齿痕，苔润滑且白腻，脉象虚濡无力，脾虚气陷，统摄无权，用补中益气方法。补中益气汤。

经验用方：黄芪4钱，肉桂5分（研冲），甘草3钱，党参3钱，白术3钱，升麻2钱，柴胡3钱，生牡蛎1两。

（2）肾气不固，下元虚损，形体消瘦，腰脊酸痛，肝肾不足已久，阴分大伤，脉象细弦，滋养肝肾之阴，填补不足，求其血止。六味地黄丸加减。

经验用方：熟地黄5钱，肉苁蓉4钱，山药1两，茯神4钱，芡实米5钱，楮实子5钱，杜仲4钱，菟丝子4钱，生牡蛎5钱。

3. 肾结核溺血

一定有结核的症状，如低热乏力，有结核史，应当做肺透视、检查血沉、尿培养、OT 试验等。治疗当以抗痨为主，配合中药以减症状。

脘　　痛

胃脘痛即心口窝部作痛，早期多与情志不遂有关，直接影响食欲，一定与心绞痛鉴别清楚。有时冠心病误诊为胃脘痛，是极危险的事故。长期的胃脘痛，一定做进一步检查，恐生癌变。

一、七情郁结

1. 气分不调

恼怒忧思之后，肝气郁结，横逆犯胃，胃脘时痛，胸中满闷，时或太息，有时气窜胀痛，宜疏调气机，以缓胃痛。四七汤加减（半夏、厚朴、茯苓、苏叶）。

经验用方：苏叶、苏梗各 2 钱，半夏 3 钱，陈皮 2 钱，香附 3 钱。

2. 气郁化热

由于气分郁结，久则化热，必心烦梦多，脉弦舌干，当以轻泻肝热，疏气理痛。用金铃子散（川楝子、延胡）。

经验用方：炒川楝子 3 钱，元胡粉 1 钱（冲），吴茱萸 5分，马尾连 3 钱，香附 3 钱。

3. 热郁化火

素体肝热阴伤，经常心烦善怒，形瘦面红，口干且苦，嘈杂呕酸，喜冷畏热，苔多黄糙，脉象弦数，用苦泻折热法，如左金丸（吴茱萸、黄连）。

经验用方：①苏梗 3 钱，旋覆花 3 钱，半夏曲 4 钱，香附 3 钱，马尾连 3 钱，吴茱萸 5 钱。②川楝子 4 钱，元胡（研冲）5 分，吴茱萸 5 分，马尾连 3 钱，生香附 3 钱，炒五灵脂 3 钱，黄芩 3 钱，柴胡 3 钱。

4. 虚热阴伤

病久阴分不足，阴虚则阳亢，亢必化火，阴虚且热，形瘦口干，心烦梦多，溲赤便干，五心灼热，舌瘦且干质红，脉象细弦滑数，宜和其阴分，泻其虚热，以缓疼痛。用一贯煎（沙参、麦冬、枸杞子、当归、生地、川楝子）。

经验用方：沙参 4 钱，川楝子 3 钱，麦门冬 3 钱，生香附 3 钱，炒五灵脂 3 钱，生蒲黄 3 钱，生白芍 4 钱，吴茱萸 5 分，马尾连 3 钱。

5. 血郁阻络

胃痛日久，从气分入血分，痛有定处，食后多发（瘀血），痛势如刺，甚则胃脘拒按不移，舌质绛带紫瘀斑，脉多沉涩。当以行气活血法，用失笑散（五灵脂、蒲黄）。

若肝郁气滞可加疏调气机之品，如木香、香附之类。若阴伤且热时，可加柔肝育阴之味。如白芍、当归、川楝子、枸杞子、丹参。若属气血不足时，当酌情加用益气养血药物，但不宜过猛，药味不宜过多。

经验用方：五灵脂 3 钱，生蒲黄 3 钱，川楝子 3 钱，白芍 3 钱，当归 3 钱。

二、中阳不足，脾胃虚寒

素体阳虚气弱，面色萎黄不华，四肢不温，胃脘隐痛，饥则尤甚，得食少缓，痛处喜暖喜按，漾吐清水，懒言乏力，舌胖苔腻滑润液多，脉象虚濡沉迟，每因过劳、受冷、过饥则诱发作痛，可用温养中焦方法。如黄芪建中汤（黄芪、桂枝、白芍、炙甘草、生姜、大枣、饴糖）。

经验用方：黄芪 4 钱，桂枝 3 钱，白芍 4 钱，炙甘草 2 钱，炮姜 1 钱半，大枣 14 枚，当归 3 钱，饴糖 1 两（冲）。

三、饮食不节

饮食不节，食滞内停，胃脘作痛，脘腹胀满，嗳腐食臭，味如败卵，不欲饮食，舌苔黄厚，脉数弦滑。宜和中消导，用保和丸。

经验用方：焦山楂 3 钱，焦麦芽 3 钱，焦神曲 4 钱，半夏 3 钱，莱菔子 3 钱，枳实 2 钱，防风 1 钱。

附：

1. 吐酸

吐酸水，是胃病里的一个常见症状，一般认为是热，《内经》"诸呕吐酸，皆属于热"。凡是木郁化火，多是酸味，可用左金丸或温胆汤治之。又由于胃虚脾不健运，也能发生吐酸。就需用温养脾胃的方法治之。如香砂六君子丸或归脾丸之类。从四诊、脉、舌来分辨。又有用制酸药物，如乌贝散或乌贼骨粉、生牡蛎粉、瓦楞子粉等。忌食甜味。

单验方：用乌梅 2～3 枚有效。

2. 嘈杂

嘈杂是胃脘部嘈饥的一种感觉，甚则懊恼不可名状，得食暂止（一定少吃，过则增重）有时食后复嘈，常与吐酸并见。多属胃热一种表现，久病虚寒证也有时发生。胃热仍以清热为主，但药宜轻，不可过重。脾胃虚弱者宜用温养脾胃为主。

胸 胁 痛

是指胸部胁肋间疼痛的疾病而言，包括《金匮要略》的胸痹证。胸居阳位，内藏心肺，若胸阳受病，阻碍气机，都能发生胸痛。肝胆之脉走两胁肋，少阳之络布胁肋，故少阳肝胆疾患都能发生胁痛。

一、胸痛

1. 胸阳不振

素体阳气不足，阴寒内盛，气机失于通畅，胸中结痹，可见胸背痛、短气、咳唾、呼吸不畅，脉象沉迟，舌白苔润，用通阳化湿方法。如瓜蒌薤白白酒汤（瓜蒌、薤白、白酒），或瓜蒌薤白半夏汤（瓜蒌、薤白、半夏）。

2. 血瘀阻络

胸中作痛，痛处不移，舌质紫有斑块，脉迟且涩。用活血通络，复元活血汤（柴胡、花粉、当归、山甲、桃仁、红花、大黄）。

3. 胸痹时发时止，为日已久

络脉不和，当通络脉，以宽胸阳。可用旋覆花汤〔旋覆花、青葱管、新绛（可用红花代）〕。

经验用方：旋覆花3钱，瓜蒌6钱，薤白头4钱，半夏

4 钱，郁金 2 钱，红花 1 钱，代代花 3 钱，白檀香 1 钱。

二、胁痛

1. 肝气郁结

肝脉布两胁肋，两胁为肝胆之区，由于悲哀恼怒，肝气失于调达，郁结作痛，脉象弦滑，舌白苔腻，可用疏调气机方法。用逍遥散。

经验用方：柴胡 3 钱，当归须 4 钱，赤芍、白芍各 3 钱，茯苓 3 钱，旋覆花 3 钱，绿萼梅 3 钱，香附 3 钱。

若肝郁化火，心烦梦多，口干且渴，舌绛苔黄，脉见弦数时，可用苦泻理气，如金铃子散。

又有饮邪留聚，可参阅痰饮篇治之。

2. 血虚络脉失养

久病体弱，肝血不足，络脉失于濡养，舌红口干，脉象弦细，心烦便干，用养血和阴，活络止痛。滋水清肝饮之类（生地、山萸肉、茯苓、当归、山药、丹皮、泽泻、白芍、柴胡、山栀、大枣）。

经验用方：木瓜 3 钱，白芍 4 钱，当归 3 钱，没药 1 钱，旋覆花 3 钱，生地 4 钱，生牡蛎 5 钱，茺蔚子 4 钱，钩藤 3 钱。

3. 瘀血阻络

肝气郁结之后，血随气凝，阻于络脉，着而不行，夜间尤甚，痛处不移，脉象沉涩，舌暗质红。可用活血通络方法，如复元活血汤。

经验用方：柴胡 3 钱，花粉 3 钱，当归须 2 钱，金铃子 3 钱，苏木 3 钱，香附 3 钱，桃仁、杏仁各 3 钱，郁金 2 钱。

又有胸膜粘连增厚，经 X 线透视证明决定，告诉病人，可缓调理，必要时嘱其锻炼。

腹　痛

腹痛是一个症状。多兼见于某些疾病之中，如胃病、腹泻、痢疾、虫积等。根据腹痛的部位来分，如痛在中脘属太阴，痛在少腹属厥阴，当脐疼痛属少阴冲任。根据腹痛有形无形来分，凡属气分郁结、因寒、受热、虚弱不足等，为无形；若是食积、虫积、血瘀，及一般炎症，全属有形；再有内脏破裂穿孔等，必须火速查血仔细观察，防其意外，急请外科、妇产科会诊。

中医对于腹痛的性质很注意，如绞痛、隐痛、痛有休止及无休止，或兼胀或不胀。凡属满闷脉有力者多实；不闷不胀脉虚弱者多虚；喜热者多寒；喜冷者多热；拒按者为实；喜按者为虚，饥则痛为虚；饱则痛为实；痛有定处多在血分，痛无定处多在气分；经期腹痛，必须结合其他体征，如先期、后期、色深或浅，有块无块等。总之，一定参照舌、脉、症各方面进行诊断，才能真实无误。

一、感寒腹痛

病由寒邪侵袭，或过吃生冷，阳气因寒阻而气机不得通畅，脾胃运化失灵，故痛绵绵不休，多无增减，轻者痛易缓解或消失，较重者则腹痛不止，遇冷则重，得热熨则略舒，口不渴，溲清长，大便溏，舌苔白滑且润，脉象沉迟，治宜温中散寒方法，用良附丸（高良姜、香附）或理中汤（炙甘草、人参、白术、炮姜）。

若痛日久，脾胃也虚，腹痛时发时愈，可用温养脾胃法，小建中汤（桂枝、白芍、炙甘草、生姜、大枣、饴糖）。

经验用方：炒桂枝 2 钱，白芍 3 钱，炙甘草 1 钱，炮姜 1 钱半，官桂 1 钱半，炒小茴香 1 钱半。

二、内热腹痛

由于内热，阻碍气机，疼痛发作，时痛时止，发则成阵，痛势较剧，心烦且躁，大便干结，小便色黄，若手按之痛不轻减（查白细胞数多高），唇干口渴，脉象滑数（炎症现象），可用苦甘泻热，疏气拈痛法。如金铃子散（川楝子、元胡）、芍药甘草汤（芍药、炙甘草）化裁，加黄芩、黄连、枳实、厚朴。

经验用方：苏梗 3 钱，川楝子 4 钱，元胡 1 钱，芍药 4 钱，炙甘草 2 钱，炒黄芩 4 钱，马尾连 3 钱，枳实 2 钱，厚朴 2 钱，木香 1 钱。

三、气滞作痛

恼怒忧虑之后，肝郁克脾，气机不畅，脘腹胀满，得矢气则痛减，甚则拒按或气攻冲作痛，脉多沉涩或弦，宜疏调气机，以缓疼痛，可用木香顺气散（木香、香附、槟榔、青皮、陈皮、厚朴、苍术、枳壳、砂仁）。

经验用方：木香 1 钱，檀香 1 钱，绛香 1 钱，陈皮 2 钱，青皮 2 钱，白芍 4 钱，半夏 3 钱，枳壳 3 钱。

四、食积腹痛

伤食之后，脘腹饱满。嗳腐吞酸，或痛而欲泻，泻后痛减，舌苔黄腻且厚，脉象弦滑，宜和中消食方法用保和丸（山楂、神曲、茯苓、半夏、陈皮、莱菔子、连翘）。

经验用方：山楂3钱，麦芽3钱，神曲3钱，陈皮3钱，莱菔子4钱，鸡内金3钱，枳实2钱，大黄末5分（冲），槟榔4钱。

腰　　痛

《内经》说："腰为肾之府"，肾虚故腰痛。又说："太阳所至为腰痛"，这是说明，外感之后，太阳经脉受病，也能出现腰痛。所以说，腰痛症状有外感与内伤，又有闪挫、瘀血及湿郁络脉等原因，不可以见腰痛就言补虚，必须辨证地分析，才能得到比较满意的疗效。

一、风邪外袭

外感风邪，太阳之脉受阻，腰痛并多抽掣，牵引腿足，上连背脊，或有寒热头痛，舌白苔腻，脉象浮滑，当以祛风化湿，活络缓痛。用独活寄生汤方（独活、细辛、牛膝、桑寄生、秦艽、茯苓、白芍、人参、熟地、防风、杜仲、川芎、当归、桂心、甘草）共研细每服4钱。

经验用方：独活1钱半，细辛5分，荆芥穗3钱，防风2钱，秦艽2钱，丝瓜络3钱，桑枝1两，鸡血藤5钱。

二、外感寒湿

寒湿侵犯太阳之络，周身酸楚沉重乏力，转侧不便，每遇阴雨则腰痛即重，舌苔薄白，脉象沉濡，这符合《金匮要略》里"肾着之病，其人身体重，腰中冷，如坐水中，形如水状，反不渴，小便自利，饮食如故"……宜用温化寒湿方法，用甘姜苓术汤即肾着汤（甘草、茯苓、干姜、白术）。

经验用方：苏叶3钱，桂枝3钱，干姜2钱，茯苓4钱，苍白术各3钱，羌独活各1钱半。

三、湿热阻络

湿浊蕴热，阻于络脉，气机不调，发为腰痛，溲黄舌腻，苔黄质红，大便溏薄，肛门灼热，心烦梦多，口苦纳差，一派湿热阻络之象，用清热化湿，疏风缓痛。方如加味二妙汤（生黄柏、苍术、牛膝、槟榔、泽泻、木瓜、乌药、当归尾、黑豆、生姜）。

经验用方：荆芥穗3钱，防风2钱，大豆卷3钱，黄柏2钱，苍术2钱，泽泻3钱，丝瓜络3钱，石楠藤5钱，路路通3钱。

四、肾虚腰痛

肾阳不足，下肢逆冷，腿膝无力，遇劳即重，舌胖苔白，脉微无力，小便清长，宜温补肾阳方法。金匮肾气合青娥丸。肾气丸（熟地、山药、山萸肉、丹皮、茯苓、泽泻、附片、肉桂）。青娥丸（破故纸、杜仲、胡桃肉）。

经验用方：破故纸4钱，杜仲4钱，桑寄生8钱，胡桃肉 4 钱，白术 4 钱，熟地 4 钱，芡实米 4 钱。

肾阴不足，心烦失眠，手心灼热，夜梦失精，溲黄便结，舌红口干，脉小细数，沉弦滑，宜滋阴降火，填补不足。大补阴丸之类（黄柏、知母、熟地、龟板、猪脊髓加蜜为丸）。

经验用方：生地、熟地各 3 钱，知母 2 钱，芡实 4 钱，补骨脂 3 钱，金樱子 3 钱，龟板 4 钱，续断 4 钱，杜仲 4 钱。

五、闪腰作痛

由于不慎，腰际闪痛，动则痛甚，不能俯仰转侧，每于呼吸亦牵引疼痛，宜理气和血，兼以缓痛。宗复元通气散（茴香、穿山甲各 1 两 5 钱、元胡 1 两、白丑 2 两、甘草、陈皮各 1 两、南木香 5 钱，为末，每服 2 钱，食后热酒调下）。

经验用方：跌打丸每早 1 丸酒送下

六、瘀血腰痛

曾有外伤历史，或久病瘀血阻络，腰痛如刺，日轻夜重，大便黑或秘结，当用活血祛瘀法。如四物加桃仁、山甲、土鳖虫、大黄（醋炒）之类。

黄　疸

黄疸是以一身面目皆黄、溺黄为主症，汉代《金匮要略》里对本病叙述甚详。明张景岳总结了古代的认识，他认为黄疸大法，不出阴阳二证，阳证多实，阴证多虚。所以我们就阴黄阳黄进行讨论。

一、发病原因

尤在泾认为："胃热与脾湿，乃黄病之源也"。阳黄是湿从火化，郁热于里，湿热蕴蒸、胆汁外溢，溢于肌肉，皮肤色如烟熏，巩膜尤甚。阴黄乃湿困脾阳，运化无权，气血瘀阻，胆汁流通不畅，溢于皮肤，故色暗而无光泽，日期较久，发病也慢。这两种黄疸从本质上基本不同，治疗也就因之而异。

二、辨证论治

1. 阳黄

面目一身呈现鲜明的橘子黄色，身热烦渴，心中烦热，或心中懊憹而灼热如焚，梦多口苦，胸闷纳呆，脘腹胀堵，大便秘结，小溲赤黄短少，舌多黄腻质红且干，脉象濡滑或滑数有力。在治疗时可分为：

（1）表气闭遏，湿热并重

必以头沉、胸闷、周身乏力，口淡无味为主，甚则恶心欲呕，当以宣阳疏解，兼以泻热为主。方如麻黄连翘赤小豆汤（麻黄、连翘、赤小豆、杏仁、桑皮、甘草、大枣、生姜）。

如胸闷泛恶时加佩兰、藿香；如堵闷叹气时加厚朴、郁金；如心烦梦多可加川黄连、栀子之类。

经验用方：麻黄1钱，桂枝2钱，防风2钱，荆芥穗炭3钱，杏仁3钱，黄芩4钱，虎杖（后下）1两，泽兰4钱。

（2）湿胜于热

口淡乏力，舌胖滑润，脉象濡软，治疗则重在淡渗利湿，用茵陈五苓散为主（茵陈、白术、桂枝、泽泻、茯苓、猪苓），若湿重时当加平胃散（苍术、川厚朴、陈皮、甘草）。

经验用方：茵陈1两，泽兰4钱，桂枝2钱，防风2钱，苍术4钱，泽泻4钱，茯苓4钱。

（3）热胜于湿

必以口苦心烦为主，舌红苔黄，脉多数象，或滑数有力，大便秘结，小溲赤黄，治当苦寒清泄，少佐芳香化湿。方如茵陈蒿汤（茵陈、山栀、大黄）；栀子柏皮汤（栀子、黄柏）；栀子大黄汤（栀子、大黄、枳实、豆豉）。

经验用方：茵陈8钱，虎杖1两，山栀2钱，防风2钱，荆芥穗炭2钱，黄柏2钱，大黄1钱（后下）。

2. 阴黄

面目黄色晦暗如烟熏，精神萎靡，乏力困倦，四肢不温，畏寒少食，大便溏薄不实，或便中黑色，便后气短，小溲不利，舌白质淡，体胖有齿痕，脉多沉迟或沉细无力，晚期腹部胀满甚则如鼓，或有筋现脐突之危象。

（1）阴黄的早期治法

① 因属脾虚寒湿，故用健脾温化为主，如茵陈术附汤（茵陈、白术、附子、干姜、甘草）。

经验用方：桂枝3钱，苍术、白术各3钱，半夏4钱，陈皮2钱，淡附片1钱，干姜1钱，淡吴茱萸1钱，苏木3钱。

② 若寒邪偏重：手足逆冷，畏寒喜暖，大便溏稀，胃纳欠佳，舌胖苔白，脉象沉迟，甚则沉细微弱，可用温寒化

湿方法，如茵陈五苓散（茵陈、白术、桂枝、泽泻、茯苓、猪苓），减茵陈，加附子、干姜、党参。

经验用方：附子3钱，干姜1钱，党参3钱，白术5钱，茯苓5钱，肉桂1钱，黄芪4钱，炙甘草4钱。

③ 体质薄弱，肝气郁结：在血虚气弱的基础上，加上气郁，证见：胁痛易怒，性情急躁，脉象细弦。一定以逍遥散为基础方，调理气血，以缓胁痛。

经验用方：柴胡2钱，当归3钱，白芍4钱，茯苓4钱，白术3钱，香附2钱，绿萼梅2钱，丹皮3钱。

（2）阴黄晚期治法

肝脾肿大，面色黑浊，易出血，大便干，脉细弦。

① 肝郁以调肝为主。

② 血热以凉血为主。

③ 瘀滞以活血化瘀为主。

④ 正气不足时可酌情益气补虚。

兼有腹水时：可找腹水的原因，从根本治疗。详在臌胀时讲。

经验用方：柴胡2钱，炙鳖甲4钱，苏木2钱，蛴螬1钱，赤芍、白芍各4钱，当归2钱，茯苓5钱，冬瓜皮1两，生苡米2两（先煎）。

臌　　胀

是指腹部膨胀如鼓而命名。内经认为："浊气在上，则生膜胀"。"清气在下，则生飧泄"。蛊与鼓同。即胀也。明张景岳说：血气结聚，不可解散，其毒如蛊，亦名蛊胀。又有因气、因血、因食、因虫、因水而分别称为气鼓、血鼓、食鼓、水鼓等命名。

一、发病原因

1. 肝气横逆，木来克土，侵及脾胃，气机受阻，血流不畅，经络壅塞而致本病。

2. 嗜酒伤食，脾胃受损，运化失调，清浊相混，湿热壅滞，发为臌胀。

3. 由于传染病后，血吸虫感染，肝脏硬化。

4. 黄疸积聚，迁延日久，肝脏硬化，能导致本病。喻嘉言说："凡有癥瘕积块，痞块，即是胀病之根，日积月累，腹大如箕，或腹大如瓮，是名单腹胀"。

二、辨证论治

本病大都由实转虚，或虚实相兼，故食欲减退，食后腹胀，胁下胀满，疲乏无力，身体瘦弱，面色黧黑，腹大如鼓，脐突筋现，小便短少，大便溏薄。总之，对于虚实变化，最为重要。一般说来，对胀无峻攻法。朱丹溪说："医者不察，病起于虚，急于取效，病者苦于胀急，喜行利药，以求一时之快，不知稍快一时，胀愈甚，病愈增，正愈伤，冀其再下，不可得矣"。

治疗时，可分三个部位，三个阶段，分述于下：

1. 三个部位：气臌、血臌、水臌。

（1）气臌

腹部膨隆胀满，打之有鼓声，胸胁支胀且痛，胃纳不佳，食后腹胀嗳气，小便少，苔白腻，脉弦滑，用疏理气机方法。如中满分消汤（厚朴、枳实、黄连、黄芩、知母、半夏、陈皮、茯苓、泽泻、猪苓、砂仁、干姜、姜黄、人参、白术、甘草）。

（2）血臌

膨胀日久，从气分入血分，腹大坚满，腹皮隐隐色紫红，胁下有痞块，面色瘀黑，头颈部有蜘蛛痣，唇色紫褐，吐血、衄血，大便色黑，脉沉涩或芤，舌瘦质红且干有瘀斑。当以活血祛瘀为主。如膈下逐瘀汤（当归、赤芍、川芎、桃仁、红花、枳壳、丹皮、香附、元胡、五灵脂、甘草）。

（3）水臌

腹皮薄，腹大有移动性浊音，色苍，筋现脐突，面色萎黄，小便少，苔白腻，脉缓软且滑。本证以腹水为主要。常见可分三型：

① 寒湿重：舌白滑润，脉象沉濡且弱，畏寒，便溏。治疗当以温化水湿为主。如苓桂术甘汤或实脾饮（附子、干姜、白术、甘草、厚朴、木香、草果、大腹子、茯苓、木瓜、生姜、大枣）。

② 湿热重：腹水症状之外，突出以心烦急躁，口苦梦多，溲赤便干，舌边、尖红，苔黄腻，脉弦数。必须以清化湿热入手，热多当清，湿多当化。茵陈蒿汤加导赤散（茵陈、栀子、大黄、木通、甘草梢、竹叶、生地）。

③ 腹水日久，精神紧张，阴分大亏，故口干舌绛，脉多弦细略数，用滋养肾阴方法。如六味地黄丸。若阴虚阳亢，营分受灼，鼻口出血时，可用咸寒育阴，活血止红。如

犀角地黄丸（犀角、地黄、白芍、丹皮）。

2. 三个阶段：早期、中期、晚期。

（1）早期

气滞湿阻，蕴郁化热：肝病日久，七情郁结，郁久化热，阴分受伤，口干欲饮，过饮伤湿，湿郁成热，气分不畅，故胸闷腹胀，面色晦暗，五心烦热，神倦乏力，舌红苔腻，脉多弦滑，甚则略数，以疏调肝郁为主，用逍遥散之类。

（2）中期

本虚标实：久病正气不足，血虚肝郁，郁热化火，故形体日瘦，面色暗浊，小溲短少，夜梦纷纭，舌质红或光剥，甚则有黄苔，脉细弦数。肝热阴伤当以清泻肝热，药如丹栀逍遥散。若肝郁化火，火邪较盛时用龙胆泻肝汤去木通。若病久正气不足，中阳较虚，腹满胀闷为主时，可用中满分消丸（厚朴、枳实、黄连、黄芩、知母、半夏、陈皮、茯苓、泽泻、猪苓、砂仁、干姜、姜黄、人参、白术、甘草）。若素体阳虚，脾胃运化欠佳，可用香运温中方法如香砂六君子之类（木香、砂仁、党参、茯苓、白术、炙甘草、陈皮、半夏曲）。

（3）晚期

本虚较重，标实日增，大有正不胜邪之势。久病肝、脾、肾俱伤，气血大亏，由于血瘀气滞，水浊壅塞不通，腹胀特甚，脐突筋现明显，病人心情焦急不安，夜间难以成寐，日夜愁思，阴伤日甚，面色黧黑，形瘦枯槁，腹胀如鼓，有增无减，食后胀势更甚，二便不利，阴伤阳亢，虚热化火，热迫血分，出血明显，齿龈、口角、大便出血，呕血等，病人心中如焚，舌焦黑，质绛，龟裂起刺，牙齿干燥无液，逐渐处于昏迷状态。脉象细小弦数或弦大如革，预后不良，多因呕血便血而亡。可用滋补肝肾，育阴泻热，镇心安神方法。如大补阴丸（黄柏、知母、熟地、龟板）。犀角地黄丸（白芍、丹皮、犀角、地黄）。小蓟饮子去木通（藕节、蒲黄、滑石、生地、当归、甘草、栀子、竹叶）。

便　　秘

大便秘结不通，排便时间延长，或虽有便意而排出困难，都称便秘。便秘的原因很多，有属实属火，也有属虚属寒，又有气滞血燥等全能导致大便秘结的产生。李东垣说："治病必究其源，不可一概以牵牛、巴豆之类下之，损其津液，燥结愈甚复下复结，极则以致导引于下而不通，遂成不救"。常见的为燥热、气滞、虚秘及冷秘等。

一、燥热秘

过食辛热，恣饮酒浆，肠胃燥热，津液不能输布，大便燥结，故面赤身热，口燥唇干，喜冷恶热，舌苔黄厚，脉多滑数有力，宜泻热通便法，如凉膈散之类（芒硝、大黄、栀子、连翘、黄芩、生草、薄荷、竹叶、蜜）。

经验用方：竹叶 2 钱，瓜蒌 1 两，薄荷 2 钱（后下），栀子 3 钱，黄芩 3 钱，枳实 2 钱，生大黄粉 5 分（冲），元胡粉 1 钱（冲）。

二、气秘

由于气分郁结不畅,"忧思则气结",津液不通,大便秘结,病人心胸痞满,胁肋腆胀,噫气不舒,脉象多沉,舌白苔腻,可用疏调气机方法,如六磨饮(木香、沉香、槟榔、乌药、枳壳、大黄各等份)。

经验用方:苏梗3钱,杏仁3钱,瓜蒌皮5钱,枳壳3钱,青皮、陈皮各3钱,枇杷叶5钱,郁金2钱,旋覆花3钱。

三、虚秘

(1) 血不足

产后失血过多,或老年血少精亏及一般血虚不足之人,脉象弦细,阵阵烦心,舌红口干,溲黄梦多,大便干结,状如羊屎,当以养血润燥通幽法,五仁丸之类(桃仁、杏仁、柏子仁、郁李仁、松子仁、橘红)。

经验用方:生地、熟地各4钱,当归4钱,赤芍、白芍各4钱,菟丝子4钱,黑木耳3钱,黑芝麻3钱,阿胶珠3钱,桑寄生8钱,肉苁蓉4钱(或用白芍2两,当归3钱同煎)。

(2) 气不足

高年元阳不足,中焦运化失灵,清气不升,浊气不降,舌胖嫩润,脉象细弱或虚濡无力,下肢清冷,小溲清长,此属虚秘。可用黄芪汤法(黄芪、陈皮各等份)。

经验用方:党参3钱,黄芪1两,白术4钱,茯苓4钱,炙甘草3钱,淡附片3钱,肉桂2钱(或用生、炒白术各 1 两，升麻 2 钱）。

（3）血虚化燥

瘦人多火，面色黑浊，心烦梦多，便干带血，状如羊粪块（或有肛裂），脉细弦数，舌绛干裂，素体血虚，阴分早伤，虚热化火，津液亏虚，可用育阴养血，少佐泻热。润肠丸加减（当归尾、羌活、大黄各等份，桃仁、麻仁各 1 份，蜜丸）。

经验用方：白芍 1 两，生地 4 钱，黄芩 4 钱，大黄末 1 分（冲），麻仁 4 钱，黑桑椹 8 钱，黑芝麻 5 钱，瓜蒌 8 钱。

四、冷秘

寒湿久积脾胃，中焦运化失职，阴凝固结，命火势微，唇淡口和，舌白胖腻，两脉沉迟虚弱，宜温阳化湿，以运中焦。补中益气汤加理中汤方。

经验用方：淡附片 5 钱，淡吴茱萸 3 钱，淡干姜 3 钱，肉桂 2 钱，黄芪 1 两，党参 8 钱，炙甘草 2 钱。

心　　悸

惊悸多是因惊因悸，怔忡多是无惊而心动不安。一般说：因惊恐而心悸不安病位浅；无外界因素而心动不宁，病位较深。总的说全是心慌心跳一类的疾病。

一、心血不足

血虚心失所养，心神不安，夜寐不宁，面色无华，脉多细弱，时或心悸自汗，当以养血安神方法。用镇心丹（炒枣仁、茯神、人参、山药、五味子、天冬、麦冬、熟地、远志、肉桂、龙齿、车前子、朱砂）。

经验用方：党参3钱，天冬、麦冬各3钱，五味子3钱，熟地4钱，远志3钱，当归3钱，合欢皮4钱，生牡蛎1两。

二、阴虚火旺

肝虚血少，阴分不足，头晕目花，耳鸣少寐，舌质红脉细数，大便干溲黄少。用滋阴清热方法，如天王补心丹（生地、人参、元参、丹参、茯苓、桔梗、远志、炒枣仁、柏子仁、天冬、麦冬、当归、五味子、朱砂）。

经验用方：党参3钱，元参4钱，丹参4钱，远志3钱，炒枣仁4钱，生地4钱，五味子3钱，莲花头2枚。

三、肝胆郁热

头晕耳鸣，面赤口干，心烦且悸，便干溲赤，舌红脉数，两关弦数。用清胆泄热方法。药如凉膈散（芒硝、大黄、栀子、连翘、黄芩、甘草、薄荷、竹叶）。

经验用方：黄芩3钱，连翘4钱，竹叶1钱，薄荷1钱，大黄1钱，芒硝1钱。

四、阳虚停饮

体肥面白，食少乏力，甚则形寒肢冷，心中惕惕而动，舌胖白润，脉虚无力，水饮凌心，故头晕心悸，小溲短少，脉软力弱，或脉呈单弦。用温阳化饮方法。用苓桂术甘汤。

经验用方：茯苓 1 两，白术 8 钱，炙甘草 5 钱，肉桂末 3 分（冲）。

五、惊恐之后

突然受外界惊恐，心悸烦乱，坐卧不安，饮食无味，寐中多梦，脉象弦滑，宜镇惊安神方法。用温胆汤加减（枳实、竹茹、陈皮、半夏、茯苓、甘草）。

经验用方：竹茹 4 钱，半夏 4 钱，陈皮 2 钱，枳实 2 钱，黄芩 3 钱，茯苓 4 钱，青黛末 5 分（冲）。

不　　寐 (失眠)

不寐即通俗讲的"失眠症"，症情不一，有不能入眠；有半夜易醒；有困得过早，当睡不眠；有睡不安静（不甜）；有整夜不能入眠。有从内伤不足而起的，也有属于外感六淫而成。

一、心脾不足

思虑伤脾，心血亏损，经常不眠，故面色萎黄，体倦神疲，饮食无味，健忘心悸，脉象细弱，可用补益心脾方法，如归脾汤。

经验用方：白术 4 钱，党参 3 钱，黄芪 4 钱，当归 4 钱，炙甘草 3 钱，茯苓 4 钱，远志 4 钱，合欢皮 4 钱。

二、阴虚火旺

血少阴分不足，肾虚水不制火，真阴不升，心火上亢，气不得宁，故不得安寐，"阴虚则志不宁，心火盛则神不安"，故头胀眩晕，耳鸣心烦，口干津少，或有梦遗，舌质红，脉细数，可用滋阴清火法，如黄连阿胶汤。

经验用方：阿胶珠 4 钱（烊化），川黄连 5 分，白芍 8 钱，黄芩 3 钱，合欢皮 3 钱，沙参 4 钱，麦冬 4 钱。

三、胆热上扰

心烦梦多，阵阵急躁，夜寐不宁，动则惊醒，脉象弦数，左关尤甚，泻其胆火，求其寐安，方用温胆汤（陈皮、半夏、茯苓、甘草、竹茹、枳实）。

经验用方：竹茹 4 钱，半夏 3 钱，陈皮 3 钱，茯苓 4 钱，甘草 3 钱，枳实 1 钱，珍珠母 1 两。

四、湿痰壅遏

由痰饮湿邪，壅遏不化，胃气不降，胸中渴闷，寐不得安，舌白腻厚，脉濡滑且数，用降逆化痰方法，方如半夏秫米汤（半夏、秫米，甘微寒，益阴利肺，主治阳盛阴虚、夜不得眠）。

经验用方：北秫米 2 两，半夏 4 钱，炙甘草 3 钱，陈皮 3 钱，合欢花 3 钱。

五、胃中不和

滞热上迫，心神受扰，夜寐惊醒不安，儿童尤甚，用疏导化滞方法。保和丸类（神曲、山楂、茯苓、半夏、陈皮、莱菔子、枳壳、神曲、麦芽）。

经验用方：半夏曲4钱，旋覆花3钱，陈皮2钱，焦三仙各3钱，莱菔子3钱，大黄粉2分（冲）。

六、心胆气虚

体质薄弱，胆怯心慌，触手易惊，梦多（不恶），脉细弱略数，用养心安神法，安神定志丸（茯神、人参、远志、菖蒲、龙齿）。

经验用方：党参2钱，沙参4钱，菖蒲3钱，远志3钱，生龙骨1两，牡蛎1两，珍珠粉2分（睡前服）。

七、病后体弱

面色萎黄，形体消瘦，易疲乏力，舌淡脉细弱，用安神定志法，如琥珀多寐丸（琥珀、党参、茯苓、远志、羚羊角、甘草。琥珀甘平无毒，行水散瘀，宁神明目，安五脏治血尿）。

经验用方：党参2钱，黄芪4钱，当归3钱，白芍5钱，生地4钱，玳瑁3钱，琥珀粉3分（冲）。

头　痛

头痛是临床上的一个症状，有着各种不同的原因，从症状上看也是各有不同。各部位的不同，性质上的差别，常见的可分外感头痛与内伤头痛。头为"诸阳之会"，"清阳之府"脑为髓海，肾家主之。当然，各颅内压增高或颅内肿瘤等所引起的头痛不属于本章讨论范围。今按内伤、外感两大类，分述于下。

一、外感

（1）风寒头痛

头痛暴然发作，身热恶寒，鼻塞流涕，头痛引及项背，周身关节作痛，如遇风吹则头痛加重，口不渴，舌白腻，脉象浮紧，时有咳嗽。疏风散寒方法，如川芎茶调散（川芎、薄荷、羌活、甘草、白芷、细辛、防风、荆芥，茶调服）。

经验用方：川芎2钱，白芷2钱，细辛8分，防风2钱，荆芥穗3钱。

如体痛较重加羌活2钱，若头顶痛重时加藁本1钱5分，如舌红口干有内热的征象时，加生石膏5钱。如舌黄且厚，内有停滞时加消导之药。

（2）风热头痛

头痛恶风，身热口渴，咽红且痛，阵阵烦热，小溲短赤，大便干结，舌质红苔浮黄，两脉滑数，可用祛风清热方法，如桑菊饮。

若风热化火，内热过炽，故面红口干，烦渴饮冷，头痛如裂，目赤鼻干，口舌生疮，便结溲赤，舌黄干燥，脉弦滑数。可用苦泻清化方法。如凉膈散。

经验用方：川芎1钱5分，白芷1钱5分，生石膏5钱，薄荷1钱5分（后下）桑叶4钱，黄芩4钱，白蒺藜3钱，大黄末3分（冲），苦丁茶3钱。

（3）风湿头痛

过于肥甘厚味，体丰湿痰素盛，头痛沉重，周身酸楚，懒于言语，恶心欲恶，舌白苔腻，脉象濡滑，痰湿蒙蔽清阳，清气不升，浊气不降，清化痰浊，以清头目。可用半夏天麻白术汤（半夏、天麻、白术、陈皮、茯苓、炙甘草、蔓荆子、生姜、红枣）。

经验用方：半夏 3 钱，胆南星 3 钱，天竺黄 3 钱，钩藤 4 钱，陈皮 2 钱，夏枯草 3 钱，黄芩 3 钱。

二、内伤

（1）气虚头痛

面色萎黄，动则气促，过劳尤甚，头痛朝重夕轻，自觉头内空痛，倦怠无力，时或恶寒，胸闷胃纳不佳，舌白腻润，脉象沉濡无力，阳气不足，清气不升，用益气补中方法。补中益气汤加减。

经验用方：党参 3 钱，黄芪 5 钱，白术 3 钱，升麻 2 钱，柴胡 2 钱，当归 3 钱，炙甘草 1 钱。

（2）血虚头痛

形体瘦弱，面色不华，头痛下午较重，心悸怔忡，夜寐不安，癸事衰少，大便干结，舌瘦口干质红，脉多细弦。养血育阴方法。用杞菊地黄丸（六味地黄加枸杞子、菊花）。

经验用方：菊花 3 钱，枸杞子 3 钱，沙苑子 8 钱，赤芍、白芍各 3 钱，茺蔚子 4 钱，生地黄 4 钱，旱莲草 3 钱，女贞子 3 钱，生牡蛎 1 两。

（3）肾虚头痛

脑为髓海，肾家主之，下虚则上实，肾虚故后脑痛兼或耳鸣，腰膝无力，男子遗精，女子带下，舌红脉细略弦，填补下元，治在肝肾。用杞菊地黄丸。

经验用方：熟地黄 5 钱，枸杞子 4 钱、沙苑蒺藜 8 钱、芡实米 5 钱、山药 1 两、黑桑椹 5 钱、楮实子 4 钱、菟丝子 4 钱，生龙牡各 5 钱。

（4）肝阳头痛

恼怒之后，头痛即发，心烦梦多，面赤口干，便闭溺赤，舌红苔黄，脉象弦滑有力，肝阴不足，肝阳独亢，宜平肝熄风，潜阳缓痛。羚羊钩藤汤（羚羊角、钩藤、菊花、生地、桑叶、茯神、白芍、甘草、川贝母、竹茹）。

若肝火过亢，大便秘结，先当清泻肝火。用龙胆泻肝汤。

经验用方：晚蚕砂 4 钱，菊花 4 钱，钩藤 4 钱，川楝子 4 钱，黄芩 4 钱，龙胆草 3 钱，柴胡 2 钱。

（5）瘀血头痛

脑震荡后遗症，或其他的病引起瘀血阻于络分，头痛经久不愈，痛有定处，夜晚加重，舌质暗紫，或有瘀斑，脉多沉涩，可用活血通络方法，血府逐瘀汤之类（桃仁、红花、川芎、生地、当归、赤芍、柴胡、枳壳、桔梗、牛膝、甘草）。

经验用方：川芎 1 两，赤芍 4 钱，桃仁、杏仁各 3 钱，生地 5 钱，柴胡 4 钱，红花 2 钱，土鳖虫 1 钱，熟地 5 钱。

厥　证

厥的症状是一时性晕倒，不省人事，面色苍白，四肢逆冷，经过一段时间后，逐渐苏醒，醒后无其他后遗症。《内经》谓："厥阴之上，风气主之，中见少阳"。厥阴者阴之尽，阳之初，肝中所寄少阳相火也。所以说：厥证虽是四肢逆冷，它有两个方面，一则主寒，一则主热，也就是"热深厥深，热微厥微"。不能单纯地以寒来认识它。一般我们也分为气厥、热厥、痰厥、食厥及寒厥。兹分述于下。

一、气厥

暴怒之后，气机逆乱，遂卒然晕倒，四肢逆冷，面色青暗，脉多沉涩。《内经》说："怒则气逆""卒不知人"，就是指这类症状而言，常见的气厥要分成二类。

（1）实证

素体强实，由于暴怒之后，气分一时逆乱，陡然晕倒，口噤握拳，呼吸气粗，面色暗浊，唇口发干，四肢逆冷，脉象沉涩，带有弦数。舌红苔黄，小溲赤热。在实证阶段，一般可用马梅擦牙，急刺人中、合谷、十宣等穴。再用冷水调送苏合香丸半粒或玉枢丹3分，以开其闭。可用四逆散以宣郁泻热（柴胡、芍药、枳实、甘草）。

热深厥深，脉象弦实，舌苔黄厚，大便秘结时，可用承气汤急下存阴，以通其腑。

若腑热尚未结实，热郁气分，口渴舌红，脉洪汗出，壮热心烦时，可用白虎汤清之。

俟苏醒之后，胸膈满闷，脉象沉涩，可用顺气调肝方法，如五磨饮（槟榔、沉香、乌药、木香、枳壳）。

经验用方：苏子、苏梗各2钱，旋覆花3钱，杏仁3钱，郁金2钱，生香附3钱，青皮、陈皮各2钱，木香2钱，枳壳3钱，川楝子3钱。

（2）虚证

体质薄弱，气血早衰，恼怒之后，气分不畅，一时晕厥不省，口噤气促，面色青白，四肢逆冷，脉象沉伏，舌白苔腻。虚人体质，可用指压人中、合谷，再用温水调服苏合香丸一角（1/4），或玉枢丹1～2分，以开其闭，可予独参汤，以扶其正。俟苏醒后，可予八珍汤和逍遥散。

经验用方：柴胡3钱，白芍4钱，当归3钱，茯苓3钱，党参3钱，白术3钱，炙甘草1钱，旋覆花3钱，炙鳖甲4钱，生牡蛎5钱。

二、痰厥

体丰痰湿素盛，忽然气闷痰鸣，晕厥不醒，脘腹胀满，喉间有痰声，脉象弦滑有力，舌苔垢腻，用顺气豁痰方法。宜导痰汤（半夏、茯苓、陈皮、炙甘草、南星、枳实）。

经验用方：胆南星3钱，天竺黄3钱，钩藤4钱，陈皮3钱，枳实2钱，清半夏3钱，生海石4钱，郁金2钱，苏子4钱，莱菔子3钱。

三、食厥

醉饱之后，又遇恼怒，食填胸中，胃气不行，发为厥逆，名为食厥。昏迷不省，脘腹胀满，口味恶臭，大便不通。如无高血压脑血管疾患时，可用盐汤探吐，如能畅吐之后，神志即时苏醒（若有脑血管疾患时最忌，可用针刺合谷、足三里、水沟等穴，再以消导化滞方法。如保和丸之类）。

经验用方：苏子3钱，莱菔子3钱，冬瓜子1两，郁金

2 钱，焦三仙各 3 钱，枳实 2 钱，瓜蒌 1 两，槟榔 3 钱。

四、寒厥

素质薄弱，天气严寒，阳气闭遏，头晕目花，甚则四肢逆冷不温，面青不渴，倦怠乏力，脉象虚弱沉迟，气血不足，阳气不能布达于四肢，宜用温经散寒方法。如理中汤。

经验用方：川桂枝 3 钱，白芍 4 钱，淡附片 2 钱，吴茱萸 2 钱，干姜 2 钱，党参 3 钱，生牡蛎 5 钱。

呕　　吐

有声有物为呕，有物无声为吐，有声无物为干呕。全是由于胃失和降，胃气上逆所致。常见的为外邪，饮食、气郁或胃虚胃寒等，也有由于其他疾病引起呕吐，如脑神经症状等，就必须针对病因治疗。

一、实证

1. 外感犯胃

外感（风寒、风热、暑湿）之后，表气闭塞，胃失和降，发生呕吐，头痛寒热，周身无力，舌白苔腻，脉象濡滑，可用芳香疏解方法。如藿香正气散。

经验用方：苏叶 2 钱，藿香 3 钱，法半夏 3 钱，大腹皮 4 钱，厚朴 2 钱，竹茹 3 钱，煨姜 1 钱，白蔻 1 钱，灶心土 1 两。

岐黄之术自有传承

2. 胃热呕吐

热郁于胃，心烦口干，呕吐味酸且苦，食则即吐，势如喷射，小溲赤热，夜寐梦多，舌红脉数。用苦甘泻热方法。如温胆汤（竹茹、枳实、半夏、橘红、茯苓、甘草）。

经验用方：姜川连2钱，竹茹4钱，枳实2钱，黄芩4钱，姜山栀3钱，半夏4钱，灶心土2两。徐徐冷饮之。

3. 气郁呕吐

恼怒之后，木郁克土，胸闷胁胀，恶心甚则呕吐，舌红脉弦，脉象沉涩，用疏肝和胃方法。用四七汤合左金丸化裁。

经验用方：苏梗3钱，半夏4钱，厚朴2钱，茯苓3钱，马尾连3钱，吴茱萸5分，旋覆花3钱，代赭石4钱，盐炒砂仁1钱。

4. 痰饮呕吐

呕吐痰涎，头眩心悸，胸闷漾漾欲呕，舌白苔腻，脉象弦滑，当温化痰饮方法。宜小半夏汤（半夏、生姜）。

经验用方：法半夏5钱，陈皮4钱，苍术5钱，茯苓5钱，煨姜2钱，泽泻4钱。

5. 停滞呕吐

呕吐厌食，嗳气吞酸，胸脘胀满，得食愈甚，脉实大两关独滑，舌苔垢厚，大便味恶，消导化滞方法。如保和丸。

经验用方：半夏曲4钱，青皮、陈皮各4钱，马尾连4钱，焦山楂5钱，花槟榔4钱，竹茹4钱，枳实3钱。

6. 呕吐之后，胃气失降

呕吐为日较多，气机有升无降，心烦恶心，胃不思纳，舌白苔腻,边有齿痕,脉象力弱,仍带弦象。可用旋覆代赭汤加减,正气不足时,加党参以助正气。

经验用方:旋覆花3钱,代赭石4钱,煨姜2钱,半夏4钱,陈皮2钱,灶心土3两,党参3钱。

二、虚证

1. 胃虚气弱

久病之后,胃虚气弱,脾阳不运,中脘闷满,周身酸楚乏力,四肢不温,胃纳不佳,得食欲吐,舌胖苔腻,脉象沉迟濡弱,用香运温中方法。香砂六君子汤加减。

经验用方:党参3钱,茯苓4钱,苍术、白术各3钱,甘草2钱,木香2钱,高良姜1钱5分,砂仁1钱,陈皮2钱,半夏3钱。

2. 胃虚且冷

中阳不足,久则化寒,喜暖喜温,不思饮食,遇寒即呕,四肢逆冷,二便清利,舌胖润,苔白腻,温胃理中方法,用理中汤。

经验用方:川桂枝2钱半,白芍2钱半,炙甘草1钱,炮姜2钱,肉桂1钱,炒小茴香2钱,淡吴茱萸2钱半,白蔻仁5分(冲)。

3. 胃阴不足

呕吐反复发作,胃阴受伤,口干咽燥,不思饮食,舌红少津,脉象细数,滋阴养胃方法,宜麦门冬汤(麦冬、半夏、人参、甘草、粳米、大枣)。

经验用方:沙参4钱,麦冬3钱,法半夏4钱,姜炒竹茹4钱,五味子3钱,天花粉3钱,代赭石4钱。

虚　劳

虚是指正气虚损不足，劳是劳累过度，全是不足的症状，古代文献中有五劳、七伤、六极，名目繁多不外正虚的部位不同，所以出现的症状就有所区别。或从五脏而论，或从气血而分，或从升降多寡以分别治疗的法则。归纳起来，不外禀赋不足与劳伤过度两类。前者为先天禀赋不充而后者实属积劳致疾。兹分气、血、阴、阳，症状及治法讨论如下：

一、气血阴阳

1. 气虚

面色萎黄，倦怠乏力，气分短促，虚虚作喘，下肢浮肿，动则自汗，时发寒热，脉象虚濡，甚则沉弱无力，舌白胖润，苔腻液多，用益气补阳方法。如四君子汤。

经验用方：党参3钱，黄芪4钱，苍术、白术各3钱，炙甘草1钱，茯苓4钱，半夏3钱，陈皮2钱，木香2钱。

2. 血虚

面白不华，形体消瘦，头眩心悸，怔忡梦多，肌肤干涩，舌红润甚则舌淡白，脉象沉细，月经少甚则闭经，小溲色黄，大便干结。治当养血育阴方法。如四物汤。

经验用方：生地4钱，白芍5钱，当归3钱，川芎1钱，旱莲草4钱，女贞子4钱，黑大豆4钱，黑芝麻4钱，首乌藤1两。

大医精诚万世师表

3. 阳虚

气虚日久，阳气大伤，四肢逆冷，大便溏薄，头晕懒言，倦怠恶寒，阳事不举，胃纳衰少，喜暖欲寐，面色苍白无神，脉沉、迟、弱、微，舌淡苔润。益气扶阳，引火归元。金匮肾气丸法。

经验用方：川桂枝 3 钱，淡附片 3 钱，党参 3 钱，白术 3 钱，熟地 5 钱，茯苓 4 钱，炙甘草 3 钱，山萸肉 3 钱，肉桂末 5 分（冲）。

4. 阴虚

阴虚则阳亢，亢则化火，故两颧潮红，烦躁易怒，失眠潮热，盗汗舌干，咳嗽咽干声音嘶哑，舌质红苔中剥，或生口疮，大便干结，遗精，失血等症。脉必细弦小数，治疗当用滋阴折热方法。六味地黄丸之类。

经验用方：银柴胡 3 钱（鳖血拌抄），香青蒿 3 钱，地骨皮 4 钱，白芍 4 钱，生地黄 4 钱，龟板 5 钱，知母 3 钱，沙参 5 钱，天冬、麦冬各 3 钱，山药 1 两，五味子 2 钱。

二、虚劳症状

1. 潮热恶寒

营阴亏耗日久，日晡潮热必作，阴虚则阳亢，血少故阴分失于濡养，证见手足烦热，午后日晡（傍晚）出现身热，如潮水之定时，故称潮热，卫气虚则表阳不固，故见外寒之象。舌瘦质红，脉象细数，用滋阴退热方法，如拯阴理劳汤（人参、麦冬、五味子、当归、白芍、生地、龟板、女贞子、薏苡米、橘红、丹皮、莲子、百合、炙甘草）。

经验用方：银柴胡 3 钱，白芍 4 钱，青蒿 2 钱，地骨皮

4 钱，生地 4 钱，龟板 5 钱，百合 4 钱，女贞 4 钱，麦冬 4 钱，沙参 4 钱，五味子 2 钱。

2. 自汗盗汗

自汗是醒时出汗，多属阳虚卫外不固。盗汗是寐中出汗醒则汗止，属于阴血虚而营不内守。这是从症状上来区分自汗与盗汗，但是具体在虚劳病中仍需从脉舌证各方面进行辨证。阴虚多脉必弦细，舌必绛干体瘦；阳虚多脉必濡弱微虚，舌胖滑润，有齿痕。可考虑用玉屏风散（黄芪、防风、白术）、当归六黄汤（当归、黄芪、黄芩、黄柏、生熟地黄、黄连）、牡蛎散（牡蛎、黄芪、麻黄根、浮小麦）。

经验用方：生黄芪皮 4 钱，白术 2.5 钱，防风 1 钱，黄芩 4 钱，生地黄 5 钱，生牡蛎 1 两，浮小麦 1 两。

3. 咳血

肺阴不足，气逆咳呛，肺络损伤，咳嗽气呛，痰中带血，甚则气短喘促失音，脉多细数，舌红尖绛且干，宜补肺滋阴，润燥止红。百合固金汤之类（生地、熟地、玄参、川贝母、苦桔梗、甘草、麦冬、白芍、当归、百合）。

经验配方：沙参 4 钱，川贝母 3 钱，麦冬 3 钱，白芍 4 钱，生地 5 钱，五味子 3 钱，茯苓 5 钱。

配合抗痨药物。

4. 眩晕、耳鸣、耳聋

脑为髓海，肾家主之，肾虚则髓空，下虚则上实，肾虚则两耳不聪，在虚劳病中，以不足方面较多，故脉多沉细两尺无力，用填补下元方法。如河车大造丸（紫河车、党参、熟地、杜仲、牛膝、天麦冬、龟板、黄柏、茯苓）。

经验用方：熟地黄 5 钱，芡实 5 钱，杜仲 4 钱，龟板 4

钱，山药 1 两，枸杞子 3 钱，楮实 4 钱，胡桃肉 5 钱，生牡蛎 1 两。

5. 惊悸、怔忡、健忘

惊悸、怔忡、健忘、失眠、梦多，在久病时多为心血不足，肝虚失养，早期多半是阴血不足，晚期时阳分也虚，阴血不足当以养血育阴为主如天王补心丹（当归、地黄、天麦冬、酸枣仁、柏子仁、远志、丹参、党参、元参、茯苓、桔梗、五味子）。心阳不足时，可用归脾汤。若阴虚胆热上扰时，必须先用温胆汤。

经验用方：党参 3 钱，白术 3 钱，黄芪 3 钱，当归 3 钱，炙甘草 3 钱，茯神 4 钱，远志 3 钱，炒枣仁 4 钱，龙眼肉 1 两，竹茹 4 钱，枳实 1 钱。

6. 胃纳差

中焦脾胃运化失职，当以补中益气方法，脉必濡，舌胖嫩，便溏乏力，可用香砂六君子丸，若脾胃阴分不足，虚热液少，舌红口干，脉象细数，大便干结。必用甘寒育阴方法。益胃汤（沙参、麦冬、生地、玉竹、冰糖）。又有脾胃消化欠佳，舌厚苔黄根腻，用消导健运为主，如保和丸。

经验用方：①党参 2 钱，茯苓 4 钱，白术 3 钱，甘草 1 钱，陈皮 3 钱，半夏 3 钱，砂仁 1 钱，焦三仙各 3 钱。②沙参 4 钱，麦冬 3 钱，生白术 3 钱，白扁豆 4 钱，山药 1 两。③薏苡米 6 钱，玉竹 4 钱，焦三仙各 3 钱，砂仁 1 钱。

7. 腰痛、遗精、阳痿

腰者肾之府，肾虚则腰痛，肾气不足，多遗精阳痿，当然，如湿热下迫，风邪留恋，络脉不和也能出现腰痛症状。必须结合具体情况，补不足，泻有余，湿当化，郁当宣。一般用六味地黄丸加减。

经验用方：独活 1.5 钱，桑寄生 8 钱，熟地 5 钱，杜仲 4 钱，补骨脂 4 钱，菟丝子 4 钱，楮实子 4 钱，芡实米 4 钱，丝瓜络 3 钱，当归 4 钱。

8. 肌肤甲错、消瘦

是指肌肤枯槁，甚则如鱼鳞状，同时肌肤消瘦，两目黯黑，这都说明瘀血内停，"内有干血"应当活血化瘀，如大黄䗪虫丸。

经验用方：银柴胡（鳖血拌炒）2 钱，香青蒿 3 钱，天花粉 3 钱，当归 3 钱，穿山甲 4 钱，桃仁 3 钱，红花 1 钱，赤芍、白芍各 5 钱，大黄粉 2 分（冲）。

水　肿 _(包括肾炎)

水肿是体内水液潴留引起周身浮肿的疾病。中医的认识是肺、脾、肾三脏功能失调，三焦水道不利。肺气不宣，不能通调水道；脾失健运，水湿不得运化，恶水而成肿也；肾主水，而司二便，肾功能失调，水湿泛滥，故肿作也。三焦者，决渎之官，水道出焉，如三焦不利，水道不通，水肿即能产生。肾脉上连于肺，肺主一身之气，为水之上源，故肾病常能影响及肺，肺气宣化失职，亦能导致水肿，并能有喘逆不能平卧等症状。

《金匮要略》水气篇，根据不同的病因和脉证分为风水、皮水、正水、石水、黄汗五种。风水——脉浮骨节疼痛，恶风。皮水——脉浮、跗肿按之没指，不恶风，其腹为鼓。正水——脉沉迟、外证自喘。石水——脉沉，腹满不喘。同时《金匮要略》又说：水邪偏胜某脏，即可出现某脏的病症，所以又定出五脏水的名称。

水肿的辨证，可分为阳水与阴水两大类。阳水属表属实包括风水侵袭、水湿浸渍、湿热蕴结，阴水属里属虚，包括脾肾阳虚或脾肾阴阳两不足。

一、阳水

1. 风水侵袭，肺气不宣

湿郁蕴热已久，风邪分袭，身热头晕，眼睑头面水肿，逐渐上肢、颈部、胸部及全身，怕风骨节酸痛，舌白苔腻，脉象浮数，宣肺化湿，清利三焦。越婢加术汤（麻黄、石膏、生姜、甘草、大枣、白术）。

经验用方：麻黄1钱，生石膏8钱，杏仁4钱，甘草1钱，生姜1钱，大枣5枚，苍术2钱。

2. 肺气不宣，湿热蕴蓄

一身水肿，身热烦渴，头晕且胀，甚则神志昏迷，小溲赤少，舌绛口干，脉象极数，湿热蕴郁较重，肺气不宣，三焦不利，宣化湿郁以利三焦，求其肿退。越婢加术汤加减。原方重用石膏、鲜茅根、鲜芦根，减麻黄加荆芥防风。

经验用方：苏叶1钱，荆芥穗3钱，防风2钱，蝉衣2钱，生石膏1两，杏仁3钱，赤芍3钱，连翘8钱，鲜茅根、鲜芦根各1两，焦山栀4钱，菖蒲3钱，甚则加安宫牛黄丸1丸分服。

3. 湿热蕴郁，三焦不利

水肿不减，体质诡实，胸脘痞闷，一身沉重，小溲色黄，大便干结，舌黄根厚，质红且干，两脉沉弦且实按之有力，湿热蕴郁，三焦不利，证脉俱实，可用峻下逐水法。如舟车丸之类（甘遂、芫花、大戟、大黄、黑丑、木香、青皮、陈皮、轻粉为丸，一方有槟榔）。

经验用方：苏叶2钱，羌活2钱，防风2钱，青皮、陈皮各3钱，茯苓皮5钱，大腹皮、子各5钱，赤小豆5钱，商陆2钱，黑白丑粉5分，大黄粉5分（分冲）。

4. 阳水日久，脾不运化

水肿为日较多，水肿四肢较重，肿处皮肤光泽，手按凹陷而不起，小便不畅，舌白淡腻，两脉濡缓。宜扶脾利湿以退水肿。五皮饮合五苓散。五皮饮（大腹皮、桑白皮、茯苓皮、陈皮、生姜皮）五苓散（泽泻、茯苓、白术、猪苓、桂枝）。

经验用方：防己4钱，茯苓5钱，防风2钱，黄芪4钱，桂枝2钱，大腹皮3钱，苍术、白术各2钱。

二、阴水

1. 脾气不足

水肿日久，正气不足，脾阳不振，运化无权，全身高度水肿，面色萎黄不华，胸脘闷胀，食欲久佳，大便溏薄，小溲不畅，四肢发凉，舌质淡、苔白滑，两脉沉缓，可用益气扶脾以退水肿，防己黄芪汤类（防己、黄芪、白术、甘草、生姜、大枣）。

经验用方：黄芪8钱，防己2钱，防风4钱，苍术、白术各3钱，茯苓8钱，苡米1两，冬瓜皮1两，陈皮3钱。

2. 脾阴不足

水肿为日较久，中阳不足，脾阴亦伤，心烦口干，周身浮肿，胃纳不佳，大便初硬不畅，四肢无力，手心灼热，舌质红，脉细弦，益其脾阴折其虚热，扶其脾阳以退水肿。参苓白术散加减（党参、茯苓、白术、扁豆、陈皮、山药、甘草、莲子、砂仁、苡米、苦桔梗、大枣）。

经验用方：沙参 4 钱，党参 2 钱，茯苓皮 1 两，生山药 1 两，生扁豆 1 两，生苡米 1 两，冬瓜皮、冬瓜子各 1 两，冬术 3 钱，大腹皮 2 钱。

3. 肾阳虚

水肿日久，全身弥漫作肿，腰以下重，按之凹陷而不起，下肢寒冷，精神困倦，舌体胖色淡滑润，脉沉迟，用温肾通阳退肿方法。实脾饮之类（附子、干姜、白术、甘草、厚朴、木香、草果、大腹子、木瓜、生姜、大枣、茯苓）。

经验用方：淡附片 2 钱，淡吴茱萸 2 钱半，淡干姜 2 钱，白术 3 钱，炒川椒目 1 钱，茯苓 1 两，冬瓜皮 1 两，肉桂子 1 钱。

4. 肾阳肾阴两不足

久病脾虚及肾，水肿经久不退，按之不起，面色萎黄，一身无力，腰际酸痛，有时心烦，舌胖腻而尖部发红，脉沉弱按之细弦，填补其肾，温阳化湿，以退虚肿。真武汤合归芍地黄丸。

经验用方：附子 3 钱，白术 4 钱，芍药 4 钱，茯苓 1 两，当归 4 钱，熟地 6 钱，芡实 8 钱，山药 8 钱，山萸肉 3 钱，泽泻 2 钱。

中　风

　　中风是指猝然仆倒，昏不知人的疾患。伴随出现半身不遂，口眼㖞斜，言语謇涩。古代认为外风中人，明张景岳强调中风并非风邪，创立"非风论"。清叶天士认为：肝阳化风。这全是说明内因引起，不是外来之风邪中人。

　　中风的原因，主要是肝肾不足，肝阳过亢，化火生风，故猝倒而半身不遂矣。治疗方法，不外平肝，熄风、清火、化痰、补虚、泻有余补不足。这就是脑血管疾病，包括脑出血、蛛网膜下隙出血，脑血栓形成、脑栓塞、脑血管痉挛等。切不可以用辛温散风、升压、兴奋等药物。

一、中风与厥证、痫证的鉴别诊断

　　中风昏迷可见到口眼㖞斜，手足偏废，苏醒后多有后遗症。

　　厥证昏迷，多见四肢厥冷，无口眼㖞斜，手足偏废等。

　　痫证昏迷，伴有四肢抽搐，口吐涎沫，异发异常声音。

二、中风的"闭证"与"脱证"

1. 闭证

　　中风发作，两手握固，牙关紧闭，声如曳锯，面赤气粗，脉象洪数弦动，或沉涩弦实，舌苔黄腻质红且干，此痰热化火，阳闭重症，急用豁痰开窍，如局方至宝丹、安宫牛黄丸、紫雪丹或牛黄清心之类。

若痰湿阻遏，气分闭郁，热象不重，脉象沉滑，舌白腻厚，阴闭之证，用芳香开窍方法，如苏合香丸，加入竹沥3两，生姜汁3～4滴。

若牙关紧闭，可用乌梅擦牙，热郁过深时，可用冰块擦牙法。仍不能口服汤剂，可用鼻饲或直肠灌入。

若属滞热过重，大便不通，舌腻苔厚时，可用三化汤以疏风通腑（厚朴、枳实、大黄、羌活）。

经验用方：节菖蒲3钱，郁金2钱，天竺黄4钱，钩藤4钱，蝉衣2钱，珍珠母1两，知母3钱，黄芩4钱，竹沥2两，姜汁3～5滴，大黄粉3～5分（冲）。

另局方至宝丹2丸，分2次服。

2. 脱证

中风见目合口开，手不握固，鼻鼾遗溺，冷汗如油，手足逆冷，声嘶气喘，舌短面青，舌苔白滑润腻，两脉沉伏或微细欲绝，此阳气暴脱，最为危险，急当固护元阳，摄纳真阴，潜镇防变。重用参、附、芪加龙牡，以观动静。

经验方试用：人参粉1钱（冲），淡附片5钱，黄芪2两，生龙牡各2两，瓦楞子1两，黑锡丹2钱（分服）。

三、中风一般分类

1. 风痰

素无高血压等症状，头痛眩晕，肢体麻木拘挛，或半身不遂，口眼㖞斜，或身热恶寒，脉多滑濡，按之略弦，舌白苔腻，此属风痰阻于络脉，用疏风通络方法。如大秦艽汤，大小活络丹（符合脑血栓）。

大秦艽汤：秦艽、石膏、甘草、川芎、当归、芍药、羌活、独活、防风、黄芩、白芷、生地黄、白术、茯苓、细辛。

经验用方：秦艽3钱，羌独活各1.5钱，防风2钱，石膏5钱，黄芩4钱，赤芍4钱，当归3钱，炒地龙3钱，生牡蛎1两。

2. 肝阳上亢

肝肾阴分不足，肝阳上亢，头眩且晕，阵阵烦急，口燥咽干，大便干结，舌红且干，脉小滑数，平肝熄风，兼折虚热。羚羊钩藤汤加减（羚羊、钩藤、菊花、生地、桑叶、茯神、白芍、甘草、川贝母、竹茹）。

经验用方：钩藤4钱，生地4钱，天竺黄4钱，白芍4钱，川楝子3钱，菊花3钱，白蒺藜4钱，珍珠母1两，黄芩3钱。

3. 肝火过盛

肝阳独亢，亢则化火，火热上炎，发为中风。头痛，目眩、面红目赤，口燥咽干，心烦易怒，大便秘结，溲赤且少，舌绛红苔黄燥，脉象弦数而大，按之有力，清肝降火，泻其有余，用龙胆泻肝汤加黛蛤散、竹沥、姜汁。

经验用方：龙胆草3钱，栀子3钱，黄芩4钱，柴胡2钱，川楝子4钱，钩藤4钱，生地4钱，夏枯草4钱，生石决明1两，蝉衣2钱。

另紫雪丹2钱（分冲），或用牛黄清心丸2～4丸，方中加瓜蒌1两，元明粉1.5钱（冲），羚羊粉3分（冲）。

4. 湿痰阻络

体丰湿痰素盛，中风半身不遂，言语謇涩，面白痰多，四肢麻木沉重，舌腻苔白，脉象滑濡，清化痰湿，宣窍涤痰，用导痰汤（半夏、茯苓、陈皮、炙甘草、南星、枳实）。

经验用方：胆南星4钱，枳实2钱，橘红3钱，钩藤4钱，茯苓5钱，半夏曲4钱，远志3钱，生海石5钱，莱菔子2钱，冬瓜子1两，菖蒲2钱，郁金2钱。

5. 血瘀气弱

中风之后，半身不遂，言语不利，（脑血栓）两手时常发麻，自觉疲乏力弱，舌胖苔白，脉象沉濡，用益气化瘀兼通经络，补阳还五汤（黄芪、当归、川芎、地龙、赤芍、桃仁）。

经验用方：生黄芪2两，当归2钱，川芎2钱，赤芍4钱，桃仁2钱，炒地龙5钱，丝瓜络3钱。

6. 气虚

中风之后，行走不利，言语謇涩，自觉精神疲倦，心悸气短，懒言无力，小溲清长，大便溏软，脉象虚弱或细弦。可用填补下元阴阳两顾。地黄饮子加减（熟地、山萸肉、石斛、麦冬、五味子、菖蒲、远志、苁蓉、桂枝、附子、巴戟天、薄荷）。

经验用方：上午服六君子丸，每日3钱；下午服六味地黄丸或归芍八味地黄丸，每日2～3丸。

耳鸣、耳聋

耳为肾之外窍，胆脉环走耳前后。《灵枢·脉度篇》说："肾气通于耳，肾和则耳能闻五音矣"。所以说耳病与肾，肝胆经有关系。一般说，凡是属于虚的，多责之为肾虚。言火者多说肝胆火盛。我们也从虚实两方面进行讨论。

一、肝胆火盛，上扰清窍

凡属火热实邪，多发为暴，时间较短，当然，也有虚证里证，再挟上新病的肝热，那就复杂多了，一般常见的为耳鸣、耳聋，心烦口干，恼怒后则病势即增，舌红口干，便结溲赤，夜寐梦多，时或头眩面赤，脉多弦数，当用清泻肝火方法。如柴胡清肝散（柴胡、生地、赤芍、牛蒡子、当归、连翘、川芎、黄芩、生栀子、天花粉、防风、甘草）。

经验用方：：桑叶3钱，菊花3钱，苦丁茶3钱，柴胡2钱，黄芩4钱，川楝子3钱，栀子2钱，龙胆草1钱半，防风2钱。

二、肾阴不足，下元衰弱

《内经》说："精脱者耳聋"，耳为肾之外窍，下元不足，精气亏损，故耳渐不聪，终于两耳日聋，（多见于老人），并伴有腰酸腿软一身无力，脉象虚弱，头晕易怒，舌胖苔白质红口干，可用填补下元方法。如耳聋左慈丸（地黄、山药、山萸肉、丹皮、泽泻、茯苓、五味子、磁石）。

经验用方：熟地5钱，芡实4钱，楮实子4钱，山萸肉3钱，山药1两，五味子3钱，磁石5钱。

阳　痿

阳痿是阴茎不举之证。一般说阳痿的原因都属肾气不足。但也不尽然，也有湿热浸淫，宗筋弛缓，也有由于过度脑力劳动，无暇顾及性生活方面，日久也可能成为痿证。总的说来，一定要从四诊方面仔细观察才能不误。

一、思虑过度，心脾不足

由于思虑过度，日久则心脾皆亏，心虚故心悸，脾虚则饮食不甘，疲乏无力，夜寐不安，梦多不恶，劳累则病势即增，养心安神，扶脾益气方法，如归脾汤。

经验用方：党参2钱，当归3钱，白术3钱，生黄芪3钱，炙甘草1钱，茯神4钱，炒枣仁4钱，木香1钱，龙眼肉1两，生牡蛎1两。

二、肾阳不足，命门火衰

少年斫丧过早，或纵欲竭精，久则命火不足，腰酸腿软，下肢虚冷，逐渐阳事不举，成为阳痿证。舌胖嫩苔滑润，边有齿痕，脉象沉迟两尺尤甚。面色枯萎不荣，色㿠白，头晕后脑作痛，温补下元，治在肝肾。宗五子衍宗法（枸杞子、覆盆子、菟丝子、五味子、车前子）。

经验用方：熟地黄4钱，芡实米8钱，枸杞子4钱，覆盆子3钱，菟丝子3钱，当归身3钱，山萸肉1钱，巴戟天3钱，补骨脂4钱。

三、湿热下注，宗筋弛缓

由于湿热久蕴，下焦宗筋弛缓，小溲赤热，大便初硬后溏，一身无力，心烦梦多，舌绛苔腻根厚，两脉沉濡，按之弦细，清化湿浊，兼以泻热。辛辣黏腻皆忌。二妙丸加减。

经验用方：黄柏2钱，苍术1钱半，防风2钱，川楝子

3钱，泽兰3钱，菖蒲2钱，郁金2钱，六一散4钱（冲），焦三仙各3钱。

四、肝胆郁热，互阻不化

由于胆火胆热蕴结已久，肝热下迫，宗筋失养，因成阳痿，病日较短，病发较速，可急用清肝泻火法。龙胆泻肝汤方。

经验用方：青黛粉2钱（冲），川楝子4钱，防风2钱，龙胆草2钱，柴胡3钱，黄芩4钱，栀子3钱，杏仁3钱，苍术1钱半。

五、老年肝肾早亏，下元虚损

老年肝肾早亏，下肢逆冷，行动不利，大便溏稀，小溲清长，腰酸两目视物不清，宜填补下元，温养肝肾。固精丸加减（菟丝子、家韭子、牡蛎、龙骨、五味子、桑螵蛸、白石脂、茯苓）。

经验用方：芡实米5钱，菟丝子3钱，巴戟天4钱，仙茅3钱，仙灵脾3钱，补骨脂3钱，桑螵蛸3钱，鹿角胶3钱，生龙牡各5钱。

遗　精

遗精分两种：梦与女交而遗精的为梦遗，没有梦感而精液自滑或见色而流精名为滑精。

遗精的发生，不完全属于病理现象，成年男子身体健康，偶有遗精（每月不超过 2～3 次）属于正常。或已婚男子，不与爱人同居，偶有遗精，亦属正常，不能按病论治。

一、心神不宁，虚火妄动

用心过度，思欲未遂，头晕心悸，寐欠安宁，由于肾阴不足，虚火妄动，梦遗心烦，大便干结，口红口干甚则口舌生疮，脉见细弦小滑，可用镇心安神方法，如安神定志丸（茯苓、茯神、人参、远志、石菖蒲、龙齿）。

经验用方：朱茯苓、朱茯神各 4 钱，沙参 8 钱，远志 4 钱，菖蒲 2 钱，麦冬 3 钱，元参 5 钱，生龙齿 1 两，朱灯心 3 分。

二、肾精不藏，相火偏盛

肾阴久亏，阴分不足，阴虚则相火偏盛，虚热扰于精室，虚热则妄动，肾精封藏失职，则精不固而精液自遗。肾虚故腰酸，虚热上扰故头晕耳鸣，疲乏无力，久病体弱，形气消瘦，面色不华，精神疲惫，时时精液自流，滑精作矣。脉象沉弱，舌白尖红，可用滋补清火方法。可用大补阴丸（黄柏、知母、熟地、龟板、猪脊髓为丸）。

经验用方：细生地 5 钱，白芍 5 钱，知母 2 钱，黄柏 2 钱，龟板 4 钱，生牡蛎 5 钱，芡实米 1 两。

三、肝热上扰，胆火过炽

由于肝胆郁热，相火妄动，心烦急躁，寐则恶梦纷纭，咽燥口干，舌红尖绛，肥刺满布，苔黄根厚，口臭味恶，大便干结，小溲赤热，脉象弦滑而数，一派肝胆火炽

岐黄之术自有传承

之象，急用龙胆泻肝汤方法（龙胆草、栀子、黄芩、柴胡、生地、车前子、泽泻、连翘、木通、归尾、黄连、甘草、大黄）。

经验用方：龙胆草 3 钱，柴胡 3 钱，黄芩 4 钱，黄连 2 钱，栀子 3 钱，防风 2 钱，郁金 2 钱，大黄 2 钱，木通 1 钱，钩藤 4 钱。

四、湿热下注，热迫相火

素嗜茶酒厚味，湿热蕴郁下焦，相火妄动挟湿热下迫，故遗精发作，口淡且苦，一身酸楚，四肢乏力，舌多黄腻，脉见濡数，当以分化湿热为法。用防风通圣散。

经验用方：防风 2 钱，大黄 1 钱，芒硝 5 分，荆芥 3 钱，麻黄 1 钱，栀子 3 钱，黄柏 2 钱，冬瓜皮 1 两，黄芩 3 钱，六一散 4 钱（冲）。

积 聚

积聚是指腹内有病块的一种疾病。根据病块的性质不同，故分别为积与聚。五脏为积，六腑为聚，积为固定不移，痛有定处，聚为聚散无常，痛无定所，积为有形，积渐成块，病在血分，聚为无形，触之随发，病在气分，聚病较轻，积病较重。又有癥瘕之说，以结块曰有形可征为之癥，假物成形为之瘕，故癥积而不移，瘕聚散无常。

秦越人《难经》里说："肝之积曰肥气，在左肋下，如复杯，有头足，久不愈，令人发咳逆，痎疟，连岁不已。心之积曰伏梁，起脐上，大如臂，上至心下，久不愈，令人病烦心，脾之积名曰痞气，在胃脘，腹大如盘，久不愈令人四肢不收，发黄疸，饮食不为肌肤。肺之积，名曰息贲，在右胁下，复大如杯，久不已，令人洒淅寒热，喘咳，发肺壅。肾之积名曰贲豚，发于少腹，上至心下，若豚状，或上或下无时，久不已，令人喘逆，骨痿少气"。当然，这是古人的看法，自己认为：积聚这种病，可能一部分是脏器本身的肥大，或者是脏器病变的现象，再一部分即可能是肿瘤一类的疾病，积聚从现代医学来看，是属于肝脾肿大、腹腔肿瘤、宫外孕、肠系膜淋巴结核、肾下垂、肠功能紊乱、机械性肠梗阻、幽门梗阻等。聚和瘕多是内部的痉挛，所以说发则有形，移时又无异物。从中医的辨证治疗及用药方法，分述于下。

一、肝郁气滞

1. 肝气横逆

恼怒之后，气分不畅，木郁横逆，腹中攻窜胀痛，时聚时散，肝络胁下故脘胁之间不适，舌苔薄白，脉象弦细按之不畅，宜疏调气机，以缓聚痛。柴胡疏肝散（柴胡、芍药、枳壳、川芎、香附、甘草）。

经验用方：柴胡2钱，苏梗3钱，半夏3钱，厚朴2钱，茯苓3钱，青皮、陈皮各3钱。

2. 血虚肝郁

素体血虚，肝阴失养，络脉因之不和，肝脉循胁肋络阴器，故两肋刺痛而少腹前阴抽胀作痛，舌瘦尖红，脉象细弦，宜养血和阴，定抽缓痛，宗逍遥散。

经验用方：柴胡3钱，当归3钱，白芍4钱，茯苓3钱，木瓜3钱，川楝子3钱，青陈皮各3钱，炙甘草1钱，生牡蛎5钱。

3. 肝郁寒凝，互阻络脉

由于血虚肝郁，阴分不足，久则化热，口干思凉，恣食生冷，寒阻气机，寒与热交阻不化，脘腹阵阵绞痛，舌红口干，脉象沉涩，甚则沉紧，温寒拈痛，养血育阴。用逍遥散加理中汤之意。

经验用方：柴胡3钱，当归3钱，白芍3钱，炙甘草1钱，炒小茴香1钱半，炒官桂1钱半，炮姜1钱半，木香2钱。

4. 肝气郁结，血分受阻

肝郁蕴热，深入血分，胁下有块，既胀且痛，按之则更甚，舌红苔腻，脉象弦细略数，每于夜间病势增重，行动后痛势渐缓，大便色深，小溲色黄，理气活血，消积缓痛。金铃子散、失笑散化裁治之。

经验用方：川楝子3钱，元胡1钱（研冲），炒五灵脂3钱，生蒲黄3钱，生香附3钱，丝瓜络3钱。

二、气滞血瘀

由于气分滞涩，腹部积块明显，硬痛不移，面色黧黑，皮肤干涩，形体消瘦，癸事色深有块，阵阵心烦，舌质红苔白边暗根部厚腻，两脉沉涩，久病深入血分，络脉失于和调，血气凝结，活血化瘀，行气拈痛。用膈下逐瘀汤（桃仁、丹皮、赤芍、乌药、元胡、当归、川芎、灵脂、红花、香附、甘草、枳壳）。

经验用方：木香 2 钱，桃仁 2 钱，赤芍 3 钱，元胡 1 钱（研冲），当归 3 钱，五灵脂 3 钱，红花 1 钱，枳壳 3 钱。

三、气血不足，瘀结日久

积块坚硬日久，疼痛日渐加剧，面色萎黄消瘦，花斑不匀，色素沉着，舌质紫有瘀斑，苔白滑有齿痕，胃纳欠佳，二便不畅，自觉疲乏无力，脉象细弱，宜益气补血，活络化瘀。考虑用攻积丸（吴茱萸、干姜、官桂、川乌、黄连、橘红、槟榔、茯苓、厚朴、枳实、人参、沉香、琥珀、元胡、半夏曲、巴豆霜）合八珍丸。

经验用方：丸方

旋覆花 5 钱，当归 1 两，赤芍、白芍各 1 两，肉桂 5 钱，元胡 3 钱，炙鳖甲 3 钱，党参 1 两，茯苓 1 两，白术 1 两，枳实 5 钱，黄连 5 钱，莪术 5 钱，三棱 5 钱，独活 5 钱，防风 5 钱，焦楂炭 2 两，青皮、陈皮各 1 两。

上药共为细末，炼蜜为丸，如梧桐子大小，每日早、午、晚各服 2 钱，白开水送下，如遇感冒暂停。

四、正虚气弱，络脉失和

素体薄弱，正气又虚，肝郁不畅，腹中似有积块，过劳即发，得休息则病势即缓，脉象微弱，气分不足，一身无力，舌白苔润，宜益气补正，少佐活络，方用八珍汤。

经验用方：当归 3 钱，生地 3 钱，白芍 3 钱，川芎 1 钱，党参 2 钱，茯苓 3 钱，白术 3 钱，炙甘草 2 钱，丝瓜络 3 钱。

外用阿魏化痞膏，贴于患处。

五、结语

积聚是从腹中有病块而定名，当然，病情复杂，诊断应当细微，如不是肿瘤一类的疾病，确属气血流通不畅，根据正虚邪实或正不虚病初起等各方原因，尽量做到细微诊断，再进行辨证治疗，预后比较理想。

呃　逆

呃逆是呃呃连声，气分上逆，声短且频。呃逆有偶然和持续发作两类。偶然短暂的，不药自愈，属于一时的气机不调，或用闭息、受惊、刺鼻取嚏，皆可即愈。张景岳说："致呃之由，总由气逆"。气逆之根，名目繁多，食滞痰湿，过食生冷，寒热交阻，木郁横逆，郁热化火或胃阳不足，升降失和，胃热上冲，中虚气逆等，皆能导致本病。又有老年久病或病重危笃，胃气已败，也能出现呃逆，这是预后严重之兆。

一、气滞痰湿互阻

肝郁气滞，痰湿不化，呃逆连声，声音响亮，舌白苔腻，脉象弦滑，宜疏调气机，兼化湿郁，四七汤法。

经验用方：半夏曲4钱，苏梗3钱，厚朴2钱，茯苓4钱，旋覆花4钱，郁金2钱。

二、肝火胃热，气逆上冲

肝热化火，胃热上冲，呃逆连声，声音响亮，舌红口干，脉象弦实有力，宜辛开苦降，理气定呃。方如丹溪泻心汤（黄连、半夏、生姜、甘草）。

经验用方：川楝子4钱，黄芩3钱，黄连2钱，半夏4钱，生姜1钱，陈皮3钱，山栀3钱。

三、寒呃

多由病后中气不足，胃气虚弱，故患者畏寒，手足欠温，倦怠乏力，舌白苔腻，脉象沉细，用温中降逆方法，如丁香柿蒂汤（丁香、柿蒂、人参、生姜）。

经验应用方：丁香1钱，柿蒂3钱，党参3钱，生姜1钱，陈皮2钱，旋覆花3钱。

四、虚呃

素体不足，中阳又虚，过食生冷，阳气受遏，呃逆声低势微，形气不足，脉虚弱，舌胖白苔滑润，温中益气，降逆和胃法。用旋覆代赭汤（旋覆花、代赭石、党参、甘草、半夏、生姜、大枣）。

经验用方：党参3钱，旋覆花3钱，代赭石4钱，甘草2钱，半夏3钱，生姜1钱，大枣10枚，黄芪4钱。

噎 膈

噎，是哽噎不顺；膈，是胸膈阻塞，饮食不下。这种病多见于老年人，一般说来与饮酒关系甚大。实在说就是食管癌。当然，在早期是能够治疗的，也能痊愈，必须各个方面进行配合，不能独持药石。从中医的认识，本病是由津血虚衰，胃脘枯槁，气血瘀结，以致食物不能下行，为本病的主要原因。所以说，嗜酒过度，食管经常刺激，精血津液枯槁，气血流通不利，久则成噎。忧思过度，情志不遂，血气瘀滞，流行不畅也能成为噎嗝。对于这种病，必须早期预防，忌怒禁酒，禁一切刺激食物为要。

一、气分郁结

在早期多属气分郁结，由于气分郁结不畅，咽部食管阻塞不畅，发生气噎作痛，每遇心情抑郁则病势必重，心情舒畅即噎势渐轻，其他无阳性体征，治疗可用疏调气机方法，如越鞠丸、逍遥散、四七汤之类。

经验用方：旋覆花 3 钱，香附 3 钱，炒山栀 3 钱，青皮、陈皮各 3 钱，半夏曲 4 钱，苏梗 3 钱，枳壳 3 钱。

二、津液枯槁

阴分不足，津液枯槁，形体渐瘦，大便艰涩，状如羊屎，脉象弦细，舌红苔白，宜润燥生津，少佐理气。方如启膈散（沙参、丹参、茯苓、川贝、郁金、砂仁、荷叶蒂、杵头糠）。

经验用方：沙参 5 钱，旋覆花 3 钱，丹参 4 钱，川贝母 3 钱，郁金 2 钱，苏木 3 钱，三七粉 3 分（冲）。

三、噎久血结，津血皆虚

噎嗝已成，血分瘀阻，阴液大伤，面色黑浊消瘦，脉见沉涩或沉弦，可用养血育阴，破血化瘀。方如通幽汤（地黄生熟各半、桃仁、红花、当归、甘草、升麻)。

经验用方：生地黄 5 钱，赤白芍各 4 钱，川贝母 3 钱，旋覆花 3 钱，红花 1 钱，桃仁 2 钱，丹参 5 钱，代赭石 4 钱。

附：反胃

反胃是饮食入胃，久久始能反出，吐物皆属完谷不化，此系真火式微，胃寒脾弱，不能消谷。这种病的特点，是食入不化，停留中脘，经过一天或半日，完全吐出，吐势缓慢，状若完谷，并无异味，四肢发冷，所以称之为"朝食暮吐、暮食朝吐"。这种病多是由渐而来，反复发作，病人多属阳虚之状，面色㿠白，唇口无华，神乏疲惫，胃纳不甘，脉多沉细无力，甚则沉迟不应指，舌胖苔腻滑润液多，大便溏薄，小溲短少，形体消瘦无力，一般以温中和胃降逆止吐，方如旋覆代赭汤。香砂平胃丸。大半夏汤（半夏、人参、白蜜）。重者可用温中和胃治在脾肾。用附子理中汤（人参、白术、干姜、炙甘草、附子）。

经验用方：党参 3 钱，旋覆花 3 钱，代赭石 4 钱，白术 3 钱，干姜 2 钱，附子 3 钱，炙甘草 2 钱，灶心土 1 两。

徐徐温服，二至三天后减轻，七日后如愈。

劳 瘵

这是传染性疾病，古称"传尸"，也就是结核病。《外台秘要》骨蒸传尸等篇，对劳瘵的病理、症情、治疗、预后、摄生等都有进一步的发挥，并认识到它的传染性。在《外台秘要》救急骨蒸候说："初著盗汗，盗汗以后即寒热往来，寒热往来以后，即渐加咳，咳后面色白，两颊见赤如胭脂者，团团如钱许大，左卧则右出，唇口非常鲜赤"。这都说明劳瘵的典型症状。

劳瘵（肺结核）的主要症状，如潮热、盗汗、咳嗽、咯血、失眠、消瘦等。一般的脉象是细小弦数，这都能看出是阴伤血少，肝热火旺的现象。所以喻昌认为："阴虚者十之八九"。今分咳嗽咯血，骨蒸潮热，自汗盗汗、失眠梦多四部分进行辨证论治，述之于后。

一、咳嗽咯血（参考咯血）

二、骨蒸潮热

劳瘵属于阴分不足，凡阴虚则阳亢，日晡阴分之时必潮热，因为阴亏血少，故初扪之不太热，久之热感渐甚，名为骨蒸潮热，热则消耗阴液故形体日渐消瘦，面色黑浊。舌红且瘦脉象弦细，用滋阴清热退蒸法。秦艽鳖甲散（秦艽、鳖甲、银柴胡、当归、地骨皮、青蒿、知母、乌梅）。

经验用方：银柴胡2钱，青蒿2钱，炙鳖甲4钱，地骨皮4钱，知母2钱，生地4钱，白芍4钱，川贝母3钱，沙参5钱。

三、自汗盗汗

自汗者属阳虚，阳虚表不固，故动则汗出，表虚津液为之发泄也。盗汗阴虚之征也，阴虚热自生，故骨蒸而热迫津液外出，睡后尤甚。阳虚以固表止汗为治，如玉屏风之类（黄芪、白术、防风）。阴虚以和阴泻热为主，如当归六黄汤（当归、黄芪、生地、熟地、黄柏、黄连、黄芩）。

经验用方：①黄芪1两，防风2钱，白术3钱，浮小麦1两，生龙牡各1两（阳虚）。②生黄芪5钱，浮小麦1两，黄芩4钱，黄柏2钱，马尾连3钱，知母2钱，生地黄4钱，生蛤壳1两（阴虚）。

四、失眠梦多

劳瘵日久，阴亏血少，必致失眠梦多、惊悸健忘等症。久病及肾，肾阴亏损，不能上交于心，虚热内生，扰乱心神而致心烦梦多，心悸失眠、头晕健忘，舌红少津，脉细数，宜以泻南补北、交通心肾为治，方如黄连阿胶汤（黄连、黄芩、芍药、阿胶、鸡子黄）；病久伤血，方如天王补心丹（当归、地黄、天冬、麦冬、酸枣仁、柏子仁、远志、丹参、党参、元参、茯苓、桔梗、五味子）。若阴虚胆热上扰时，必须先用温胆汤。

经验用方：①肾阴不足，心火独亢：川黄连5分（研冲），阿胶珠4钱（烊化），黄芩3钱，白芍6钱，合欢皮14钱，沙参4钱，麦冬4钱，何首乌3钱，竹茹2钱，鸡子黄2个（打冲）。②心脾两虚、心神失养：党参3钱，白术4钱，黄芪4钱，当归4钱，炙甘草3钱，茯苓4钱，远志4钱，炒枣仁4钱，合欢皮4钱。

治疗劳瘵在辨证论治的基础上，一定配合抗痨药物，增强体力锻炼，才能加快痊愈。

失　音

　　失音是发音嘶哑,《内经》称之为"喑"。"肺为声音之门,肾为声音之根"。中医的认识,失音症与肺肾关系密切,叶天士说：金实则无声,金破碎亦无声。金水互生,故病在肺肾。当然,声带生其他赘生物时,也能影响发音,需从手术考虑。张景岳说："喑哑之病,当知虚实,实者其病在标,因窍闭而喑也,虚者其病在本,内夺而喑也。"故当从虚实论治。

一、实证

　　1. 寒包火

　　外感风寒,内热蕴郁,恶寒体痛,脉象紧浮,按之数而有力,舌苔薄黄质红,口渴喉痛,用苦甘泻热方法,如桔梗汤（苦桔梗、生甘草）。

　　经验用方：苦桔梗3钱,生甘草3钱,牛蒡子2钱,苏叶4钱,前胡2钱。

　　2. 外感风凉

　　头痛鼻塞,咳嗽寒热,音哑一身酸痛,舌白苔腻,脉象浮紧,宜疏解风寒,宣肺解喑。金沸草散（金沸草、前胡、细辛、半夏、荆芥、甘草、茯苓、生姜、大枣）。

　　经验用方：苏叶2钱,杏仁3钱,前胡2钱,荆芥2钱,金沸草3钱,芦根5钱。

　　3. 痰热交阻、肺气不宣

　　痰湿素盛,蕴热久郁,肺气不宣,声音重浊不扬,痰多稠黄，口苦咽干，舌苔黄腻，脉象滑数，清肺化痰，求其音复。用二母散（知母、贝母）。

经验用方：前胡2钱，苦桔梗3钱，川贝母3钱，知母2钱，牛蒡子3钱，菖蒲3钱，生海石4钱。

二、虚证

1. 肺燥津少

肺阴不足，津液亏耗，口燥咽干，喉痒音哑，干咳无痰，舌红干绛，脉小且数。病属肺燥津少之证，宜养肺阴，以润燥，清金止哑。清燥救肺汤。

经验用方：南北沙参各5钱，天门冬、麦门冬各4钱，生甘草2钱，阿胶3钱，生地黄4钱，元参4钱，玉蝴蝶3钱，凤凰衣2钱。

2. 肾阴不足

素体肝肾两亏，经常腰痛腿酸，咽燥音哑，虚烦不寐，舌质绛红，脉象细数。养其肾阴，滋水折热，求其音复，用都气丸（六味地黄丸加五味子）。

经验用方：生地黄、熟地黄各4钱，山药1两，山萸肉3钱，丹皮3钱，茯苓4钱，泽泻3钱，何首乌1两，黄精4钱，五味子3钱。

三、其他

除了以上介绍的之外，对于声带生瘤或有癌变的可能，必须早期发现，进行治疗，包括中药、西药、化疗、理疗、放射疗法等。还需配合体育锻炼等，各方面注意，单持服药或只一种疗法恢复较慢。

肺　痈 _(附肺痿)

肺痈是肺脏生疮的一种疾病，起因多由外感风热，或饮酒过多，或热蕴于肺，久则化脓生疮。症状是咳嗽、胸痛、吐脓血腥臭。根据化脓程度不同，兹分三个阶段分述于下。

一、肺痈初起

外感风热，肺胃不清，身热头晕，微有寒热，咳嗽咽干，胸膺作痛，痰吐黄稠，舌红苔腻，脉象浮数，宜辛凉清解，肃降折热。饮食当慎，防其肺热致痈。银翘散加减。

经验用方：薄荷 2 钱，前胡 2 钱，浙贝母 4 钱，杏仁 3 钱，苏子 3 钱，黄芩 4 钱，生石膏 4 钱，鲜茅根、鲜芦根各 1 两。

二、肺痈将成

外感之邪，虽从表解，肺热湿滞互阻不化，喘逆不平，胸胀微痛，咳嗽痰吐黄稠且黏，舌红苔腻根厚，脉象滑数有力，两寸尤盛，宜清肃化痰，兼泻湿热。宜葶苈大枣泻肺汤加皂角丸之类。

经验用方：甜葶苈 2 钱，前胡 2 钱，黄芩 4 钱，桑白皮 4 钱，皂角 2 钱，苦桔梗 3 钱，生甘草 2 钱，金银花 5 钱，川贝母 3 钱，醒消丸 2 钱（分服）。

三、肺痈已成

咳嗽痰吐黄稠，其状如脓，臭秽难闻，身热烦躁，胸部皮肤甲错，速予清化湿热，活血通瘀。方如千金苇茎汤（苇茎、桃仁、冬瓜子、薏苡仁）。

经验用方：鲜苇茎3两，冬瓜子3两，桃仁2钱，薏苡仁1两，鱼腥草1两，甜葶苈2钱，黄芩3钱，皂刺1钱，金银花1两，犀黄丸2钱，分服。

四、肺痈溃后

肺痈脓吐已净，咳嗽未止，形体瘦弱，脉象细弦小数，郁热未除，正气早衰，甘寒育阴，活血通络。宜宁肺桔梗汤（苦桔梗、贝母、当归、瓜蒌仁、生黄芪、枳壳、甘草、桑白皮、防己、百合、苡米、五味子、地骨皮、知母、杏仁、葶苈子《医宗金鉴》）。

经验用方：南北沙参各1两，麦冬3钱，川贝3钱，苦桔梗3钱，生草2钱，生黄芪4钱，桑白皮3钱，地骨皮3钱，苡米1两。

附：肺痿

肺痿是肺叶萎枯的疾病，符合现代医学肺不张症。中医的认识，或从汗出，或从呕吐，或从消渴，小便利数，或从便难，又被快药下利，重亡津液所致。

肺痿，热在上焦，发热自汗，口吐浊沫，脉象滑数。可用清肺润燥之品。如苦桔梗、生甘草、天麦冬、沙参、贝母、竹茹、百合之类。如属肺气不足者用益气补肺方法。

消　渴 (糖尿病、尿崩症)

消渴病以多饮、多食、多尿为主要症状，根据症状的偏重，而分成三消。《素问·通评虚实论》说："凡治消瘅……肥贵人则膏粱之疾也"。《素问·奇病论》也说："肥者令人内热，甘者令人中满，故其气上溢为消渴"。

消渴的原因，一般以多食肥甘，饮酒过度，肥者令人内热，甘者令人中渴，内热消灼津液，故口干欲饮，愈消愈渴，膏粱美餐愈，甚则中消遂成矣。情志因素更是主要原因，《儒门事亲》说："消渴一证，……不戒嗜欲，不节喜怒，病已而复作"。下元不足，肾水亏损，虚火上灼，故三消发作。肾为五脏六腑之根，肾气不足，阴液亏耗，消渴成矣。

一、上消

上消以口大渴，多饮为主，舌红干裂，咽喉灼热，大便如常，溲赤或正常，脉象多为濡滑略数，按之无力，可用人参白虎汤。或外台消渴方（天花粉、麦冬、乌梅、小麦、鲜茅根、鲜竹茹）。

经验用方：①南北沙参各6钱，玉竹4钱，知母3钱，花粉4钱，麦门冬4钱，乌梅3钱（或五味子3钱），元参5钱，石斛4钱。②天门冬5钱，地黄8钱，人参粉3分（冲），玉竹4钱，花粉4钱，生黄芪5钱，生石膏4钱。

二、中消

中消以口渴饥饱为主要症状，善饥欲食，食不久仍饥，

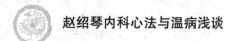

形体消瘦，面色黑浊，自汗口干，便干溲赤，脉象滑实，宜苦寒荡涤法，调胃承气汤（大黄、甘草、芒硝）。

经验用方：大黄3钱，枳实3钱，芒硝1钱半，焦四仙各3钱，知母3钱，花粉4钱。

三、下消

下消以饮一溲二为主证，初起小便不摄，尿中有沉淀，烦渴引饮，面黑体瘦，耳轮焦黑，小便混浊，上浮之沫状如麸片，病由色欲过度，肝肾不足，可用滋养肝肾为主，如麦味地黄丸（即六味地黄丸方加麦冬、五味子）。余每用大量麦味地黄汤，浓煎代水饮之，有效。病势稍缓改用丸剂。

经验用方：麦冬5钱，五味子5钱，熟地1两，山药1两，山萸肉5钱，丹皮5钱，茯苓1两，泽泻5钱，芡实1两。

附：消渴通治方（民国名医陆仲安经验方）

生黄芪4两，党参3两，于术6钱，白芍3钱，山萸肉6钱，牛膝3钱，半夏3钱，黄芩3钱，茯苓3钱，泽泻3钱，木瓜3钱，生姜2片，炙甘草2钱。

郁 证

郁证是情志抑郁不宣而引起的疾病。朱丹溪说："血气冲和，万病不生，一有怫郁，诸病生焉"这就说明怫郁是诸病之始，郁不除，血气不能冲和，疾病乃生。所以创立了六郁之说，气、血、痰、火、湿、食之郁。情志不遂，肝气横逆，郁久化火，而后影响脏腑经络，出现不同的症候。笔者认为："郁乃百病之始，郁不解，功能失调，必然成病"。然而，郁如何调顺，这个道理应当清楚，不是说，凡郁皆当理气，皆当辛散，皆当辛通，皆当芳香。必须看清郁之本质，郁之特点，然后根据情况分别论治。

一、六郁的辨证施治

1. 气郁

忧思则气结，肺主一身之气，恼怒之后，肝气郁结，故症见胸胁苦满，胃纳欠佳，口淡无味，脉象细弦，舌白苔腻，治宜疏调气机，以畅胸胁。方如四七汤（半夏、厚朴、茯苓、苏梗）。

经验用方：苏梗 3 钱，杏仁 3 钱，半夏 3 钱，川厚朴 2 钱，茯苓 3 钱，川郁金 2 钱，旋覆花 3 钱。

2. 血郁

胁痛已久，深入血分，络脉瘀阻，舌红口干，脉象沉涩，通血活络方法。如旋覆花汤（旋覆花、真新绛、葱）。

经验用方：旋覆花 3 钱，当归须 2 钱，桃仁 2 钱，郁金 1 钱，泽兰叶 4 钱，桑枝 1 两。

3. 痰郁

痰湿阻中，郁而不化，胸脘痞满，周身酸楚，舌白苔腻，脉象沉滑，疏理气机，兼化痰湿。平胃散加减。

经验用方：苍术 2 钱，川厚朴 2 钱，陈皮 3 钱，半夏 3 钱，茯苓 3 钱，远志 3 钱。

4. 火郁

火郁蕴郁不化，头晕心烦梦多，甚则目赤舌疮，大便干结，小便赤黄，火郁当发，热郁宜清，苦宣折热方法。如防风通圣丸。

经验用方：炒山栀3钱，淡豆豉4钱，防风2钱，生石膏5钱，大黄2钱，薄荷1钱，竹叶、竹茹各2钱，鲜茅根、鲜芦根各1两。

5. 湿郁

湿郁不化，阻于三焦，致胸中满闷而胃纳不甘，脘腹胀满，小溲不畅，腰背酸楚且周身无力，宜芳香宣化，苦温燥湿，少佐淡渗。六合定中汤之类。

经验用方：藿香叶3钱，佩兰叶4钱，马尾连3钱，川厚朴2钱，半夏3钱，陈皮3钱，滑石4钱，竹叶1钱。

6. 食郁

由于情志不遂，消化欠佳，饮食积滞不畅，中脘闷满膜胀，舌苔黄厚，脉象弦滑，宜疏调气滞，兼以导食。保和丸之类。

经验用方：苏叶1钱，神曲3钱，山楂2钱，莱菔子3钱，槟榔3钱，枳壳2钱，青皮、陈皮各3钱，香附3钱。

二、肝郁的几个不同阶段

《素问·举痛论》说："怒则气上，喜则气缓，悲则气消，恐则气下，惊则气乱，思则气结"。这就说明，情志不遂，气机必结。《素问·阴阳应象大论》说："在脏为肝，在志为怒，怒伤肝，悲胜怒。"怒则肝气易于上逆，故怒伤肝。肝郁最易侵犯脾胃，致胸满嗳气吞酸，甚则大便作泻，肠胃功能紊乱，肝郁日久，化热变火，故头眩心烦梦多，热灼阴液，络脉失养，致抽搐而筋络不和，久则入血，当用活血通络之药，必须根据几个不同阶段进行治疗，不可皆以理气通阳，消耗阴分。

1. 肝气郁结

恼怒之后，胸胁闷满，嗳气时作，胃纳不佳，宜疏肝理气，以缓胁痛。宗逍遥散方法。

经验用方：南柴胡 2 钱，当归 2 钱，白芍 3 钱，茯苓 3 钱，香附 3 钱，陈皮 3 钱，佛手 3 钱，薄荷 1 钱，藕节 3 钱。

2. 肝郁化热

肝郁日久，邪已化热，头目晕眩，夜寐梦多，口苦胁胀，中脘堵满，溲黄便干，脉象弦滑略数，宜清泻肝热方法。旋覆代赭汤合丹栀逍遥散。

经验用方：丹皮 3 钱，炒山栀 2 钱，柴胡 3 钱，黄芩 3 钱，川楝子 3 钱，赤芍 4 钱，茯苓 3 钱，旋覆花 2 钱，代赭石 4 钱。

3. 热郁化火

肝热郁久，化火上扰，面目赤晕，心烦口苦，大便干结，小便赤热，脉象细弦且数，舌红口干，用清泻肝火方法。如龙胆泻肝汤。

经验用方：龙胆草 2 钱，炒栀子 2 钱，黄芩 5 钱，柴胡 2 钱，川楝子 3 钱，生地 4 钱，白蒺藜 3 钱，马尾连 3 钱，吴茱萸 5 分。

4. 肝阳上亢

肝热日久，阴分不足，阴越虚阳越亢，故头痛较重，面赤心烦，口干渴饮，脉象弦实有力，老年嗜酒阴伤，泻其肝热，镇其虚阳，求其阴阳调和，病自愈矣。羚羊钩藤汤加减

（羚羊角、钩藤、菊花、生地、桑叶、茯神、白芍、甘草、川贝母、竹茹）。

经验用方：生铁落1两，生石决明1两，生代赭石5钱，夏枯草3钱，晚蚕砂4钱，钩藤5钱，菊花3钱，白芍4钱，竹茹4钱。

5. 肝阴不足，络脉失养

久病体弱，阴血大亏，络脉失和，两胁时或作痛，按之则舒，心烦多梦，甚则四肢抽搐，宜滋养肾阴，养血定抽。滋水清肝饮（生地、山萸肉、茯苓、当归身、丹皮、泽泻、白芍、柴胡、山栀、大枣）。

经验用方：木瓜4钱，钩藤4钱，白芍4钱，甘草2钱，旱莲草3钱，女贞子3钱，生地5钱，何首乌1两，生牡蛎1两。

6. 血郁阴络

胁痛日久，络脉失养，血分郁滞，痛每夜间较重，舌红苔白，脉象弦细，面色晦暗，癸事不畅。疏调气机，活血通络。旋覆花汤加减。

经验用方：旋覆花2钱，真新绛屑2钱，白芍、赤芍各3钱，川楝子3钱，绿萼梅3钱，当归3钱，生牡蛎1两，红花1钱。

癫、狂、痫

癫、狂、痫全是神经系统疾患，症状上有所区别，癫证或悲或泣，如醉如痴，言语有头无尾，秽洁不知，积年累月不愈。狂证发则猖狂刚暴，骂詈不避亲疏，登高而歌，弃衣而走，跃垣上屋。痫证发则昏不知人，眩仆倒地，甚则瘛疭抽掣，两目上视，或作六畜之声。

癫证多由情志不遂，气郁生痰。心窍受阻，或因惊恐，神失所守，狂证实为暴怒愤郁，肝胆气逆，痰热化火，煎熬成痰，清窍受蒙，扰乱神明。痫证有先天遗传，也有后天形成的，这种病的致病原因，主要由于肝热痰火而成，治疗时一定耐心细致地进行治疗，饮食方面、精神因素需多考虑。

引起癫痫的原因很多，如脑炎、脑膜炎、脑肿瘤、脑寄生虫病或脑外伤和中毒等全能引起癫痫的发作，这就是继发性癫痫，在20岁以前青少年的癫痫病，多有家族癫痫史，这就是原发性癫痫。

一、癫证的辨证论治

1. 痰火郁热

由于情志不遂，气郁生痰，迷其心窍，久则化热，成为痰火，故言语无序，哭笑无时，甚则不知秽洁，静而昏倦，属于痰火郁热者，脉多弦滑，舌苔微黄，便结溲赤，虽属癫证，仍当泻痰热、清胆火兼开郁结。越鞠丸合白金丸（白明矾、郁金）。

经验用方：醋炒香附3钱，泔浸苍术2钱，川芎4钱，神曲4钱，黑山栀3钱，郁金3钱，川楝子4钱，菖蒲4钱，明矾1钱（冲服），米粒大小7粒，药送下。

2. 心经郁热

痰热郁久，心经独盛，常常烦躁，自觉口鼻气热，发无定时，神志忽明忽昧，舌红且干，尖部起刺，脉象细小且数，治当清心泻火为主。万氏牛黄清心丸加菖蒲、郁金、远志、丹参、茯神等。

经验用方：莲子心2钱，竹叶卷心1钱，竹茹4钱，蝉衣2钱，郁金2钱，菖蒲2钱，远志3钱，丹参4钱，茯神4钱，生牡蛎1两。

牛黄清心丸2丸。分两次服。

3. 心虚痰郁

素体心气不足，抑郁不乐，常常嬉笑，言语失伦，心气不足，痰郁不解，脉象虚细，舌红尖绛，用化痰开郁，兼养心神，定志丸（人参、茯神、石菖蒲、远志）。

经验用方：党参2钱，黄芪3钱，当归3钱，白术3钱，甘草2钱，茯神4钱，远志3钱，郁金2钱，生牡蛎1两。

二、狂证的辨证论治

1. 肝阳上亢，痰火蕴热

愤郁暴怒之后，痰火郁热，上蒙心窍，骂詈不避亲疏，勇力倍常，脉象弦实有力，目赤舌红，大便如常时，可用平肝泄热为主。方如生铁落饮（胆星、橘红、远志、菖蒲、连翘、茯苓神、天麦冬、贝母、元参、钩藤、辰砂）。

若便秘溲赤，舌绛苔垢老黄起刺时，脉象弦实可用通泻痰火为主。如礞石滚痰丸（青礞石、大黄、黄芩、沉香）。

经验用方：青礞石5钱，生铁落1两，黄芩4钱，大黄末5分（冲），胆南星3钱，菖蒲3钱，远志3钱，川贝母3钱，瓜蒌8钱。

2. 痰火上扰，胃肠滞热

狂病体质强实，舌黄苔垢且厚，大便干结，溲黄赤热，脘腹胀满，治当泻热涤滞方法。如承气汤。

经验用方：枳实2钱，芒硝2钱（冲），生大黄3钱，青礞石5钱，黄芩4钱，菖蒲2钱，木香3钱。肝热重时加羚羊角。

三、痫证的辨证论治

痫证通称癫痫，民间称为"羊角风"，阵发性神志丧失，四肢抽搐，发作后精神恢复正常。原发性癫证，多在青少年，有家族史，继发性癫痫，除脑病，中毒之外，就要属于风热痰火一类的原因了。

肝经风热与痰火互阻：

发无定时，发则神志丧失，四肢抽搐，面色苍白，牙关紧闭，口流涎沫，并发异声，苏醒后有短时间头晕头痛，有一日数发，数日一发，数月一发，数年一发，一般用定痫丸加减（天麻、川贝、胆星、半夏、陈皮、茯苓、茯神、丹参、麦冬、菖蒲、远志、全蝎、僵蚕、琥珀、辰砂、竹沥、姜汁、甘草熬膏为丸）。

经验用方：钩藤4钱，天竺黄4钱，胆星4钱，全蝎1钱，蜈蚣1条，竹沥1两（冲），珍珠母1两。随证加减试用。

癃　　闭

在内经里读到"小便不通为癃"，与小便滴沥涩痛的淋病要鉴别清楚。癃闭的原因，主要是三焦气化不能运行，内经说"膀胱者，州都之官，津液藏焉，气化则能出矣"，如气化失职，癃闭即成。再有就是有形的东西，阻塞尿道，如结石、肿物等，必须辨证清楚，审因治疗，才能达到有效的目的。

一、上焦之气不化

由于上焦之气不化，肺经有热，咽干烦躁，口渴欲饮，呼吸短促，苔薄黄，脉滑数，宜用清肺热法，如黄芩清肺饮（黄芩、栀子、热服探吐，如不应可加香豆豉）。

经验用方：苏叶 2 钱，杏仁 3 钱，淡豆豉 4 钱，炒山栀 2 钱。

二、中焦之气不化

由于脾阳运化欠灵，中焦之气不化，多见体重酸沉，身倦乏力，脉象缓弱，胸中满闷，渴不欲饮，少腹胀满，舌苔滑润舌体胖嫩，可用益气补中方法。如补中益气汤（黄芪、白术、陈皮、升麻、柴胡、党参、炙甘草、当归）。

经验用方：黄芪 4 钱，党参 3 钱，白术 3 钱，茯苓 4 钱，陈皮 2 钱，升麻 1 钱，柴胡 2 钱，当归 3 钱。

三、下焦之气不化

属于命门火衰，面色㿠白，下肢清冷，神气怯弱，脉来沉细，大便溏稀，可用温补肾阳方法。如金匮肾气丸之类（桂皮、附子加六味地黄丸）。

经验用方：附子 3 钱，肉桂 1 钱，熟地 4 钱，山药 1 两，山萸肉 3 钱，丹皮 2 钱，茯苓 5 钱，芡实 5 钱。

又：由于肾阴不足，虚火积热，口渴不欲饮，少腹胀满特甚，五心烦热，脉细小数，舌干且红，用苦坚其阴，泻其虚热以化气机方法。用滋肾通关丸（知母、黄柏、肉桂）。

经验用方：知母 2 钱，黄柏 2 钱，生地 4 钱，肉桂 1 钱，茯苓 5 钱。

遗　溺

遗溺是指小便不受意识控制自行排出体外而言。有频数不禁，多见于老年，肾气不足使然，也有睡中自遗，幼儿多见。

一般对于遗溺多责之为虚，谓之为肾气不足，《素问·宣明五气篇》说"膀胱不约为遗溺"。当然，遗溺属虚的当然不少，但不是凡属遗溺全是肾虚。很多的热性病中，往往出现遗溺的症状，一定注意尿的颜色，更重要的就是脉、舌与辨证。

一、肾虚气不能固

多见年老体弱，经常头晕腰痛，四肢逆冷，大便溏薄，脉象细弱按之濡缓，用益气补肾方法，如桑螵蛸散（桑螵蛸、龟板、龙骨、人参、茯苓、茯神、菖蒲）。

经验用方：桑螵蛸 3 钱，杜仲 3 钱，补骨脂 3 钱，覆盆子 3 钱，麻黄 1 钱，黄芪 4 钱，生牡蛎 1 两，白术 4 钱。

二、湿热下迫，肝火久郁

肝热化火挟湿热下迫，宗筋失和，故遗溺时作，心烦口干，脉象弦数，舌白苔腻根厚质绛，便结溲赤，夜梦纷纭，宜清肝热化湿邪求其遗止。方用加味二妙散。

经验用方：川楝子4钱，柴胡3钱，防风2钱，黄芩3钱，苍术2钱，黄柏2钱。

肠 痈

中医的肠痈，包括了阑尾炎及肠部腹部一部分炎症化脓的一些疾病。中医的机制是：膏粱积热，饥饱劳伤，负担过重，或产后血瘀未净等，所致的运化不通，气血凝滞，留积不散，血肉败坏，化而成脓。中医总以辨证来进行论治，以气血、虚实、寒热及有瘀或积聚等来推敲用药，所以我们将这些病共分三个阶段来进行治疗。

一、痈脓未成（属于炎症阶段）

这个阶段以腹痛、身热、恶寒、口干等，脉象滑数，舌红心烦，查血细胞计数高，这时一定有拒按、反跳痛等。若大便干、小溲赤，可用清理湿热，活血化瘀，兼以通便。方如大黄牡丹皮汤（大黄、牡丹皮、桃仁、瓜子、芒硝）。

经验用方：苏叶2钱，金银花1两，丹皮3钱，蚤休4钱，天花粉4钱，防风2钱，大黄3钱，芒硝2钱（冲）。

二、脓已成期

腹中炎症未解，疼痛局限，按之压痛明显，血细胞仍上升，此时只需祛风清热，解毒消肿，少佐化瘀，用温化法。

方如薏苡附子败酱汤（薏苡仁、附子、败酱草），不可用攻下药，因脓已成，气分不足，只可活血，求其脓退新生。

经验用方：荆芥穗 3 钱，防风 2 钱，附子 2 钱，薏苡仁 1 两，败酱草 1 两，生甘草梢 3 钱。

三、溃脓以后

肠痈溃后，如无虚象，仍以活血化瘀方法，如薏苡仁汤（薏苡仁、芍药、当归、麻黄、桂枝、苍术、甘草、生姜）。

如有虚象出时，可用补虚解毒排脓。如八珍汤加黄芪、肉桂、丹皮、五味子。

经验用方：生苡仁 1 两，白芍 4 钱，花粉 4 钱，当归 3 钱，苍术 3 钱，茜草 3 钱，柴胡 2 钱。

五 淋 (附：尿浊)

小便滴涩痛叫作淋，是说小便困难尿道疼痛的疾病。它的致病原因，多由阴虚火动，或醇酒厚味，蕴成湿热。积于下焦，故小便淋涩作痛矣。一般方书中多分成为五淋（石、气、血、膏、劳）分述于后。

一、石淋

阴虚热盛，湿阻不化，结于下焦，少腹隐痛，小便难，色黄赤，或混浊，痛不可忍，尿中夹有沙石，排出后稍松。清化湿热，涤去沙石，用石韦散（石韦、冬葵子、木通、瞿麦、榆白皮、滑石、甘草）。

经验用方：石韦1两，冬葵子4钱，杏仁3钱，瞿麦3钱，防风2钱，金钱草1两，煎汤代茶，琥珀末5分（冲）。

二、气淋

1. 实者气滞，少腹满痛，小便涩滞，溺有余沥，疏理气机以通水道，用沉香散（沉香、石韦、滑石、当归、瞿麦、赤芍、冬葵子、白术、炙甘草、王不留行）。

2. 虚者必少腹隐隐坠胀，甚则脱肛，里急后重，苔白润滑，脉多沉濡力弱，当以培补阳气为主，如补中益气丸。

经验用方：①沉香5分（冲），石韦1两，滑石4钱，瞿麦3钱，冬葵子1两，当归3钱，通草1钱。②黄芪5钱，党参3钱，白术3钱，陈皮2钱，当归3钱，升麻2钱。

三、血淋

1. 湿热蕴于血分，溺中带血，尿道疼痛，血色红紫，脉数有力，舌红苔腻且黄，法当清热凉血止红，用导赤散（生地、木通、竹叶、甘草梢）。

经验用方：细生地5钱，木通1钱，竹叶2钱，生甘草3钱，炒槐花3钱，白头翁4钱。

2. 若血淋日久，阴分太耗，心烦急躁，夜寐梦多，舌红且干，脉象细弦略数，日晡低烧，五心烦热，阴分大伤，虚热灼阴，宜养阴清热，少佐分化。用茜根散（茜草根、黄芩、阿胶、侧柏叶、生地、甘草）或小蓟饮子（小蓟、藕节、蒲黄、木通、滑石、生地、当归、甘草、栀子、竹叶）。

经验用方：小蓟4钱，鲜藕1两，生蒲黄3钱，侧柏炭3钱，阿胶珠3钱，茜草根3钱，白芍4钱，炒槐米4钱。

3. 若血淋已久，失血过多，脾失统摄，面色萎黄，心悸气短，脉象虚弱无力，唇淡舌胖质粉且胖，用益气补心方法，仿归脾汤意。

经验用方：生黄芪、炙黄芪各 5 钱，党参 2 钱，白术 4 钱，当归 3 钱，炙甘草 2 钱，茯神 4 钱，远志 3 钱，炒枣仁 4 钱，龙眼肉 1 两，净丝棉 3 钱，火香灰（冲）。

四、膏淋

湿热久蕴，膀胱通利不畅，小溲脂腻如膏，溺时茎中涩痛，脉象滑数两尺尤甚，舌红苔白，大便略干，可用清热通淋化浊方法。如萆薢分清饮（萆薢、石菖蒲、甘草梢、乌药、益智仁、茯苓、食盐）或八正散。

经验用方：荠菜 1 两，萆薢 4 钱，石菖蒲 3 钱，甘草梢 3 钱，乌药 2 钱，茯苓 5 钱，瞿麦穗 3 钱，海金砂 5 钱，通草 1 钱。

若属阳气不足，湿郁不化，水道不通，脉细弱，腰常痛，可用益肾固精方法。菟丝子丸（菟丝子、茯苓、山药、莲肉、枸杞子）。

经验用方：菟丝子 3 钱，芡实 4 钱，山药 1 两，莲肉 3 钱，枸杞子 3 钱，茯苓 1 两，生龙骨 5 钱，荆芥炭 3 钱。

五、劳淋

淋病遇劳即发，疲乏无力，少腹坠胀，唇淡脉弱，胃不思纳，此属脾虚，用补中益气方法。补中益气汤。

经验用方：炙黄芪 5 钱，党参 3 钱，白术 3 钱，陈皮 2 钱，升麻 1 钱，柴胡 3 钱，当归 4 钱，防风 3 钱，茯苓 5 钱。

又有肾虚为主者，证见腰痛阳痿乏力，四肢逆冷，大便溏稀，可用温肾补虚方法。如金匮肾气丸。

经验用方：熟地4钱，山药1两，菟丝子3钱，巴戟天3钱，炒杜仲4钱，补骨脂4钱，桑寄生5钱。

从中医认识，癃淋之疾主要为三焦气化失常，与肺脾肾有密切关系，这种病多以阴伤为主，故忌汗、忌补。如有瘤肿癌变可能，更须进一步设法，力争早期治疗为要。

附：尿浊病

浊，是指尿道流出白浊发浑的黏液。没有痛苦，一般分两种，混有血液者为赤浊，不混血液者为白浊。这种病的原因，主要是湿热下注，当然，肾阴不足，膀胱气化失司也是原因之一，再有就是食滞不化，胃肠积滞，与过食肥甘也有一定关系。通用清心莲子饮（人参、黄芪、甘草、地骨皮、柴胡、黄芩、麦冬、赤茯苓、车前子、石莲肉）或治浊固本丸（黄柏、黄连、茯苓、猪苓、半夏、砂仁、益智仁、甘草、莲须）。

经验用方：柴胡3钱，黄芩3钱，石莲子3钱，黄柏2钱，苍术1钱半，茯苓1两，猪苓3钱，焦三仙各3钱，鸡内金3钱，小蓟4钱。

疝　气 _{（附：奔豚气）}

疝有两种解释，一指小腹引睾丸作痛，或睾丸肿痛，一指腹中攻击作痛。张子和说"诸疝皆归肝络"，肝是厥阴之脉，过阴器，抵少腹，故治疝与肝有关。中医的分类方法，寒疝、癫疝、水疝、狐疝、气疝等。当然，几千年来的治疗经验是非常宝贵的，但是治疗不成功时仍需手术治疗，切不可专以服药为主。

一、寒疝

由于阴寒凝结，故阴囊冷，结硬较重，时有阳痿之征，或控睾丸而痛，甚则坠胀，舌淡腻滑，脉必沉迟，四肢逆冷，便溏溲长，可用温肝散寒方法，如暖肝煎（肉桂、小茴香、茯苓、乌药、枸杞子、当归、沉香、生姜，寒重者加吴茱萸、干姜、附子）。

经验用方：炒小茴香 2 钱，肉桂子 1 钱半，高良姜 1 钱半，干姜 5 分，沉香 5 分，吴茱萸 1 钱半，附子 2 钱。

二、癫疝

气分不足，湿重下垂，故睾丸肿大重坠，如升如斗，不痒不痛，一身酸楚，腰际作痛，用清化湿热方法，三层茴香丸（大茴香、川楝子、沙参、木香、荜拨、槟榔、茯苓、黑附子）。

经验用方：柴胡 3 钱，升麻 2 钱，小茴香 3 钱，川楝子 3 钱（巴豆炒，去油），木香 2 钱，荜拨 2 钱，黑附子 2 钱，茯苓 4 钱。

三、水疝

水湿留于下焦，阴囊肿痛状如水晶，光亮透明，甚则痒出黄水，少腹按之有水声，热郁于内，脉象沉实且数，用大分清饮（栀子、猪苓、茯苓、泽泄、木通、枳壳、车前子）甚则加三黄、龙胆草之类。

经验用方：川楝子4钱，大腹皮、子各3钱，栀子3钱，黄柏2钱，黄芩3钱，茯苓1两，车前草4钱，橘核3钱，防风2钱。

若属寒湿，脉象沉迟者，当以济生橘核丸（橘核、海藻、昆布、桃仁、海带、川楝肉、厚朴、木通、枳实、元胡、木香）。

经验用方：橘核3钱，荔枝核4钱，炒小茴香3钱，川楝肉3钱，木香2钱，海藻5钱，昆布5钱，木通1钱。

属实脉浮沉有力，可用禹功散（黑丑、茴香）。

经验用方：川楝子3钱，小茴香2钱，海藻5钱，黑丑末5分（冲）。

四、狐疝

疝病气分不足，升力不够，行动站立则出小腹入囊中，偏坠或睾丸肿大，卧后则入少腹，恢复正常，一般可用补中升陷法，宜补中益气汤。

经验用方：黄芪5钱，党参5钱，升麻2钱，柴胡3钱，陈皮2钱，炒小茴香2钱，白术3钱，当归3钱，橘核3钱，荔枝核3钱。

五、气疝

由于气滞引起疝病发作，必须疏理气机，以退其疝，可用天台乌药散之类（乌药、木香、小茴香、良姜、槟榔、青皮、川楝子〈巴豆炒，去油〉）。

岐黄之术自有传承

经验用方：旋覆花 3 钱，炒小茴香 1 钱，橘核 3 钱，青皮 2 钱，川楝子 3 钱（巴豆炒去巴豆），沉香粉 3 分（冲）。

附：奔豚气疝

惊恐之后，自觉气从少腹上冲胸咽，如豚猪之奔状，我们常见的有两种：

一为惊恐之后，肝郁蕴热，气从少腹上冲胸咽，脉必弦细而数，形体瘦弱，心烦急躁，其他无器质性病变，可用苦泄折热方法。如奔豚汤意［甘草，川芎，当归，半夏，黄芩，生葛根，芍药，生姜，甘李根皮（用桑白皮代之）］。

经验用方：生桑白皮 4 钱，白芍 4 钱，生甘草 2 钱，半夏 3 钱，黄芩 4 钱，葛根 3 钱，代赭石 3 钱，川楝子 5 钱。

二为水寒之气上冲，气从小腹上冲心，舌白胖，脉沉弱，可用温中散寒方法。桂枝加桂汤。

经验用方：桂枝 3 钱，白芍 4 钱，炙甘草 1 钱，生姜 3 片，大枣 14 枚，肉桂末 5 分（冲）。

疟　疾

疟疾是传染病之一，由疟蚊传染，夏秋发作，疟发则寒热交作，先是毛孔竖起，继而呵欠乏力，接着寒战鼓颔，寒从背与手梢开始，肢体疼痛，寒去则内外皆热，全身烧灼如焚，头痛如裂，面赤唇红，烦渴饮冷，胸胁痞满，口苦呕恶，终则遍体汗出，热退而解。有一日一发，间日一发，也有三日一发。一般我们用和解方法。常见的可分正疟、湿疟、牝疟及疟母。

一、正疟

疟发先是毛孔竖起，继则呵欠，寒战鼓颌，从背及指尖开始，寒去则内外皆热，身热如焚，头痛欲裂，面赤唇红，烦渴饮冷，胸胁痞满，口苦呕恶，终则遍体汗出，热退身凉，脉象在发冷时见沉弦，发热时多洪数，汗出热退后脉转平静。治当和解少阳，用小柴胡汤（小柴胡汤见前）或清脾饮（青皮、厚朴、柴胡、白术、黄芩、半夏、茯苓、草果、甘草）。

经验用方：柴胡 3 钱，黄芩 3 钱，青皮 2 钱，厚朴 2 钱，半夏 3 钱，草果 2 钱，生姜 2 钱，大枣 5 枚。

二、温疟

定时发作，热多寒少，或但热不寒，烦渴时呕，得汗而解，脉象弦滑且数，舌质红尖绛苔浮黄，此暑热蕴郁，理当疏解清里方法，可用桂枝白虎汤（桂枝、石膏、知母、粳米、甘草）。

经验用方：生石膏 2 两，桂枝 2 钱，知母 3 钱，粳米 1 两，甘草 2 钱，草果 3 钱，槟榔 4 钱。

三、牝疟

由于暑季过食冷饮，寒湿偏盛，故疟发寒甚热微，或但寒不热，倦怠嗜卧，胸胁痞满，心烦不渴，舌白苔滑，体胖液多，脉象沉迟按之且弦。寒湿中阻，宜散寒达邪，用柴胡桂姜汤（桂枝、柴胡、干姜、黄芩、瓜蒌根、牡蛎、甘草）。

经验用方：柴胡 3 钱，桂枝 3 钱，干姜 1 钱半，黄芩 3 钱，半夏 3 钱，草蔻 2 钱，生鳖甲 4 钱。

四、疟母

疟疾发病已久，胁下癥块，扪之有形，寒热往来，时发时止，脘腹不舒，形体日渐消瘦，面色萎黄，胃纳不开，脉见细弱沉取略弦，软坚消癥，攻瘀逐痰。方如金匮鳖甲煎丸（鳖甲、乌扇、黄芩、柴胡、鼠妇、干姜、大黄、芍药、桂枝、葶苈子、石韦、厚朴、丹皮、瞿麦、紫薇、半夏、人参、䗪虫、阿胶、蜂窠、赤硝、蜣螂、桃仁）。

诸 虫

常见的虫类疾病，一般以蛔虫、蛲虫、绦虫之类较多。蛔虫形长 5～6 寸或尺余；蛲虫生长在肛门周围，其症以晚 10 点前后在肛门周围产卵，故奇痒难忍，绦虫（绦虫）可分肥胖绦虫（牛绦虫）和链状绦虫（猪绦虫）二种。分头节、颈节与体节三部分。头节为其吸附器官，有四个吸盘，颈节为其生长部分，体节可分为未成熟、成熟和妊娠体节。

一、蛔虫

蛔虫寄生在小肠内，白色或淡红色，长 15～30 厘米，蛔虫移行可在肝、脑、脑膜、胸膜、眼部等部位造成异位损害，虫较多时常扭结成团，阻塞肠腔，引起肠梗阻，以回盲部为常见，蛔虫喜钻孔乱窜，当人体发热时，蛔虫在肠道乱窜，钻入胆道成胆道蛔虫症，入肝脏能成肝脓疡，治疗方法，如驱蛔灵成人一次量为 3～3.5 克，连服 2 天。中药用使君子成人一次服 10 克。儿童每岁 1 克或一枚。不超过 10 克或 5～6 枚。

驱蛔汤：胡黄连 1 钱半，使君子 3 钱，乌梅 5 钱，雷丸 1 钱半（研冲），槟榔 5 钱，鹤虱 3 钱，川椒 8 分，水煎 1 次服。小儿酌减。

使君子如单味服用，易呃逆，用者慎之。

二、蛲虫

蛲虫的治疗：①百部煎灌肠剂，取百部 1 两，乌梅 5 钱，加水两碗，煎成一碗，每晚作保留灌肠，10 天为一疗程。②使君子粉 1.5～2 克日三次，连服三天。③外用法：每晚睡前洗净肛门，将雄黄百部膏、10% 鹤虱油膏，2% 白降汞软膏或 10% 氧化锌油膏，涂于肛门的周围皮肤上，可杀虫止痒。

三、绦虫

1. 槟榔 4 钱，雷丸 5 钱，木香 3 钱、使君子 5 钱、大黄 3 钱。

共煎浓汤（约二小时余）待冷备用。

服法：先备好座桶（或痰桶），洗干净，一定在早晨服药，在服药后约 1～2 小时后，必须做好早饭，以面汤等稀食物为佳，令病人服后，俟腹中有疼痛感后，将座桶内放些开水，病人坐在桶上，令热气蒸熏肛门，以助大便通畅，大便以后，令病人卧床休息，将患者新排大便稀释后，可以找出完整绦虫（有头足者，头上有吸盘）。

如未成功，次日可再做一次，如未成功，可以休息3～5天后，再行服药，恐其连服伤气。

2. 槟榔。槟榔与南瓜子煎。

槟榔2两，对绦虫的头部及前段有瘫痪作用，对链状绦虫疗效甚佳，治愈率可达90％以上。

南瓜子1两，主要使绦虫中，后段节片瘫痪，对头无作用，若与槟榔合用，可使整个虫体变软，借小肠蠕动随粪便排出体外。

附：赵绍琴辨治湿热证十法

1. 芳香宣化法（上焦）

暑热之邪袭于外，湿热秽浊蕴于中。

证见：头晕身热，周身酸沉乏力，胸中气塞，脘闷咳嗽，小便黄赤，舌苔白腻而滑，脉濡滑。

此湿温初起之证，宜芳香宣化方法，鲜佩兰10克（后下），大豆卷10克，鲜藿香10克（后下），嫩前胡3克，川郁金6克，白蒺藜10克，姜竹茹10克，制厚朴5克，川黄连3克（研冲），通草3克。

2. 芳香疏解法（上焦）

暑热外受，表气不畅。

证见：形寒头晕，周身酸楚，身热肌肤干涩，中脘满闷，恶心呕吐，腹中不舒。舌苔白腻，脉濡滑，按之濡软略数。

芳香疏解，退热定呕。

佩兰叶 12 克（后下），广藿香 10 克（后下），陈香薷 5 克（后下），大豆卷 10 克，制厚朴 6 克，白蔻仁 5 克，煨鲜姜 3 克，杏仁 6 克，太乙玉枢丹 1 克研细分冲。

3. 芳香化浊法（上、中焦）

暑热湿滞、互阻中焦。

证见：身热泛恶，呕吐痰水，心烦急躁，两目有神，口干不欲饮水。胸腹中阵痛，大便欲解不得。舌白苔腻，脉象濡数，按之弦滑且数。

以芳香化浊法定呕降逆折热。

佩兰叶 10 克（后下），藿香 6 克（后下），制厚朴 6 克，半夏曲 12 克，川连 3 克，佛手 10 克，大腹皮 10 克，煨姜 3 克，保和丸 12 克（布包），赤芍 12 克，焦麦芽 10 克。

上落水沉香末 1 克、白蔻仁末 1 克二味共研装胶囊分两次汤药送下。沉香末以降其气逆，蔻仁末以化开湿郁。治若不当，即可转痢。

4. 轻扬宣解法（上、中焦）

暑温蕴热，互阻肺胃。

证见：身热头晕，咳嗽痰多，胸脘痞闷。舌红苔白腻，脉弦滑略数，右脉濡滑且数。

热在肺胃，法宜宣解；湿浊中阻，又当轻扬。

香豆豉 12 克，炒山栀 6 克，嫩前胡 3 克，象贝母 10 克，杏仁泥 10 克，枇杷叶 12 克（布包），保和丸 15 克（布包），鲜芦根 30 克。

5. 宣肃疏化法（上、中焦）

暑湿热郁，蕴阻肺胃

证见：咳嗽痰多，胸中满闷，大便不通，小溲赤黄，舌苔黄垢而厚，脉象濡滑，右关尺滑且有力。

宜宣肃上焦，疏化畅中法。

前胡 3 克，象贝母 12 克，杏仁泥 10 克，香豆豉 12 克（布包），山栀 3 克，炙杷叶 12（布包），黄芩 10 克，保和丸 15 克（布包），焦麦芽 10 克，枳壳 3 克。

6. 轻宣清化法（上、中焦）

暑热偏多，湿邪略少。

证见：身热咳嗽，汗出口干，意欲凉饮，胸脘少闷。舌红苔黄，脉滑数略濡，右部有力。

宜清解暑热，轻宣化浊

薄荷细枝 2 克（后下），佩兰叶 10 克（后下），连翘 12 克，炙杷叶 12 克（布包），白蒺藜 12 克，前胡 3 克，杏仁 10 克，川贝母 5 克（研冲），鲜西瓜翠衣 30 克，鲜荷叶一角，益元散 12 克（布包），竹叶 6 克，黄芩 6 克。

7. 辛开苦降法（中焦）

湿热病，热郁中州，湿阻不化。

证见：头晕且胀，胸闷而周身酸楚，漾漾泛恶，大便不畅，小便赤黄，苔白滑腻，脉濡滑而沉取有力。

宜辛开其郁以利三焦，苦降其热以燥湿浊，少佐淡渗分消。

白蒺藜 10 克，佩兰叶 12 克（后下），白芷 3 克（后下），半夏 10 克，黄芩 10 克，黄连 3 克（研冲），炒苡米 12 克，白蔻仁 12 克，赤苓 12 克，滑石 12 克。

8. 宣化通腑法（中、下焦）

暑挟湿滞，互阻不化。

证见：恶心呕吐，腹胀矢气，大便不通，小溲艰涩。舌苔白腻，根部垢厚，脉濡滑，关、尺有力。

宜宣化降逆，展气通腑，一方两法，兼顾胃肠。

鲜佩兰12克（后下），鲜藿香6克（后下），香豆豉12克，山栀5克，新会皮5克，佛手片10克，槟榔10克，杏仁10克，前胡6克，通草3克，煨姜2克。

酒军0.5克，太乙玉枢丹1克二味共研，装胶囊，分两次用佛手片10克，煨姜3克，煎汤送下，先药服（此定呕法）。

9. 泄化余邪、轻通胃肠法（中、下焦）

湿温后期，身热已退，症状大轻，余热未除，湿热积滞退而不净。

证见：大便不通，腑气不畅，腹中不舒，舌苔腻根黄厚，脉象濡滑，右侧关、尺滑且有力。

宜泄化余邪而通胃肠

白蒺藜10克，粉丹皮6克，香青蒿1克，枳实3克，鲜杷叶12克，保和丸15克（布包），全瓜蒌30克，知母6克，炒苡米12克，山楂炭12克，杏仁10克，茵陈12克，白蔻仁末0.6克、生熟大黄末各1克，上三味共研细末装胶囊，分两次汤药送下。

10. 泄化余邪、甘润和中（中、下焦）

湿温初愈，邪退不净，中阳未复，阴分亦虚，运化欠佳。

证见：胃纳不馨，周身乏力。舌胖而淡，脉濡滑缓弱，按之弱而无力。

宜泄化余邪，甘润和中方法，以善其后。病势向愈，饮食寒暖切当留意。

川石斛 12 克，丹皮 6 克，香青蒿 0.5 克，甜杏仁 10 克，范志曲 12 克，鸡内金 10 克，冬瓜子 20 克，茯苓皮 15 克，生熟谷麦芽各 12 克，香砂枳术丸 15 克（布包）

温 病 浅 谈

前　言

　　1983 年《中国农村医学》编辑部约我为广大农村、工矿以及部队的基层医务人员介绍一些中医温病临床诊治疾病方面的知识，以便帮助他们更好地掌握中医药这个武器，为人民健康服务，支援祖国的四化建设。这是一件很有意义的事，我欣然接受下来，利用教学、临床工作之余，为《中国农村医学》杂志撰写了题为《温病浅谈》的连载文章，主要介绍了我在临床上运用温病学的理法方药治疗急性外感热病的经验，这便是这本小书的雏形。

　　《温病浅谈》在《中国农村医学》上连载之后，颇受广大基层医务工作者欢迎，我收到了很多读者来信，其中不少读者希望能加以整理，汇编成册，以供系统参阅之用，编辑部也有这个意见。于是我就在原有的基础之上，进一步充实内容，修饰文字，集成一编，就成了现在这本书。全书共分六章，前半部概述温病的起因、病机、卫气营血和三焦辨证、温病的诊断和治疗大法等，后半部为四时温病的治疗及温病治验提要，这全是笔者五十年来从事临床工作治疗温病的心得经验，务求简明扼要，重点突出。使人读后便能应用，用之便有效验，这便是我编写本书的目的和准绳。

　　温病学是研究急性外感热病的，包括了许多传染病

岐黄之术自有传承

和感染性疾病在内。过去中医温病学在临床上发挥了很大的作用，现在应该更加发扬光大。时代在不断前进着，中医温病学也需要不断发展。我对中医温病学的研究，无论从理论上还是临床上还都深感欠缺，因此，书中不当之处一定不少，敬希读者随时指出，为中医温病学的发展共同努力，这是我的最大心愿。

赵绍琴

一九八五年七月于北京

第一章　温病概述

一、什么是温病和温病学

温病是感受温邪所引起的多种急性外感热病的总称。其常见病种有风温、春温、暑温、湿温、伏暑、秋燥、冬温、温毒、温疫等。这些病种虽然感邪有风热、暑热，湿热、燥热等不同，临床表现亦各有特点，但就其共性而言，感邪性质总属温邪，临床见证均有发热。故可统称温病。

温病的发生具有较明显的季节性和地域性。如风温、春温发于春季，暑温发于夏季，湿温发于长夏，秋燥发于秋令，冬温发于冬季。江南气候炎热，雨湿较盛，多病湿温；西北气候干燥，多患燥热。且大多数温病具有不同程度的传染性，其传染性强，可造成大流行的温病则称为温疫。

温病按其病变性质分类可分为温热病和湿热病两大类。属于温热性质的主要有风温、春温、暑温、秋燥、冬温，其特点是起病较急，传变较快，初起即热象偏重，易化燥伤阴。属于湿热性的主要有湿温和伏暑，其特点是起病较缓，传变较慢，初起以湿象为主，病变以脾胃为中心，病势缠绵，易遏伤阳气，病程较长。掌握两类不同性质的温病特点，对于指导临床辨证和确立治疗大法有着重要意义。

另外，临床上还往往根据发病形式的不同，将温病分为新感温病和伏气温病两类。新感温病即感邪之后，当即发作的温病。如风温、暑温、湿温、秋燥、冬温等，其临床特点，除暑温初起可见里热证外，一般均表现为肺卫之证。即发热，微恶风寒，舌边、尖红，脉浮数等。而伏气温病则不同，其感邪之后，并不立即发病，邪气潜伏体内，逾时乃发，如冬感寒邪，至春发为春温；夏感暑湿，至秋冬发为伏暑。其特点是初起虽可兼见肺卫之证，但总以里证为主。或纯属里证。不兼肺卫之证。这两类不同形式的温病，其病理传变、预后情况、病情轻重、初起的治疗均不相同，故有鉴别的必要。

温病学就是专门研究温病的发生发展规律及其诊断治疗方法的一门临床学科。其任务主要在于阐明温病的病因病机、传变规律和病变性质，探讨诊断辨证方法，寻找有效的防治措施。以便更好地指导临床，提高温病治疗的效果。

中医温病学是我国人民长期与外感热病作斗争的经验总结。是广大医家智慧的结晶。有着系统而完整的理论体系，自形成以来，一直有效地指导着温病临床实践，对保障中华民族的繁衍昌盛做出了巨大的贡献。尤其是新中国成立以来。温病学在治疗急性热病方面起着越来越重要的作用。

如何才能学好温病学呢？首先必须坚持辩证唯物主义和历史唯物主义的观点，正确地认识和对待温病学说，既要认识其临床实用价值，又要看到其存在的不足之处，这样才能有利于温病学说的继承和发扬。其次，要贯彻理论和实践相结合的原则。温病学是一门理论和实践紧密结合的临床学科，其理论来源于临床，又直接指导临床实践，故学习温病学不能脱离临床实践。另外，学习温病学还要注意与其他有关学科的知识相联系，特别是要与伤寒学说相联系。因为温病学说是在伤寒学说的基础上发展起来的。故掌握伤寒学说，会有利于温病的学习。

二、温病学说的产生和发展

温病学说的形成和发展经历了相当漫长的时期，大致可分为萌芽、成长、形成和发扬四个阶段。现将其各个阶段的代表医家、主要医著及温病学说发展的特点简述如下：

1. 温病学的萌芽

这个阶段大致从《黄帝内经》的成书年代战国时期至晋唐时期。主要医著有《内经》、《难经》、张仲景的《伤寒论》、巢元方的《诸病源候论》、孙思邈的《千金要方》、王焘的《外台秘要》等。这些医著虽非温病学专著，但对温病的因、证、脉、治等已有一定的论述。

如《内经》首先提出了温病之名。《素问·六元正纪大论》曰："……初之气，气乃大温，草木乃荣，民乃疠，温病乃作"，《素问·生气通天论》指出："冬伤于寒，春必病温"，已成为伏气致温的理论根据。《素问·阴阳应象大论》说："夫精者，身之本也，故藏于精者，春不病温"，提示了人体正气盛衰与温病的发生有密切的关系。此外，《内经》对温病的临床见证、分类、治法也有论述。如《灵枢·论疾诊尺篇》指出："尺肤热甚，脉盛躁者，病温也"，《素问·热论篇》曰："凡病伤寒而成温者，先夏至日为病温、后夏至日为病暑"，《素问·至真要大论》说："风淫于内，治以辛凉，佐以苦甘"，"热淫于内，治以咸寒，佐以甘苦"等，对温病学说的发展奠定了基础。

《难经》继承了《内经》的观点，并加以阐释，指出："伤寒有五：有中风、有伤寒、有湿温、有热病、有温病"，

第一章 温病概述

这样就产生了广义伤寒和狭义伤寒的概念，温病便成为广义伤寒的一种。

后汉医家张仲景著《伤寒论》，意在辨治外感之病，虽然主论伤寒。但温病也在论中述及。他明确指出："太阳病发热而渴，不恶寒者，为温病"，其所立清热、攻下诸法，及所创白虎汤、承气剂、黄芩汤、葛根芩连汤等方剂，亦为温病的治疗打下了基础。

隋代医家巢元方认为温病具有传染性，指出："伤寒之病，但有人自触寒毒之气而生病者，此则不染着他人"，而温病"皆因岁时失和，温凉失节，人感乖戾之气而生病，则病气转相染易，乃至灭门，延及外人。"

唐代医家王焘在《外台秘要》中提出了一些防治温病的方剂。如用太乙流金散、烧烟熏以辟温气，用黑膏方治疗温毒发斑等。唐代医家孙思邈在《千金要方》中组创葳蕤汤，以滋阴解表治温病，对后世治疗阴虚感温也有很大启发。

总之。这一阶段虽有不少温病的论述，但其隶属伤寒范畴，未能对其进行深入系统地研究。

2. 温病学的成长

大致从宋至金元时期，温病学说不断发展，开始从病因病机、治疗原则和基本概念上，划分了伤寒与温病的界限，故称其为成长阶段。这阶段的主要医著有宋代朱肱的《类证活人书》、金元时期刘河间的《素问玄机原病式》、《素问病机气宜保命集》、《伤寒直格》，元末王履的《医经溯回集》等。

宋代医家朱肱已经认识到，治疗热病不能墨守经方，要因时、因地、因人而灵活运用经方。他说："桂枝汤自西北二方之人，四时用之无不应验。自江淮间，唯冬及春初可行。自春末及夏至以前，桂枝证可加黄芩半两。夏至后，桂枝证可加知母一两、石膏二两，或升麻半两。若病人素虚有寒者，正用古方，不再加减也。"这种观点无疑对于温病治疗学的发展有重大的影响。

金元四大家之一刘河间认为"六气皆从火化"，强调治疗热病应以清热为主，打破了《伤寒论》中提出的先表后里的原则，重视表里双解之法，并组创了双解散、天水散、防风通圣散、黄连解毒汤等治温方剂，使温病治疗学大大向前迈进了一步，故后世有"伤寒宗仲景、热病用河间"之说。

首次从概念上、病因病机和治疗原则上与伤寒划分界限的则是元末医家王履，他说："惟世以温病热病混称伤寒，故每执寒字，以求浮紧之脉，以用温热之药，若此者，因名乱实而戕人之生，名其可不正乎？"，又说："伤寒即发于天令寒冷之时，而寒邪在表，闭其腠理，故非辛甘温之剂，不足以散之……温病热病后发于天令暄热之时……无寒在表，故非辛凉或苦寒或酸苦之剂，不足以解之"。自此开始，温病便同狭义伤寒明确区分开来，为温病学的专门系统地研究和形成创造了条件。

3. 温病学的形成

温病学说形成独立完整的理论体系主要在明清时期。这个时期许多医家对温病进行了深入的研究，温病学方面的专著像雨后春笋般地陆续问世。其中影响较大、具有代表性的著作有明代吴又可的《温疫论》、清代叶天士的《温热论》、吴鞠通的《温病条辨》、王孟英的《温热经纬》和雷少逸的《时病论》等。

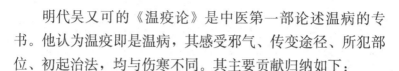

　　明代吴又可的《温疫论》是中医第一部论述温病的专书。他认为温疫即是温病，其感受邪气、传变途径、所犯部位、初起治法，均与伤寒不同。其主要贡献归纳如下：

　　创戾气病因学说。他认为温疫的病因并不是感受风寒暑湿等六淫之邪，而是天地间别有一种异气所感。这种异气极其暴戾，无论男女老幼触之即发。故称戾气。

　　温邪自口鼻而入。自古皆言外邪感人，从皮毛而入，而吴氏首先提出"伤寒之邪自毛窍而入，时疫之邪，自口鼻而入"的观点，为以后叶天士等医家提出"温邪上受，首先犯肺"的理论奠定了基础。

　　湿热疫邪伏于募原。他认为湿热疫邪侵入人体，"内不在脏腑，外不在经络，舍于伏脊之内，去表不远，附近于胃，乃表里之分界。是为半表半里，即《内经·疟论》中所言横连膜原者也"。

　　主张疏利为主，逐邪为要。吴氏认为时疫为外邪所致，治疗以逐邪为第一要义。初起即应疏利达邪，不可辛温发表，并创名方达原饮，而且运用下法逐邪十居七八。他的这些观点对后世医家影响较大，戴北山的《广瘟疫论》、杨栗山的《伤寒瘟疫条辨》均继承和发展了他的学说。

　　清代名医叶天士著《温热论》，对温病学的贡献最为突出。其主要贡献有以下几个方面：

　　阐明了温病的发生发展规律。他提出"温邪上受，首先犯肺，逆传心包"的理论。

　　创立卫、气、营、血辨证纲领。他指出："大凡看法，卫之后、方言气；营之后，方言血"，划分了温病发展过程中浅深不同的层次，使温病辨证脱离了六经辨证的指导。

发展了温病的诊断方法。其对辨舌、验齿、辨斑疹、白瘟均作了详细的论述，大大充实了温病诊断学的内容。

概括了温病不同阶段的治疗大法。他指出："在卫汗之可也；到气才可清气；入营犹可透热转气……入血就恐耗血动血，直须凉血散血"，这些原则至今一直有效地指导着温病临床辨证论治。

吴鞠通是继叶天士之后集温病学之大成者。其著《温病条辨》以三焦为纲，将卫气营血贯穿其中，主论九种常见温病，条分缕析，使温病学真正形成了理、法、方、药完整的理论体系。其主要贡献归纳为以下几点：

创三焦辨证理论体系。他认为温病的发生和传变规律是自上而下，始上焦终下焦。上焦温病主要为心肺病变，中焦温病主要是脾胃病变，下焦温病主要是肝肾病变。特别是对下焦肝肾阴伤的病变论述较详，弥补了卫气营血辨证的不足。

提出三焦用药原则。指出："治上焦如羽，非轻不举；治中焦如衡，非平不安；治下焦如权，非重不沉"。这一原则不仅对于指导温病的治疗用药有重要意义，而且对其他疾病的治疗用药均有指导作用。

提出了清络、清营、育阴等温病治法，组创了银翘散、桑菊饮、清营汤、加减复脉汤、大、小定风珠等有效方剂，使温病治法更趋完备。

王孟英是清末较有影响的温病学家，其著《温热经纬》一书。广泛搜集了《内经》、《伤寒论》及叶天士、薛生白、陈平伯、余师愚等医家有关温病的论述。并择善而注。自加按语。虽然其新观点不多，但确是一部比较全面的温病学文献汇编。

雷少逸的《时病论》则另有特色，全书将四时温病分为新感和伏气两大类进行辨治。并自拟诸法，附以验案。使理论与实践紧密结合。成为一部较实用的临床参考书。

其他如清代医家杨栗山、柳宝诒、戴天章、俞根初等，对温病学的发展都有所贡献。

总之，卫气营血和三焦辨证体系的产生，已标志着温病学说的完善成熟。

4. 温病学的发扬

新中国成立以后，由于党和政府十分重视祖国医学的继承和发扬，温病学说也得到了进一步的发展，主要表现在以下几个方面：

重视温病学的教学。各中医院校均把温病学作为一门主课开设，各地还专门举办温病学习班。培养从事温病专业研究的高级人才。

广泛运用温病学说治疗多种急性热病，加强临床研究，不断总结经验，使温病的治疗水平不断提高。

重视温病学文献的整理出版工作。先后再版了《温病条辨》、《温热经纬》、《时病论》等温病专著，并有不少的温病新书问世。

开展了温病学理论研究工作，并对药物剂型进行了一些尝试性的改革，取得了一定的成果。如开展对卫气营血病变实质的研究：卫、气的病变主要是脏腑功能的损害，营、血的病变则主要是脏腑器质性的损害等。

三、如何正确对待伤寒、温病两大学说

在温病学说发展的过程中，特别是清代，出现了一场激

烈的温病和伤寒的学派之争。其争论的焦点主要是：①伤寒能否概括温病；②六经辨证是否适用于温病；③《伤寒论》的治法方药是否能满足温病治疗的需要。

伤寒学派认为伤寒可以概括温病。早在《内经》中就有"今夫热病者，皆伤寒之类也"之明训。故不可另立门户。同时认为六经辨证完全适用于温病辨证。而且《伤寒论》的治法方药也可以包治温病。

温病学派则认为温病和伤寒是外感病中截然不同的两大类别，其发生发展规律不同，辨治方法各异，故应另立门户。六经辨证虽然可辨病变的阴阳表里、寒热虚实，但对于温病在气、在营、在血的不同阶段辨之不清，故不适用于温病辨证。且《伤寒论》匮乏治温方法和用药。远远不能满足温病治疗的需要，故经过不少温病学家的努力。寻找了更为有效的治法与方药。如辛凉疏卫、清营透热、透热转气等法。方如银翘散、清营汤等。

我们认为，温病和伤寒两种学说都是广大医家长期医疗实践的经验总结，在防治外感热病方面，两者相辅相成，共同发挥了巨大的作用。而且伤寒学说是温病学说产生和发展的基础，没有伤寒学说的基础，就很难想象今天的温病学说。但是，伤寒学说毕竟是在一千多年以前产生的，由于条件所限，它不可能尽善尽美，必须不断发展与提高。温病学说正是适应科学发展的需要，在对外感热病的认识上和防治方法上大大向前迈进了一步，弥补了伤寒学说的许多不足之处。然而，我们也必须看到。温病学说也不是发展到了顶点，它仍有许多不足之处，有待进一步加强研究，整理提高。只有这样，才能消除门户之见。互相取长补短，共同提高。

岐黄之术自有传承

第二章　温病辨证

主要介绍温病的辨证纲领，即卫气营血和三焦辨证。

一、卫气营血辨证

卫气营血辨证是清代医家叶天士创立的一种温病辨证方法，用以划分温病发展的不同阶段，归纳不同阶段的证候类型，说明温病的传变规律，标明病位的浅深和邪正斗争的盛衰，确立不同阶段的治疗大法，从而有效地指导温病临床的辨证论治。

（一）卫气营血辨证产生的理论依据

卫气营血辨证产生的理论依据主要是《内经》的有关论述。《灵枢·本脏篇》说："卫气者，所以温分肉，充皮肤，肥腠理，司开合者也"，又说："卫者，卫外而为固也"。指出了卫气敷布于体表，有温养肌肤。启闭汗孔，抵御外邪的作用。气是脏腑功能活动的动力，同时也是一种细微的物质。正如《灵枢·决气篇》所说："上焦开发，宣五谷味，熏肤、充身，泽毛，若雾露之溉，是谓气"。当然，气的范围很大，卫是行于表之气，是气的一部分。营与气不同，它是水谷化生之精微物质，主要起滋养机体的作用。如《素问·痹论》所言："营者，水谷之精气也，和调于五脏，洒陈于六腑，乃能入于脉也"。同时。营入于脉，变化而赤则为血。如《灵枢·邪客篇》云："营气者，泌其津液，注之于脉，化以为血，以荣四末，内注五脏六腑"。可见营血相

大医精诚万世师表

比，营为血的前身，血乃营气化成。若气与血相比，则气属阳而主外，血属阴而主内。正是卫气营血在生理上的浅深内外不同部位，成为叶天士引申为温病辨证的理论根据。

（二）卫气营血的证候特点

1. 卫分证

卫分证是邪气初起，致使肺失宣降，卫失开合。出现一系列卫外功能失常的表现。其特点主要是：发热、恶寒同时并见，伴无汗或少汗，口微渴，舌边、尖红，脉数等。由于风热之邪从口鼻吸受而入，故发热重而恶寒轻，与风寒束表恶寒重而发热轻不同。由于卫失开合，毛窍启闭失常，故无汗或少汗。热伤津液则口渴，伤津较轻故口微渴。舌边、尖红，脉浮数均为邪热在卫之象。

此外，由于感邪不同。或体质差异等因素，卫分病变又有多种证型，如风热袭卫、燥热袭卫、阴虚感温、暑为寒遏等。这些具体证候将在以后论述。

2. 气分证

气分证多由卫分传变而来，但也可由温热邪气直入而致，病变主要表现为各脏腑功能的亢奋，邪气盛而正气不衰，正邪斗争最为剧烈。症见发热而不恶寒、汗多，口渴，舌红，苔黄燥，甚则焦黑起刺，脉数有力。

气分病变部位广泛，可涉及肺、胸膈、胆、胃、大肠、膀胱等，故气分的证型更为复杂，临床须根据各个脏腑的病变特点进行定位诊断。如在气分共同见证的基础上，兼见咳嗽而喘，咯痰黄稠，可以定为邪热壅肺；兼见腹满胀痛，大便燥结者，可诊为热结大肠。余皆仿此，故不赘叙。

3. 营分证

营为血之前身，故营分证是血分证的轻浅阶段，主要表现为营热阴伤的证候。且营气通于心，心包为心之外围，代心以受邪，故邪热入营，往往闭阻心包，出现神志异常。营分病变主要是两大类型，即营热阴伤和热闭心包。

营热阴伤，症见身热夜甚，心烦不寐，甚则时有谵语，口干而不甚渴饮，或斑疹隐隐，舌质红绛，脉见沉细数。

热闭心包者则症见身热灼手，时时昏谵，或昏愦不语，舌蹇肢厥，舌绛，苔可见黄燥，脉多细滑而数。

营热阴伤多由气热伤津逐渐发展而成，热闭心包则可由卫分直陷而致，故传变迅速，病势凶险，须高度重视。

4. 血分证

血分证是营分证的进一步发展，主要影响到心主血脉和肝主藏血的功能。热伤血络，迫血妄行，可见各个部位的出血之证，如吐血、衄血、便血、尿血、肌肤发斑等。肝血热盛，灼伤筋脉，则出现颈项强直，手足抽搐等动风之症。血分热盛，舌质紫绛，说明血中津伤较营分为重。

若邪热久羁，引起心、肝、肾阴精大亏，则可出现邪少虚多之症，表现为低热持久，手足心热甚于手足背，形体消瘦，口干咽燥，脉象细敷，或脉结代。甚至出现虚风内动之象。故血分证有虚实之分，不可笼统而论。

（三）卫气营血病变部位的浅深和传变

掌握卫气营血病位的浅深对于了解邪正斗争的盛衰、病情的轻重、预后的吉凶和确定相应的治疗原则，都有着十分重要的意义。一般而言，卫分病变最为轻浅，邪气初袭，热势不甚，伤津较轻，故治疗较易。气分证较卫分深入一层，邪气由表入里，引起多数脏腑功能的损害。但此期正气未衰，抗邪有力，若治疗及时正确，仍易邪解病愈。若气分证未得到及时有效的治疗，邪热则可深入营分，损伤血中津液和心主神明的功能。此期邪盛而正气不足，故表现为实中挟虚之证，但与血分证相比，营分犹称轻浅，只要治疗得法，仍可透热转出气分而解。血分证是温病最深重阶段，血热妄行，耗血伤阴，引起心、肝、肾等脏器的实质损害和严重的功能障碍，若救治不力，往往危及生命。由此可见，卫气营血的病位浅深是依次排列的，卫分最浅，血分最深，但这并不绝对，也有特殊情况。如热闭心包，虽病属营分，但病情危重，并不比血分证轻浅，这是值得注意的。

关于温病的传变，病变较复杂，有按卫气营血顺序依次传变的，也有不按顺序而特殊传变的，现简要介绍如下：

1. 顺序传变

即邪气从卫分开始，依次逐渐加深，传入气分，深入营分、血分。这种传变形式反映了邪气由浅入深，病情由轻到重的过程。但大多数病变并不严格按这样的形式传变。

2. 特殊传变

除顺序传变外，特殊传变主要有：直入于里，即邪气不经卫分，可以直入气分或直入营血；隔阶段传变，即邪气不按卫气营血的次序逐渐传变，而是中间隔过一个阶段，如由卫入营，由气入血等；邪气同时侵袭两个或两个以上阶段的，称为合邪，如卫营合邪、气营合邪等。由此可见，温病的传变虽有一定规律，但又不是固定公式，只有根据患者的具体情况，才能做出正确的判断。

（四）卫气营血各阶段的治疗大法

叶天士指出："在卫，汗之可也；到气，才可清气；入营，犹可透热转气……入血，就恐耗血动血，直须凉血散血"，这段精辟的论述，阐述了卫气营血不同阶段的治疗大法。如邪在卫分，宜辛凉宣卫，使汗出邪去，病即自愈。这里的"汗之"不是辛温发汗，因温病阳邪，最易伤阴，发汗重伤阴液，必致坏证蜂起。邪到气分，则宜清气分邪热。这里的"清气"，是广义的清气。凡能祛气分邪热之法，统称清气，包括辛寒清气、苦寒泻火、咸苦攻下等具体治法。邪入营分，叶氏虽然只提透热转气，但清泄营热已在不言之中。热入血分，必耗血动血。耗血者，阴伤血凝，治法必滋阴以散血；动血者，出血而留瘀，治法必凉血止血，活血祛瘀，但往往耗血动血并存，故治宜凉血散血并用。

另外，叶氏妙用"可也"、"才可"、"犹可"、"直须"之词，提醒医者必须遵循先后缓急之法。如邪初袭卫，不可早清气热，否则寒凉太过，闭塞气机，使邪气不得外透，每致邪毒内陷。若邪已入血，即宜撤去气药，径直凉血散血，无须犹豫不决。

二、三焦辨证

三焦辨证是吴鞠通继叶氏卫气营血辨证方法之后而创立的又一种温病辨证纲领，其临床意义与卫气营血基本相同，但方法有所不同。其以三焦为纲，把卫气营血的分证方法贯穿其中，使温病的辨证更加完整，补充了卫气营血辨证的某些不足之处。

（一）三焦辨证产生的理论依据

三焦辨证的产生也是源于《内经》的有关论述。《灵枢·营卫生会篇》说："上焦出于胃上口，并咽以上，贯膈而布胸中……中焦亦并胃中，出上焦之后……下焦者，别回肠，注于膀胱而渗入焉。"把三焦看作人体上中下三个部位。又说："上焦如雾，中焦如沤，下焦如渎"，论述了三焦的不同功能。"上焦如雾"，主要是指心肺的输布气血作用；"中焦如沤"，主要指脾胃的受纳、消化和转输水谷精微等作用；"下焦如渎"，主要指肾与膀胱的排泄作用。另外，《灵枢·大输篇》还说："三焦者，中渎之腑也，水道出焉，属膀胱，是孤之腑也"，把三焦看作是人体最大的腑，水液运行的通道。基于《内经》的论述和临床的实践，吴氏认识到温病的一切病变都是三焦所属脏腑病理变化的反映，故创立三焦辨证作为温病的辨证纲领。

（二）三焦的证候特点

1. 上焦证候

上焦证主要包括手太阴肺和手厥阴心包经的病变。手太阴肺的病变又有在卫在气之分。在卫者即见发热，微恶风寒，头痛，咳嗽，口微渴，舌边、尖红，苔薄白欠润，脉浮数等症，亦即叶氏所说的卫分证。在气者，即见身热汗出，不恶寒，口渴，喘咳气急，或咯吐黄稠黏痰，苔黄，脉滑数等。热入卜焦心包络者，即病属营分，症见身热灼手，舌质红绛，神昏谵语或昏愦不语，舌蹇肢厥等。

2. 中焦证候

中焦证主要是指脾胃的病变。病变在胃者，主要是温热之邪所致，表现为阳明无形热盛或有形热结之证，正如吴鞠通所说："面目俱赤，语声重浊，呼吸俱粗，大便闭，小便涩，舌苔老黄，甚则有芒刺，但恶热，不恶寒，日晡益甚者，传至中焦，阳明温病也"。病变在脾者，主要是湿邪或湿热之邪所致，表现为湿困中焦或中焦湿热证候，临床可见身热不扬，脘痞腹胀，呕恶纳呆，大便溏泄，苔白厚腻或黄腻，脉濡缓或濡数等症。

3. 下焦证候

下焦证主要包括肝、肾及大肠、膀胱的病变。病在肾者，因邪热久羁，灼伤真阴，出现真阴大亏或阴虚火炽等症，临床以低热，手足心热甚于手足背，口干咽燥，舌绛而干，脉细数等症为主。病入肝者，则因肝阴不足，筋脉失养，致使虚风内动，临床除见真阴不足表现外，复见手足蠕动，甚则瘛疭等症。病在大肠和膀胱者，主要因湿邪流注下焦，阻滞气机所致。湿阻大肠，传导失职，则大便不通。湿阻膀胱者，气化失常，则小便不行。当然，无论大便不通，还是小便不行，必兼有一派湿象，临床须与热结大肠与热结膀胱相鉴别。

（三）三焦证候的病位浅深和传变

三焦病位浅深较为复杂，以一般情况来说，上焦最浅，下焦最深，上焦病轻，下焦病重。但上焦有病在肺和在心包之别，邪在心包者则病变深重。

三焦证候的传变亦多是自上而下，由上焦开始，渐入中焦，终达下焦。正如吴鞠通所说："凡病温者，始于上焦，在手太阴"。又说："温病由口鼻而入，鼻气通于肺，口气通于胃。肺病逆传，则为心包，上焦病不治则传中焦。胃与脾也；中焦病不治，即传下焦，肝与肾也。始上焦，终下焦。"当然，这并不绝对，也有特殊的情况。如病初亦可先起于中焦者，亦有上焦和中焦同时发病者，还有中焦证未除而下焦证已见者。故临证须知常达变，灵活掌握。

（四）三焦病证的治疗用药原则

吴氏不仅把三焦作为划分疾病发生发展阶段的标志，而且还精辟地指出了三焦治疗用药的原则。他说："治上焦如羽，非轻不举；治中焦如衡，非平不安；治下焦如权，非重不沉"。因上焦病位最高，非轻清上浮之气不能上达，故多选质轻或味薄气轻之品为宜；中焦乃脾胃所在，为气之升降出入的枢纽，用药既不能过于轻清而走上，又不能过用沉坠而趋下，而以调整脾胃升降，使之恢复平衡为要；下焦病位最低，最深，必用浓浊厚味、重坠沉降之品才能抵达病所。这些原则，对于疾病的治疗用药均有重要的指导意义。

三、卫气营血辨证与三焦辨证的关系

卫气营血辨证和三焦辨证同用于温病的辨证。既有其共同之处，又有所区别：

1. 从其辨证意义上讲，两者均用于分析温病的病理变化，明确病变部位，掌握病势轻重，识别病情传变，归纳证候类型，判断疾病预后，确定治疗大法等。

2. 从辨证的内容来看，两者互有联系，互相补充。如上焦肺的病变属于卫分或气分范围，心的病变属于营分或血分的范围。中焦脾胃的病变属于气分范围。下焦肝肾病变多属血分范围。但上焦肺的病变并不等于卫分和气分病变，血分病变也并不等于肝肾的病变。其关系纵横交错，相互联系，相互补充，若能把两者融会贯通，必能运用自如，提高辨证水平。

第三章 温病诊法

温病的诊断方法，也必须以望、闻、问、切为主。这里着重讨论在温病诊断中具有特殊意义的几个方面。

一、辨舌

辨舌即通常所说的舌诊，是中医独特诊断方法之一。在临床中广泛用于各科，在温病辨证中意义更为突出，不论是辨邪气的深重或轻浅，还是辨识其正气盛衰，舌形、舌苔、舌质的变化都是重要的客观指征。

我们的祖先在长期的临床实践中，对于舌诊检查疾病一向是非常重视的，尤其是在热性病、温病诊断上的运用，积累了丰富的经验，我们应当十分珍视古人留给我们的宝贵遗产。但是也应当看到，由于历史条件的限制，这些认识都是根据客观现象所做出的理论推断，还不可能完全揭示事物的本质。因此，对舌诊的研究已成为重要的科研课题，随着医学科学的发展，以及能以客观指标反映疾病本质的舌诊仪必将出现，舌诊这一独特的诊断方法将进一步得到发展。

（一）舌与脏腑气血的关系

在叙述温病舌象之前，首先复习一下正常舌象。正常舌象是：舌体柔软，活动自如，颜色淡红光泽，苔薄白。如《舌苔统志》说："舌为心之苗，其色当红，红不娇艳，其质当泽，泽非光滑之意（若光滑如油者腻也）。其象当毛，毛无芒刺，必得淡红上有黄白之苔气。才是无邪之舌"。我们认为：淡红舌的形成，是正常气血上荣的表现。因五脏六腑皆通过其经络与舌相连，如心之别络系舌本，脾脉连舌本散舌下，肾脉挟舌本，肝脉络舌本等。五脏六腑化生的气血津液都上注于舌。只有在人体气血充足，阳气和畅，血流正常的情况下，才能见到这种淡红、活泼、润泽的舌质。舌苔乃是胃气蒸发而成的。一般认为：舌尖部候上焦心肺之疾，主上焦疾患；舌中部候肝胆脾胃之疾，主中焦疾患；舌根部候下焦肾与大肠积滞之疾患。当然严格说来舌诊这门学问是非常复杂的，常常能非常准确地反映出疾病的本质。正常人的薄白苔是胃有生气的表现。章虚谷说："无病之人常有微薄苔，如草根者，即胃中之生气也"。人以胃气为本，五脏六腑皆禀气于胃，因此胃气不仅指消化功能而言，也是全身的机能体现。

由于口腔的咀嚼、吞咽动作，以及唾液饮食的冲洗等原因，我们肉眼看到的正常舌苔一般是薄白苔。至于主病舌苔种类很多，如黄色、灰色、黑色，或产生浮苔，如苔白而浮黄，苔黄而浮黑；苔白腻而浮灰；又有浮黄之上罩有一层的薄苔的叫作罩苔，如苔白浮黄而罩灰；或滑腻苔浮黄且罩黑等等，所有这些不同情状的舌苔，都反映了疾病的情况。中医的认识，苔包括很广，不论气血、痰食、热郁、气滞、血瘀、脏器功能和实质病变均能从舌象反映出来。

（二）温病舌象变化的机理

温病由于感受四时温热邪气的不同，病程中有卫气营血四个病理阶段，因此舌的变化也比较复杂。

1. 变化的情况

舌苔有无、厚薄、润燥、剥脱、垢腐、老嫩、起刺等；

苔色白、黄、灰、黑、滑腻等。舌质（包括舌四周、舌背部）色红、粉、深红、绛、紫、晦暗、淡等；舌体神气的荣枯、凹凸、纹老、纹嫩等；形态起点刺、裂纹、强硬、震颤、痿软、卷缩、偏斜、胖瘦等。

2. 舌苔的形成机理

温病的舌苔变化有以下因素的关系。

（1）外邪侵袭，邪正相争，气机紊乱：温邪侵入人体，邪正相争，导致人体气机紊乱，从而使胃气的蒸发过程失调。因此出现舌苔变化异常。

（2）发热——蒸腾胃中浊气：舌苔乃是胃气蒸发而成。发热时体温高，胃热亦增高，由于胃热熏蒸，使湿浊、积滞，热郁等互阻上蒸，舌苔变化很大，或黄，或灰，或黑，或干裂等。

（3）伤津——舌失濡润：温病是口鼻吸受的温热之邪，热邪的特点是伤津，津伤液少不能上承于口，故舌失濡润则表现舌上干燥少津。

（4）脾胃运化失职——湿浊上泛：脾胃是消磨水谷化生精微的，既能运化水谷精微，又能运化水湿，当某些原因造成脾胃的运化功能失职，使水湿内停，湿浊上泛则舌苔变得厚而腻浊。

3. 舌质的意义

舌苔是反映疾病功能方面的疾病。舌质是反映疾病的实质。在温病学中，舌苔是反映卫分气分的疾病。而舌质是反映营血方面的疾病。舌质的变化有以下几个方面。

（1）热入营血，血热炽盛，气血壅滞：此种舌质多红绛而鲜泽。叶天士曾说过："其热传营，舌色必绛"。徐荣斋亦指出："舌见紫色，因热而瘀者，舌必深紫而赤……"

（2）阴液大亏，血液浓缩，黏稠度重而成瘀滞，舌体失养且干：此舌质变化多见温病后期，肝肾阴竭。其表现舌质多紫而晦暗，干枯无津，并有形态改变而成瘦老。

（三）温病辨舌的临床意义

辨舌主要是观察舌苔、舌质、舌津、舌形等变化。一般说来，舌苔主要反映卫气阶段的病变，即功能障碍。舌质反映营血的病变，即实质损害。舌津舌形反映津血阴液的耗损程度。总之，可以通过辨舌，来区分病邪的性质，病位的浅深，病势的进退，津液的伤损程度等，从而为治疗提供依据。

1. 辨别病邪的性质

由于四时温热邪气不同，致病后反映的舌象必然有异。临床上通过察舌苔的情况来区分病邪的性质。如湿热之邪气致病多表现黄滑黏腻之苔。《察舌辨证新法》说："黄如（油）腻敷（于）舌上，湿温痰滞之候，故舌无孔而腻。"如色深黄黏腻程度稠厚的为热重于湿。又如黄色浅，黏腻程度较稀薄，是湿重于热。感受温热邪气舌苔多薄而欠润。再如感受疫疠之邪舌苔白如积粉，若舌苔腐垢为挟有秽浊之气。

2. 区分病位之浅深

温病的过程中，一般情况下，它是以卫、气、营、血四个阶段发展而来的，由卫到气入营进血是说明病变由表入里、由浅入深、由轻到重的发展过程。在临床上可以通过观察舌象（包括舌苔、舌质、舌面）的色泽等变化，来判断病位之浅深，病情之轻重。所以说，舌苔是反映卫气的变化，是属于功能的；舌质是反映营血的变化，是实质的。如舌苔薄白病在肺卫，病情较浅，苔黄质红病在深部为气分，较卫分证重。如果，舌质变化为红绛标志病邪已深入营血，病情更为沉重。

3. 分析病势之进退

温病的病势进退，决定正邪双方力量的对比，邪胜正虚则病进，邪却正复则病愈。临床上通过察舌苔的颜色、厚薄，舌质的颜色、老嫩等来判断病势的发展趋向。一般说来，舌苔由白变黄为病进，由黄转黑为病重，由薄变厚为邪盛，由厚变薄为邪衰，由有苔到无苔光亮如镜为胃气衰败，舌上渐生薄苔为正气来复。

4. 判断津液之存亡

温病中津液的盛衰存亡，对于疾病的预后有着十分重要的意义。所谓："存得一分津液，便有一分生机"。叶天士说："刻刻顾及津液"。说明津液在温病治疗中是非常重要的。在临床上可以通过舌诊观察，从舌苔舌质的润燥，舌形的肥瘦，舌面的糙老等情况，来判断津液的存亡。以舌苔舌面润泽说明津液未伤，舌面欠润为津液初伤，舌苔干燥说明津液已伤，舌苔糙老中有裂痕，说明阴津大伤。舌苔焦燥也是津液大伤。若舌形枯萎标志着肾阴欲竭。若舌水滑为停饮痰湿之象。若垢腻黏滑是痰浊中阻。

5. 标志病情之虚实

《内经》说："邪气盛则实，精气夺则虚。"临床上可以通过察舌苔的厚薄，质地的老嫩等情况来明确病情之虚实。一般说，舌苔厚，质地苍老，色泽鲜而尖部起芒刺多属实证火热一类疾病。舌苔剥脱或无苔，质地虽红而娇嫩或枯萎属虚证。

总之，舌象可分为舌形的胖瘦、舌苔的颜色，苔分三层，苔上的层为浮苔，说明病机已转化，再上一层为罩苔，是说明病势上蒸情况，是浊气上蒸功能的变化；舌质是病的实质，是诊治过程最重要的。在临床上要仔细观察，全面了解，综合分析，使舌诊在温病诊断中发挥更大作用。

（四）温病舌诊辨证

1. 卫分舌象

温病在卫分阶段，邪浅病轻，舌象变化也比较单纯，其主要特点是：舌质一般正常或边、尖红，舌体形态根据个人体质情况略有差异，舌苔主要表现薄白苔。但是由于感受邪气之不同，虽全是薄白苔，而亦有区别。

卫分舌象
- 舌质：淡红，边、尖部偏红
- 舌苔：薄白
  - 薄白欠润：风热在卫分
  - 薄白滑腻
    - 暑湿伤卫
    - 湿热蕴郁卫分
  - 薄白而干
    - 燥袭肺卫
    - 素体阴亏，外受风热邪气
    - 表热未解，津液已伤

2. 气分舌象

温病在气分阶段，邪已由卫入里，此时邪正剧争，人体功能活动极度亢奋，脏腑功能失调，舌象变化比较明显。其主要特点是：舌质红，舌体正常（一般情况下，舌质的变化并不太大），舌苔由白转黄，黄苔是气分证最多见的一种舌苔。但因气分证范围较广，时间较长，变化又多，舌苔的色彩也复杂多样。总之，温病气分阶段，时间长，变化多，正气盛、邪气实，是温病治疗的关键阶段，若治疗不当，常可入营，邪入营仍须力争回转气，再从气分外透卫分而解。气分舌象如下：

舌质：色红，舌体正常

气分舌象
- 白厚苔
  - 白厚而腻：湿阻气分
  - 白厚而干燥：脾湿不化，胃津已伤
  - 白苔状如碱形：温病热郁，胃有滞热
  - 白砂苔：胃中燥热气分热盛
  - 白滑黏腻如积粉：温热疫邪、深伏募原
  - 白苔黏腻质红绛：湿遏热伏
  - 白霉苔：胃气渐衰败现象。或体弱热郁不清
- 黄苔
  - 黄苔微带白色或黄白相兼：邪入气分，且卫分之邪未尽
  - 薄黄不燥：邪气初入气分，津液已伤
  - 苔黄干燥：气分热盛，津液已伤
  - 老黄焦燥起芒刺或中有裂纹：阳明腑实
  - 黄厚腻或黄浊：湿热内蕴
- 灰苔
  - 灰而干燥：阳明腑热，阴液又伤
  - 灰而黏腻：温邪挟痰浊或湿阻气机
- 黑苔
  - 黑苔焦燥起刺，质地干涩苍老：阳明腑实，阴液大伤
  - 遍舌色黑而润：温病兼挟痰湿，或湿热阻于中焦。若老年则湿阻不化须温养中焦不可

3. 营分证舌象

温病邪入营分，病势较为深重，已由气分证的正邪俱盛，转为邪盛正虚，由功能障碍发展到物质基础损伤，因此温病到了营分阶段，由营阴耗损，血液黏滞，血运失常，舌质变化较为突出。营分证的舌象特点是：舌的形体偏瘦，舌质红绛，质地糙老，一般无苔或仅见黄而干焦薄苔。由于在营分证阶段，正邪盛衰的程度亦有不同，舌象变化也不完全

一样，所以说治疗营分证比较复杂，争取做到"入营犹可透热转气"，不然可就要以清营养阴为法进行治疗。营分证舌象如下：

营分舌象
- 红舌
  - 舌尖红赤起刺：邪初入营，心火亢炽
  - 舌红中有人字形裂纹或生红点：心营热毒极盛
  - 舌质尖红柔嫩：望之似觉潮润，扪之却干燥无津：邪热渐退，气血两虚，津液未复
  - 舌淡红而干：温病后期，气阴两亏，气不化液
- 绛舌
  - 纯绛鲜泽：热入心包
  - 绛而干燥：热入营分，营阴受伤
  - 绛兼黄白苔：气营两燔
  - 绛而舌上霉酱苔罩有黏腻：热在营血，兼挟秽浊之气

红舌标志着邪气初入营分。温病邪在卫气亦可见红舌，但这种红舌多局限在边、尖部位，舌面上多罩有苔垢。而营分证的红舌，是全舌纯红，舌上多无苔，临床上应注意区别。

4. 血分舌象

血分证是温病发展的最后阶段，病情危重。血分证有虚实之分，一方面表现温毒邪热极盛。另一方面表现真阴耗竭，因此舌色舌象变化也较复杂。血分证舌象变化的特点：多是舌形与舌质的改变，舌质多呈紫绛色，甚至有瘀斑与瘀点，舌形多见于瘦、干枯、龟裂、短缩、萎软、卷缩、胖舌及舌体歪斜等变。血分舌象如下：

舌质绛紫
- 绛而枯萎或有黑燥苔：肾阴耗竭
- 绛舌光亮如镜：胃阴衰亡
- 焦紫起刺状如杨梅：血分热毒极盛
- 紫暗而干，色如干猪肝：肝肾阴竭
- 紫而瘀暗，扪之潮湿：内兼瘀血

岐黄之术自有传承

舌质淡白无华，苔干黑：湿热化燥，深入营血，灼伤血络，
　气随血脱

舌形
- 舌体强硬，运动不能自如
  - 温热逆传心包
  - 气液不足，络脉失养，动风抽搐
- 舌体短缩：内风扰动，痰浊内阻
- 舌斜、舌颤：肝风发痉之象
- 舌体痿软，不能伸缩或伸不过齿：肝肾阴液将竭

二、卫气营血舌象及其用药法则

（一）卫分舌象及用药法则

温病卫分阶段，舌象变化特点：舌体的形象一般是正常的，舌形、舌质或稍有区别。卫分舌苔主要表现为薄白苔，但因情况不同也有差异。舌面干燥的微甚，可以分别定其内热的多少和津伤的情况；舌面津液多寡，可以看出湿邪的轻重。

肺主气属卫，外合皮毛，卫分证是温病的初期阶段。病势轻浅，若治疗得当，一药即愈。本阶段治疗法则是轻宣、疏卫、清解等，绝不可发表，恐伤津液而助里热。

下面，参考图像以分析病机，推敲用药。可备不时之需。

卫分 1 外感风热，温病初起。

舌形：一般正常，无变化。

舌苔：薄白，比较均匀。

舌面：津液少，欠润，或略偏燥。

舌质：淡红，边、尖部略红。

病机：风热邪气，从口鼻而入，初犯于肺，肺主皮毛，

故身热微恶风寒，头痛不重，咽红且干，甚则喉肿白腐，干咳无痰，无汗或头额有小汗，脉象不缓不紧而动数，两寸独大，口渴，大便正常或偏干等。

治法：用辛凉轻剂，如桑菊饮法加减。

参考处方：桑叶6克，菊花6克，薄荷2克（后下），前胡6克，杏仁6克，浙贝母10克，连翘10克，芦根15克。

卫分2 风热在卫，肺津受伤。

舌形：正常，与平时基本一样。

舌苔：薄白。

舌面：偏干。

舌质：淡红，边、尖偏红。

病机：风热在卫，而肺津略受伤，温病初感，内热偏盛，津液微受伤，症状较（卫1）口干明显，口渴，脉象浮滑数或滑数，大便略干而小便较黄少。

治法：辛凉平剂，银翘散加减。

参考处方：薄荷2克（后下），连翘10克，银花10克，竹叶3克，淡豆豉10克，山栀3克，炒牛蒡3克，芦根20克，前胡6克，焦麦芽10克。

卫分3 温病初起，邪在卫气之间。

舌形：正常，无变化。

舌苔：黄白相兼，白偏多，黄偏少。

舌面：偏于，或略干。

舌质：淡红，边、尖红。

病机：从舌边、尖红，偏干，苔黄白相兼来看，是温邪已在卫气之间，卫分证未解而气分郁热渐形成，脉象多滑数而渐有力，逐渐转化向洪脉发展。

治法：辛凉平剂兼以清化方法。

参考处方：薄荷 2 克（后下），连翘 10 克，银花 10 克，竹叶 6 克，生石膏 6 克，茅芦根各 15 克，前胡 6 克，黄芩 6 克，炒山栀 6 克。

卫分 4　温热夹湿病或湿热病。

舌形：正常。

舌苔：白腻，浮罩略黄。

舌面：糙老不干燥。

舌质：略红。

病机：本病乃温热夹湿病或轻度湿热病。从苔白糙老不燥，浮罩略黄看，是湿邪或温热兼湿，症状必为头晕或沉重，胸闷口苦，身热口渴，头面微有小汗，脉象以滑数为主，带有濡象。

治法：可用轻扬宣化方法。

参考处方：薄荷 2 克（后下），佩兰叶 10 克（后下），大豆卷 10 克，连翘 10 克，忍冬花 10 克，前胡 6 克，大青叶 10 克，茅根 10 克，芦根 10 克。

卫分 5　温邪由卫入里，热象偏重，正气也实。

舌形：正常。

舌苔：灰白而糙。

舌面：糙老且干。

舌质：淡红。

病机：温病邪气由卫分入里，热象偏重，正气也实，故身热较重，微有恶寒，头痛不重，口干心烦，略思饮水，势将热入气分，脉象必滑数比较有力。

治法：用辛凉清气方法。

参考处方：薄荷 2 克（后下），生石膏 10 克（先煎），连翘 10 克，银花 10 克，前胡 6 克，桑叶 10 克，淡豆豉 10 克，炒山栀 6 克，茅芦根各 10 克。

卫分 6 素体阴虚，又感温邪，最易化燥伤阴。

舌形：偏瘦。

舌苔：薄白。

舌面：干而微有裂痕。

舌质：红、干，尖部色深。

病机：素体阴虚，津液不足，感受温热邪气，故发烧、微恶风寒、头痛、干咳少痰，无汗或少汗，心烦口渴，尿黄少，舌红干瘦，脉象多细小数或弦滑数。

治法：滋阴液兼以疏卫。

参考处方：肥玉竹 10 克，前胡 6 克，白薇 5 克，炒牛蒡子 6 克，淡豆豉 10 克，薄荷 2 克（后下），茅芦根各 15 克，炒山栀 6 克。

（二）气分舌象及用药法则

温病到气分时，舌象的变化，与卫分大不相同，它的特点为：舌质转红，一般舌体变化不大。在气分阶段舌苔的变化比较多。黄苔是气分较多见的一种舌苔，多由白苔转变而来。这阶段的主病是：邪气由卫而转入里，属热、属实。苔若薄者为病浅；苔若厚者为病深；舌干燥者多为热已伤津液；舌润泽者，津液未伤或有湿邪；苔黄厚腻者，为湿热内蕴，若舌质红，苔白厚腻，主湿阻气分，此内伤脾胃，中阳失于运化，故出现湿遏之证。

总之，温病气分阶段，时间长，变化多，正气盛，邪气实，是温病治疗的关键阶段，若治疗不当，常可入营。若邪已入营，也必须力争回转气分，再从气分出卫而解。

气分1 温邪已不在卫分，而在于肺胃之间。

舌形：正常。

舌苔：微黄。

舌面：偏燥。

舌质：略红。

病机：温病邪热从气分内转于肺胃之间，身热、口干、渴饮，有汗，脉洪数有力，甚则咳喘，呼吸急迫。

治法：用清宣肃肺祛痰方法。

参考处方：苏叶3克，杏仁10克，生石膏15克，前胡6克，浙贝母10克，苏子10克，芦根20克，黄芩10克。

气分2 温病热盛于里，已不在卫分，进入气分。

舌形：正常。

舌苔：从微黄已进入黄色。

舌面：由偏燥而逐渐变为略燥。

舌质：从略红过渡到接近正红。

病机：温病热盛于里，已不在卫分，壅于胸膈，化火灼津，身热恶寒，烦躁不安，唇焦咽燥，口渴，咽喉肿痛，面红舌疮，大便干结，两脉滑数较为有力。

治法：凉膈、泄热、通便，以清气热。

参考处方：薄荷2克（后下），生石膏10克（先煎），山栀6克，黄芩10克，连翘10克，川大黄粉2克（冲），前胡6克，杏仁10克，鲜芦根20克。

气分3 温病邪入气分以后，气分热盛而胃津已伤。

舌形：正常。

舌苔：从已进入黄色而成正黄。

舌面：由逐渐略干，已形成略干且燥。

舌质：从接近正红而看出舌质纹理偏老。

病机：温邪入气分，气分热炽，灼伤胃津，证见高热恶热，面赤心烦，大渴引饮，蒸蒸汗出，舌苔黄燥，脉洪大而数。

治法：可用辛凉重剂，清热生津，以达热出表。

参考处方：生石膏 30 克（先煎），知母 10 克，生甘草 10 克，粳米 30 克，大青叶 15 克，花粉 15 克，芦根 20 克。

气分 4　温病热在阳明气分，由于腑实积滞，蕴郁化热。

舌形：基本正常，或偏瘦。

舌苔：老黄，根部厚。

舌面：舌面上已渐干且燥。

舌质：正红、舌纹理偏老。

病机：温病热在阳明气分，由于腑实积滞，蕴郁化热，高烧，汗出，腹胀，便秘，溲黄少，两脉洪滑有力，关部尤甚。

治法：清胃热兼以通腑导滞。

参考处方：生石膏 12 克（先煎），知母 6 克，薄荷 2 克（后下），山栀 6 克，连翘 10 克，前胡 6 克，杏仁 10 克，川大黄粉 2 克（冲）。

气分 5　温热病，热在气分，阳明实热内结。

舌形：正常。

舌苔：苔色焦黄，状如沉香，棕黄色，尖部起刺。

舌面：舌面干。

舌质：红，舌纹理糙老。

病机：温热病，热在气分，阳明实热与积滞内结，高烧，口渴，有汗，腹胀，矢气恶臭，小溲黄少，大便干结。

治法：用通腑清气方法。

参考处方：生石膏15克（先煎），知母6克，炒栀子6克，连翘10克，黄芩10克，薄荷2克（后下），芦根15克，元明粉9克（冲），大黄粉2克（冲）。

气分6　温病热在阳明气分，积滞未化，热灼津液。

舌形：正常，中有裂纹。

舌苔：老黄或根厚。

舌面：津少或干。

舌质：红。

病机：温病热在气分。阳明腑实。热结于内，阴分受伤，故身热咽干，腹满便秘，口燥且渴，脉洪滑数有力。

治法：滋阴液以制其火，化积滞且攻其实。体壮者可用白虎、承气汤，老年或体弱者可用养血育阴通下法。

参考处方：细生地15克，玄参15克，沙参15克，麦冬10克，当归10克，元明粉1.5克（冲），大黄粉1.5克（冲），焦三仙各10克。

气分7　温病热在气分，阳明腑实，热结于内，阴分受伤。

舌形：正常，微有裂纹。

舌苔：灰。

舌面：干燥，扪之津少。

舌质：红，糙老。

主病：此属热在气分阳明腑实，热结于内。

治法：通阳明腑实，兼滋水以制火。

参考处方：大黄 10 克，芒硝 5 克，玄参 30 克，麦门冬 24 克，细生地 24 克。

气分 8 温邪热毒炽盛，阴液耗伤。

舌形：正常或偏瘦。

舌苔：黄黑或黑焦，有芒刺。

舌面：干涩，无液。

病机：温邪热毒炽盛，阴液耗伤，从舌苔黑有芒刺看，当用大承气或调胃承气法急下之。

参考处方：杏仁 10 克，枳实 6 克，大黄粉 1 克（冲），芒硝 2 克（冲），玄参 16 克。

气分 9 从无形热盛，渐转成腑实证。

舌形：正常。

舌苔：黄灰色，或偏根部厚干。

舌面：干，无津液。

舌质：红。

病机：温病热郁气分，从无形之热，消灼津液，渐转成腑实证。在本阶段治疗，当根据转成腑实的具体情况，结合年龄、体质、病期等进行通导方法。

治法：通腑泄热，兼以清气。

参考处方：大黄粉 1 克（冲），芒硝 1.5 克，炙甘草 6 克，连翘 10 克，忍冬花 10 克，茅芦根各 20 克，沙参 20 克。

气分 10 温病气分阶段，阳明热盛。

舌形：正常，或偏瘦且干。

舌苔：从灰黄色转化为黑，若津伤太过则呈棕黑色或干黑色。

舌面：津少，中心干，根部厚。

舌质：红，或深红，糙老。

病机：温热病阳明气分热盛，积滞内蕴。

治法：宣上通下，泄热导滞。

参考处方：生石膏 15 克，杏仁 10 克，前胡 6 克。瓜蒌皮 20 克，大黄粉 1 克（冲）。

气分 11　温疫初起，蕴热内伏。

舌形：正常。

舌苔：白如积粉，腻厚干燥。

舌面：湿多则滑腻，积滞内停故成积粉，热盛必干燥。

舌质：深红色，四边绛。

病机：温疫初起，蕴热内伏，湿浊蕴郁与积滞互阻。

治法：泄湿浊，导滞热，清热凉气。

参考处方：厚朴 6 克，槟榔 10 克，草果 3 克，知母 6 克，芍药 10 克，黄芩 10 克，甘草 6 克。

气分 12　温病热在气分，胃有宿积夹秽浊郁伏于内。

舌形：正常。

舌苔：白干，其状如碱。

舌面：干燥，无津液，扪之若砂面。

舌质：红。

病机：温病胃有宿积，挟秽浊郁伏于内，热在气分，上蒸则口干、心烦。

治法：清气分之热，导胃中宿滞。

参考处方：佩兰 10 克（后下），炒山栀 6 克，连翘 10 克，黄芩 10 克，焦三仙各 10 克，薄荷 2 克（后下），大黄

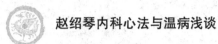

粉1克（后下），元明粉1克（冲）。

气分 13 暑热内伏，湿阻中阳。

舌形：胖大嫩腻，或边、尖有齿痕。

舌苔：白滑厚腻。

舌面：滑润液多。

舌质：红。

病机：暑热内伏，湿阻中阳，气分受伤，脉濡洪，舌胖，苔垢腻，证见气短、汗出、乏力、胸闷等。

治法：芳化益气，兼祛湿邪。

参考处方：藿香10克（后下），佩兰10克（后下），苏叶梗各6克，陈皮6克，茯苓10克，半夏10克，苍术10克，厚朴6克，生黄芪10克，黄连3克。

气分 14 瘟疫初起，气热颇重，内热津伤。

舌形：正常或无变化。

舌苔：色白且干。

舌面：干，较板硬，状如砂皮。

舌质：红。

病机：瘟疫初起，气热较重，胃热上蒸，内热津伤，口干心烦。

治法：清气泄热，佐以育阴。

参考处方：生石膏15克，知母10克，生甘草10克，粳米20克，麦冬10克，花粉10克，连翘10克，石斛10克，芦根20克。

气分 15 温热蕴郁，胃热上灼，舌生糜点作痛。

舌形：正常或偏瘦。

舌苔：满舌白衣，挟有糜点，碎小作痛，热多则舌红干，虚多则舌粉滑润。

舌面：偏干，虚者不干。

舌质：红，正虚时则舌质粉。

病机：温热蕴郁，胃热上灼，舌生糜点作痛。若属慢性，考虑心肾不足。

治法：①清胃泻热；②滋阴养液。

参考处方：①生石膏10克，黄连6克，知母6克，生地10克，赤芍10克，黄柏6克，沙参10克。②西洋参6克，石斛10克，麦冬10克，知母6克，生山药15克，甘草10克，生地黄15克。

气分16 湿阻气分或湿热相兼。

舌形：正常或偏胖。

舌面：滑润液多。

舌苔：白厚黏腻滑润。

舌质：红或偏红。

病机：湿热病，在湿阻气分阶段，或湿热相兼及湿温病中，由于湿阻不化，湿郁中阳而成。

治法：宣郁化湿。

参考处方：藿香10克，厚朴6克，半夏10克，川连3克，草蔻3克，杏仁10克，陈皮6克，冬瓜皮20克，前胡6克。

气分17 湿热内蕴或痰热互阻。

舌形：正常。

舌苔：黄厚腻，或黄浊。

舌面：滑润。

舌质：红。

病机：湿热内蕴或痰热互阻，或痰湿蕴热互阻不化。

治法：清气分之热，化痰浊兼以祛湿。

参考处方：佩兰10克（后下），藿香10克（后下），淡豆豉10克，山栀6克，前胡6克，半夏10克，陈皮6克，冬瓜子20克，砂仁2克，焦麦芽10克，黄芩10克。

气分18 温邪湿痰内阻，热郁不清，身热不退。

舌形：正常。

舌苔：灰，黏腻根垢厚。

舌面：滑润且腻。

舌质：红，不干。

病机：温邪痰湿蕴蓄，热郁不清，湿痰中阻不化，身热不退，胸闷咳嗽，周身酸楚。

治法：宣郁化湿，佐以肃降。

参考处方：生紫菀6克，前胡6克，白前6克，莱菔子10克，杏仁10克，浙贝母10克，炙杷叶12克，半夏10克，茅芦根各15克，冬瓜子10克，焦三仙各10克。

气分19 胃肠积滞，热郁于内，互阻不化。

舌形：正常。

舌苔：棕黑黄混合，状若果子酱，黏滞不散。

舌面：偏黏，不干且厚。

舌质：红。

病机：胃肠积滞，热郁于内，郁火化热，恣食寒冷，郁热与积滞蕴蓄太甚，且有寒湿夹杂于中，口味甚臭，脉象关尺洪滑有力。

治法：导滞化积，温化寒湿，少佐疏调。

参考处方：藿梗10克，苏叶10克，半夏10克，白芷6

克，香附 10 克，焦三仙各 10 克，鸡内金 10 克，槟榔 10 克，枳壳 6 克。

气分 20 湿热蕴毒上泛，来势甚猛。

舌形：骤然舌体胖大。

舌苔：满布黄苔，黏腻而垢。

舌面：津液偏多。

舌质：红。

病机：湿热蕴毒上泛，来势甚猛，虽然舌形胖大，而舌质红，心烦，急躁不安，脉象急数。

治法：速速清化湿热，仿雷少逸芳香化浊法。

参考处方：藿香 10 克（后下），佩兰 10 克（后下），陈皮 6 克，半夏 10 克，腹皮 10 克，厚朴 6 克，鲜荷叶 1 张（撕碎），六一散 10 克（冲）。并用紫雪丹 3 克，外敷舌面。

（三）营分舌象及用药法则

温病邪入营分，病势较深，症状变化很大。舌象变化的特点：舌的形体偏瘦，舌质红绛而质地糙老。有时因气阴皆伤，故光亮无津且嫩，一般无苔或反见黄而干焦。舌质由红转绛，标志着邪热更加深入，邪热炽盛，营阴过伤，邪气未减，正气已衰。

营分 1 温邪深入阴分，耗伤血中津液，蒸腾营阴，正气早伤，故脉来下沉，体弱乏力，神志欠佳，口不甚渴，甚则神昏。

舌形：偏瘦，舌纹理粗糙。

舌苔：无苔或黄苔。

苦面：偏干。

舌质：光绛，或绛。

病机：温邪入于营分，身热夜甚，口反不渴，心烦躁扰，甚或有谵语狂躁，或斑点隐隐，脉反细数。此营阴耗伤，津液亏乏。

治法：清营透热，养阴生津。

参考处方：生地黄15克，元参15克，竹叶2克，麦门冬10克，丹参10克，连翘10克，茅根20克。

营分2 气营不足，营阴过伤。

舌形：瘦，偏薄。

舌苔：无苔。

舌面：舌燥无津。

舌质：光绛或深红。

病机：温病热入营分，气营不足，阴分又热，故身热不口渴，心烦躁扰，舌红绛而形瘦薄，脉细小弦数，小溲赤少，夜间热重。

治法：气营两清，兼顾阴分。

参考处方：沙参15克，知母10克，石膏10克，细生地18克，白芍15克，玉竹10克，麦门冬10克。又，西洋参粉3克，睡前冲服。

营分3 气分之邪未尽，营分之热已起。

舌形：偏瘦。

舌苔：已渐无苔，目前尚有白黄薄苔。

舌面：干。

舌质：光绛。

病机：本病属气分之热未尽，营分之热又起，口干渴已减，身热夜甚，脉象已转细弦数，舌形已渐变瘦。

治法：清气热兼顾其营。

参考处方：竹叶 3 克，生石膏 15 克，连翘 10 克，银花 10 克，鲜茅芦根各 20 克，细生地 15 克，玄参 15 克，麦门冬 10 克。

营分 4　痰热蕴郁，将有内闭心包之势。

舌形：偏瘦。

舌苔：黄腻或黄腻垢厚。

舌面：津偏多。

舌质：绛。

病机：温邪日久，痰热蕴郁，灼液成痰，势将蒙闭心包。故身灼热，痰盛气粗，神昏不重，时或谵语，脉象弦滑而数或沉弦细滑数。

治法：清心豁痰，凉营开窍。

参考处方：前胡 6 克，僵蚕 10 克，蝉衣 6 克，片姜黄 6 克，连翘 10 克，银花 10 克，赤芍 10 克，丹皮 10 克，黛蛤散 10 克（布包），鲜茅根 20 克。又，安宫牛黄散 1.5 克，分两次冲服（或 1 丸分两次化服）。

营分 5　温邪化热入里，津液损耗，胃肠实热积滞，互阻不通。

舌形：偏瘦，中裂。

舌苔：老黄或根黄厚。

舌面：干，糙老，焦。

舌质：绛。

病机：温邪化热入里，津液损耗，胃肠实热积滞，互阻不通，邪已深入营分，津液大伤，滞热不清。脉象弦滑而数，沉取略感细弱无力。

治法：急下通腑以保其阴，甘寒育阴兼折其热。

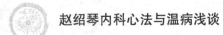

参考处方：蝉衣6克，僵蚕6克，片姜黄6克，丹皮6克，生地黄15克，竹叶3克，九节菖蒲10克，生大黄粉2克（冲），元参20克。

营分6 温热病，热在营血，而中夹痰浊，或蕴郁秽浊之气。

舌形：偏瘦。

舌苔：霉酱苔，罩有黏腻垢苔。

舌面：滑腻。

舌质：绛。

病机：温热病，热在营血，夹有痰浊，蒙闭心包，闭塞心窍，痰盛气粗，脉象沉涩弦细。

治法：清营热，豁痰浊，导滞逐秽。

参考处方：蝉衣6克，僵蚕6克，连翘10克，莱菔子10克，焦三仙各10克，郁金6克，槟榔10克，鲜茅芦根各10克，杏仁10克，竹叶3克，大黄2克（后下）。又，局方至宝丹半丸分服。

营分7 温热蕴蒸。蕴郁较甚，痰浊蒙闭心窍。

舌形：瘦干。

舌苔：老黄根厚垢。

舌面：干，扪之有津液。

舌质：绛。

病机：温热邪重，逆传心包，直犯心主，灼液成痰，蒙闭神明，故身热灼手，痰壅气粗，四肢逆冷，神昏谵语，脉象细弦滑数。

治法：清心凉营，豁痰开窍。

参考处方：前胡6克，蝉衣6克，麦门冬10克，竹叶3

克，连翘 10 克，银花 10 克，玄参 15 克，菖蒲 6 克，郁金 6 克，鲜竹沥 30 克（冲）。又，安宫牛黄丸 1 丸，分两次冲服。

营分 8 温邪已入营分，胃肠实火滞热互阻不化。

舌形：偏瘦中裂。

舌苔：焦黄糙老。

舌面：干，抚之无津液。

病机：温邪已入营分，热陷心包兼有腑实，气营两燔，神昏谵语，身热肢厥，舌蹇而言语不利，腹满便秘，溲短且黄，舌绛苔黄燥，甚则浮黑或焦黑，脉象沉涩或沉细滑数。

治法：清营热兼以开窍，攻热结并以通腑。

参考处方：细生地 15 克，玄参 15 克，蝉衣 6 克，僵蚕 6 克，片姜黄 6 克，丹皮 10 克，竹叶 3 克，九节菖蒲 10 克，生大黄粉 3 克（分冲）。又，安宫牛黄丸 1 丸，分两次服。

若大便 4～5 日未行，或舌老黑时。用紫雪丹 3 克较牛黄丸为佳。

营分 9 温病热郁化火，心肺胃肠皆热，郁热上灼，津液已伤。

舌形：正常，偏瘦。

舌苔：老黄干。

舌面：燥，糙老，扪之无津液。

舌质：绛，尖部尤甚。

病机：温病热伤营阴，心肺胃肠郁热上灼，身热夜甚，心烦燥扰。小便短赤，脉象细数。

治法：凉营养阴，清泄心热，仿导赤清心汤。

参考处方：鲜生地 20 克，麦门冬 10 克，丹皮 10 克，竹叶 3 克，莲子心 3 克，木通 3 克，益元散 10 克（布包），灯芯草 0.5 克，犀角 1 克（磨汁）或水牛角 6 克代用。

营分 10 温病日久，阴分过伤，热入厥阴，舌卷而阴囊缩。

舌形：偏瘦，甚则有裂痕，重时则舌缩卷。

舌苔：老黄。

舌面：干燥，糙老。

舌质：绛。

病机：温病日久，阴分过伤，身热夜甚，口反不渴，心烦躁扰，甚或谵语，舌红绛老黄，甚则裂痕缩卷，肝热阴耗，血不养筋，甚或角弓反张，阴囊卷缩。

治法：清营透热，凉肝缓急。

参考处方：细生地 15 克，元参 15 克，麦门冬 10 克，丹参 10 克，竹叶 3 克，银花 10 克，连翘 10 克，白芍 15 克，木瓜 10 克，羚羊角粉 1 克（分两次冲服），犀角 1.5 克（磨汁兑入），也可以水牛角 10 克代用。

营分 11 温病营热极重，阴液早伤。

舌形：偏瘦，中有裂痕，如人字形。

舌苔：老黄，舌中有红点，且干裂。

舌面。少津，干。

舌质：绛。

病机：热邪深入阴分，耗伤血中津液，故身热夜甚，口反不渴。津伤则舌瘦干裂。老黄乃热郁阳明，腑气不通。脉象多细弦，甚则细滑数。

治法：清营透热，养阴生津，少佐通腑。

参考处方：犀角 1 克（磨汁兑入）（广角 3 克代用），生地黄 15 克，玄参 15 克，竹叶 3 克，麦门冬 10 克，银花 15 克，连翘 15 克，瓜蒌 20 克，茅芦根各 10 克。

营分 12 温病营阴已伤，气营不足，多见于老年温病之后期，用药以育阴为主。

舌形：薄，瘦。

舌苔：无苔。

舌面：偏干。

舌质：光绛、红。

病机：温病营阴已伤，舌瘦无苔，光绛且干，脉细小弦数，故身热夜甚，心烦躁扰，口亦不渴，甚则神志欠灵，此气营皆属不足，多见于老年温病后期。

治法：用甘寒育阴，少佐益气。

参考处方：鲜生地 20 克，麦门冬 10 克，丹皮 10 克，竹叶 3 克，沙参 20 克，玄参 15 克，连翘 10 克，鲜茅芦根各 15 克。

营分 13 温病日久，营分大伤，邪热乍退，而阴伤未复，当以育阴而佐益气。

舌形：偏瘦。

舌苔：无。

舌面：看之似潮润，扪之干燥无津。

舌质：红，柔且嫩，光亮如镜。

病机：温病日期较久，营阴大伤、邪热乍退，而阴伤未复，正气又衰，故舌偏瘦而舌面似潮润，纹理柔嫩，脉象必细小力弱。

治法：育阴益气，甘寒泄热，宗三才汤。

参考处方；天门冬 10 克，生地黄 15 克，沙参 20 克，太子参 6 克，玄参 15 克，鲜石斛 10 克。

（四）血分舌象及用药法则

血分证是温病发展的最后阶段。血分证舌象变化特点，多是舌形与舌质的改变。舌质呈紫绛色，是由红、绛、紫，甚至成瘀斑或瘀点。舌形多是干瘦、干枯、龟裂、起刺、短缩、软、卷缩，舌体歪斜等，为真阴耗竭所致。具体舌象今分述之于后：

血分 1　温病延久未愈，肾阴大亏，心火独亢，虚热上灼。

舌形：瘦薄。

舌苔：黑或干黑。

舌面：干燥。

舌质：红绛。

病机：温病延久未愈，肾阴大亏，心火独亢，虚热上灼，故身热夜甚，心烦梦多。两脉细小弦数。此乃真阴欲竭之象。

治法：泄火育阴，用黄连阿胶汤化裁。

参考处方：白芍 15 克，黄连 3 克，阿胶 10 克（烊化），黄芩 6 克，沙参 15 克，新鲜鸡子黄两枚（冲）。

血分 2　湿热病后期，湿从燥化，灼伤血络，大量下血（伤寒肠出血）。

舌形：瘦。

舌苔：黑。

舌面：干燥。

舌质：淡白无华。

病机：湿温病后期，湿从燥化，邪毒深入血分，灼伤血络，大量下血而致气随血脱（包括伤寒病肠出血症）。

治法：热盛时，考虑用犀角地黄汤①若属中气不足时，宜黄土汤②用内科方法不足时，可请外科会诊，或早期手术，防肠穿孔。

参考处方：①生地黄 15 克，白芍 15 克，丹皮 10 克，犀角粉 1 克（研细冲服）（或广角粉 3 克冲代）。②生黄芪 20 克。灶心土 30 克，白术 20 克，阿胶 10 克（烊化），黄芩 10 克，附子 10 克，炙甘草 10 克。

血分 3　温病日久，阴分大伤，肠胃燥结，邪热深入血分。

舌形：瘦、尖。

舌苔：黄黑，有芒刺。

舌面：干燥。

舌质：紫。

病机：温病日久，已深入血分，阴液大伤，胃肠燥结，热邪蕴郁太甚。

治法：凉血育阴兼以导滞通腑。

参考处方：沙参 10 克，玄参 10 克，白芍 10 克，知母 10 克，丹皮 10 克，麦冬 10 克，瓜蒌仁 20 克，元明粉 2 克（冲），焦三仙各 10 克。

血分 4　温热病热伏血分、血络阻滞，阴伤津少，郁热灼津。

舌形：瘦、糙老。

舌苔：黄，略黑，干裂根厚。

舌面：干燥。

舌质：紫，有瘀斑。

病机：温热病，热伏血分，血络阻滞，郁热灼津，阴津受损，脉象多变沉细小数。

治法：甘寒育阴，活血通络兼以通腑。

参考处方：沙参 10 克，生白芍 15 克，麦门冬 10 克，茜草 10 克，杏桃仁各 6 克，枳壳 6 克，大黄粉 1 克（分冲），僵蚕 10 克。

血分 5　温邪深入血分，毒热极盛，热极动风，痉厥之渐，防其抽搐。

舌形：干、瘦。

舌苔：暗黄，有芒刺，状如杨梅。

舌面：干、糙老、暗浊。

舌质：紫。

病机：温邪毒热，深入血分，热极动风，脉多弦细小数。

治法：清气凉营，泄火解毒。以清瘟败毒饮加减。

参考处方：生石膏 15 克，鲜生地 40 克，黄连 6 克，鲜石斛 6 克，栀子 6 克，黄芩 10 克，知母 10 克，赤芍 10 克，玄参 10 克，竹叶 3 克，犀角粉 0.5 克（冲）（或以广角 6 克研冲代用）。

血分 6　温病日久，肝肾皆亏，热极化火，深入血分。

舌形：干瘦，龟裂。

舌苔：暗，糙老。

舌面：干焦，无津。

舌质：紫暗。

病机：温病日久阴伤，肝肾皆属不足，热极化火，深入血分，将成痉厥。

治法：用甘咸寒以滋水熄风而制火热。

参考处方：生牡蛎 20 克（先煎），生鳖甲 20 克（先煎），生地黄 20 克，白芍 15 克，麦冬 10 克，阿胶 10 克（烊化）。

血分7 温病日久，已入血分，阴津伤损过重，肝肾阴亏已极，势将虚风内动。

舌形：短缩，偏瘦。

舌苔：黑、干、厚。

舌面：糙老，干燥。

舌质：紫。

病机：温病日久、深入血分、阴津伤损过重，肝肾不足，虚风内动之象。

治法：滋阴养血，潜阳熄风。

处方：生牡蛎 30 克（先煎），炙鳖甲 30 克（先煎），败龟板 30 克（先煎），炙甘草 10 克，沙参 10 克，麦门冬 10 克，生地黄 10 克，白芍 15 克，阿胶 10 克（烊化）。

血分8 温病日久，阴伤已极，肝肾虚损。阴竭动风。

舌形：枯瘦而萎，甚则龟裂。

舌苔：黑，干。

舌面：干，糙老。

舌质：不鲜泽，暗。

病机：温病日久，阴伤已极，津液大亏，肝肾虚损，阴竭动风，势已重笃。

治法：育阴增液，折热熄风。

参考处方：生白芍 15 克，阿胶 10 克（烊化），生龟板

20 克（先煎），干地黄 10 克，麻仁 10 克，五味子 6 克，生牡蛎 30 克（先煎），鳖甲 30 克（先煎），炙甘草 10 克，鸡子黄二枚（先将药煮好，放于杯中，俟温再冲蛋黄）。

血分 9 温病经久不愈，深入血分，消耗津液过甚，肝肾阴竭，体弱气衰。

舌形：瘦，薄。

舌苔：无。

舌质：紫暗，色如猪肝。

舌面：干燥。

病机：温病经久不愈，深入血分，消耗津液过甚，体弱气衰，肝肾阴竭，病情危重，大有本不胜病之感。

治法：育阴养液，填补肝肾。

参考处方：生白芍 15 克，干地黄 15 克，麦冬 10 克，阿胶 10 克（烊化），生牡蛎 30 克（先煎），生龙骨 15 克（先煎），沙参 30 克，西洋参粉 3 克（冲）。

血分 10 温病经久未愈，深入血分，势将发痉。

舌形：干瘦，体斜。

舌苔：无。

舌面：干。

舌质：绛、暗、晦、滞。

病机：温病经久未愈，深入血分，阴虚热生，肝肾亏损，势将发痉。

治法：滋养肝肾，熄风潜阳。

参考处方：炙甘草 20 克，干地黄 20 克，生白芍 20 克，麦冬 15 克，阿胶 10 克（烊化），麻仁 10 克，生牡蛎 15 克（先煎），生鳖甲 24 克（先煎）。

血分 11　温病日久，肝肾阴亏，痰浊内阻，内风扰动。

舌形：短缩。

舌苔：黄腻垢厚，干裂。

舌面：干。

舌质：绛。

病机：温病日久，已入血分，肝肾阴亏，痰浊内阻，内风扰动。

治法：滋养肝肾，以定风动，化其痰浊兼退虚热。

参考处方：干地黄 20 克，生白芍 20 克，麦冬 15 克，阿胶 10 克（烊化），麻仁 10 克，生牡蛎 15 克（先煎），生鳖甲 24 克（先煎），生龟板 30 克（先煎），钩藤 10 克（后下），僵蚕 10 克，羚羊角粉 1 克（冲）。

血分 12　温病日久，肝肾之阴将竭，正气已衰。

舌形：萎软不能伸出，即伸也不能过齿。

舌苔：灰黑，干涩，暗浊。

舌面：干，无津。

舌质：绛。

病机：温病日久，消耗过度，正气已衰，肝肾之阴将竭，热邪未退，势将正不胜邪。

治法：急滋肾水，兼祛虚热。

参考处方：生白芍 20 克，阿胶 10 克（烊化，兑入），生龟板 12 克（先煎），干地黄 20 克，麻仁 5 克，五味子 5 克，生牡蛎 12 克（先煎），麦冬 20 克，炙甘草 10 克，生鸡子黄二枚，生鳖甲 12 克（先煎），西洋参粉 3 克（冲）。

血分 13　温病末期，阴阳两衰，气阴将竭，正气难复，病势深重，大有本不胜病之感。

舌形：卷缩。

舌苔：灰黑。

舌面：无津。

舌质：紫青暗，无光泽。

病机：温病久治未愈。阴阳两衰，气阴将竭，病情危重。

治法：育阴增液，兼以益气。

参考处方：白芍 20 克，阿胶 10 克（烊化，兑入），生龟板 12 克（先煎），干地黄 20 克，麻仁 5 克，五味子 5 克，生牡蛎 12 克（先煎），麦冬 20 克，炙甘草 10 克，生鸡子黄二枚，生鳖甲 12 克（先煎），西洋参 10 克（研冲）。

三、验齿

验齿包括检验牙齿和观察齿龈两个部分。它是温病学独特的诊断方法之一，是清代温病大师叶天士发明的。他在《外感温热篇》中指出："再温热之病，看舌之后，亦须验齿，齿为肾之余，龈为胃之络，热邪不（初）燥胃津，（久）必耗肾液"。明确指出了验齿查龈在温病诊断中的作用。中医的认识，齿为骨之余，肾家所主。胃之络脉通过齿龈，故曰龈为胃之络。由于生理的密切联系，病理上当然相互影响，温病热邪伤胃津，而肾主五液，久病则肾液必耗，胃热上灼则牙龈肿痛，胃津久伤则肾气受损，所以说都可以从齿龈和牙齿反映出来。因此，临床上通过验齿，可以判断病位之所在，邪热之轻重，肾液之存亡，从而辨病之虚实。总之验齿是考察先后天精血阴液伤失的程度，以更好地为检验温病的胃热及肾阴虚衰的重要办法。

（一）验齿

主要看前板齿及两侧，以门齿为主。正常人的门齿（前板齿）应是潮润光泽的。温病过程中，由于热邪伤津，津液不足，牙齿失其濡润，而出现牙齿干燥，由于病机的不同，病理变化深、浅、轻、重不同，牙齿从光泽渐变成干燥、枯燥或干如枯骨等程度不同的区别。

1. 齿光燥如石

特点：齿面干燥而有光泽。病机：津液不足，或津不上布。辨证：多见于温病气分阶段，以胃热津伤为主，由于胃热盛而津液受伤，牙齿表面失其濡养故见板齿干燥，是轻度干燥而有光泽，此时病情尚不过重，只是胃热，尚未伤及肾阴，所以说干燥而有光泽。临床伴有其他胃热见证，如口渴、汗出、烦躁、脉洪数、身热重等。治疗以清胃热生津液为主。

若温病初起见到前板齿干燥，多是素体肾阴不足，温邪侵袭肺卫，肺卫失宣，三焦不畅，气机不调，导致津液不能敷布。可用疏卫宣调方法，以卫气疏、三焦畅、气机和则齿燥自愈。

2. 齿燥如枯骨

特点：牙齿干燥无光泽，状如枯骨。病机：津液大伤，下元不足，肾精枯竭。辨证：见于温病后期，津液大伤，热灼肾精，肾主骨生髓，齿乃骨之余，肾精严重亏损，髓不充、肝肾亏竭，牙齿得不到濡养，必然干枯无光泽，治疗宜填补真阴。

（二）验齿龈

验齿龈主要观察齿龈的情况，或肿痛，或溃疡，或出血等。

肿痛：牙龈肿痛，多是胃与大肠之风热，根据脉舌，当以疏风清热，在治肺胃。或用漱口药漱口利咽。可用生石膏30克先煎30分钟，加入薄荷6克（后下），俟冷漱口，不可下咽。

若属湿邪较重，牙龈肿痛，可用花椒或川椒10克，荜茇10克。煎浓汤30分钟，加醋10克，俟凉漱口，不可下咽。

若属龋齿可转牙科处理。可暂用清胃散、锡类散、绿袍散外敷止痛。每次1～3克左右外敷。

溃疡：牙龈溃疡，一般是属于胃热，可用疏风清胃热方法，如凉膈散之类，外敷清胃热药物。如清胃散等皆可用。

若是长久溃疡，脉濡舌胖、气血不足者，可试用养胃和阴方法，如八珍汤之类。一定要注意饮食生活。嘱患者，禁食辛辣、油腻等热量较高的食品。一定做到每晚只喝粥2两左右，保持胃热不再加重。

长久牙龈周围脓肿：首先要询问病史，多属经常吃零食，尤其是晚饭后吃东西。或有素体肾虚，虚热化火者。必须以六味丸每早晚服。服药之外，要求病人，晚上少食。早晨起后增加锻炼。

出血：①出血多，色鲜红，齿龈肿痛多为胃热迫血分。仍需检血，考虑血液疾病。②出血量少，血色淡、龈部不肿或微痛，或麻木，除查血分析，也可按肾阴不足论治。出于虚火上炎，虚热灼伤血络，血不循经外渗。治疗可用滋阴泄热方法。如滋阴降火汤。也有可能，本是肾虚阴伤，虚热灼阴，患者不能配合医嘱，而自行服增火之药。而造成痼疾。

如喜饮酒，睡眠少，经常饮、食辛辣之味，又不运动，胃热过重等全可导致牙龈出血。

四、辨斑疹、白痦

斑疹是温病中常见的体征之一，在温病诊断上占有很重要的地位，通过辨斑疹的色泽、形态、分布及疏密等情况。可以诊断病情的轻重，邪正之盛衰，同时可以估计疾病的预后，从而提供治疗依据。

发斑和出疹在温病中可同时并见，故常称之为斑疹，但二者形态不同，病机亦异。

斑形呈大片，不高出皮肤，扪之不碍手，压之不褪色，斑出无一定顺序，以胸腹四肢为多见。

疹形如粟米，高出皮肤，扪之碍手，压之多褪色，疹出有一定顺序，疹退脱皮。

斑的形成，由外感温热，阳明受病，内迫于血，灼伤血脉，迫血妄行，发于肌肉所致。

疹乃外感风热，太阴受病，内迫于营，血络瘀阻，外发皮肤所致。

温病过程中见到斑疹标志着病邪已深入营血。斑疹的出现说明邪有外达之机，宜见但不宜多见。临床时通过观察斑疹的色泽、形态、分布等情况，以了解邪正的盛衰，病情的轻重。

斑疹的色泽：红活荣润表示邪气不盛，正气不衰，为顺证；色红不深为热毒轻浅；深红紫赤为热毒炽盛；色黑则热毒极甚；光亮为气血未衰；晦暗是气血衰败，预后不良。《千金方》谓斑疹黑色者，九死一生。

斑疹的形态：

观察斑疹以形态松浮与紧束以判断疾病的预后。凡松浮洒于皮面，此为热毒外达，是顺证吉象。凡斑疹紧束色深有根，此热毒痼结，为逆证凶象。

斑疹的分布：斑疹分布的稀疏与稠密可以反映邪毒的轻重。稀疏朗润表示热毒轻浅为顺证；稠密色深融合成片表示热毒深重为逆证。

疹出程序：先以头面、耳后、项、胸腹背、四肢，最后手足心为顺。若乍出乍没，不能顺序而出均为逆证。

斑疹的脉证：温病发斑疹，是机体病理变化的反映，随着斑疹透发，脉舌证上均有不同的表现，因此在辨别斑疹时一定要参考脉舌证的综合分析，有助于判断病情。斑疹透发之前，出现壮热、烦躁、舌绛、苔黄、胸中闷满异常者为发斑之征；高热、烦躁、无汗、目赤流泪、舌绛、苔白、胸闷、咳嗽等均为发疹之兆。斑疹透发之后，顺证为脉静身凉，神清热退，身有微汗，外解里畅，阴阳调和。逆证：高热不退者为逆，此属邪气太盛，里热不清，阴津亏损，水火不济；神昏肢厥者为逆，此属正不胜邪，邪热内陷心包；脉不静而躁急者为逆，此属里热尤盛，邪迫营血；出而不透，大便干结者为逆，此属阳明热毒壅滞；疹出腹泻不止者为逆，此属热毒太盛，下迫大肠；疹没体温骤降者为逆，属于正气衰败。现概括如下：

红活荣润者为顺，紫黑晦暗者为逆。

松浮无根者为顺，紧密有根者为逆。

稀疏朗润者为顺，稠密成片者为逆。

脉静身凉者为顺，高热脉急者为逆。

岐黄之术自有传承

神清热退者为顺，神昏肢厥者为逆。

疹出便调者为顺，腹泻过度者为逆。

疹出透畅者为顺，乍出乍没者为逆。

斑疹的治疗原则：斑宜清化，疹宜透发。陆子贤说："斑宜清化，勿宜提透；疹宜透发，勿宜补气"。治斑——清气凉血化斑，方如化斑汤之类；治疹——凉营透疹，方如银翘散之类。去豆豉加细生地、丹皮、大青叶倍元参。治疗斑疹应酌情加用清热解毒，养阴生津之品。热郁不宣者可用升降散疏化之。

治疗斑疹的禁忌：①忌用辛温药：斑疹的出现是温热邪气内窜营血，治疗当以寒凉之品，切忌辛温发汗法，因温热蕴毒而发斑疹，若再用辛温则助热伤阴，必导致昏迷、吐衄。②忌用壅补药：斑疹外透说明邪有外达之机，治疗应因势利导，宣通气机，达邪外出。若甘温滋补之品，既能阻塞气机，又能助热增火，使气血壅滞，热毒内陷而邪永无出路，必致邪陷心包。③忌升提药物：温毒蕴热发于营分，阴津大伤，势将内陷心包，发为昏迷。若再用升提是火上浇油，使气血上并，阴液下竭，造成神明逆乱咳呛吐血。吴鞠通在《温病条辨》中说：忌葛根、升麻、柴胡、羌活、三春柳等升提药物。④忌大泄：温热蕴郁不解发为斑疹，此属温毒蕴热，如数日不大便，若腹中无满燥实坚等承气证。且斑疹出而不畅，可用轻微通下，以疏调气血，透出邪热为主，切忌用苦寒大下，因斑疹外透，需正气鼓舞，若纯用攻泄之味，可伤阳气，阳伤正衰则邪气易内陷入里。⑤忌过用苦寒之品：斑疹乃温毒蕴热迫于营血，温热病刻刻顾其津液最为重要，当滋水制火补阴津之不足，若纯用苦寒，苦有燥性，寒则壅涩气机，用之无益，反为害也。

辨白㾦

白㾦是湿热病的特殊体征。在湿温、暑温、伏暑病中都可见到。

1. 形态

形如粟米，高出皮肤，状如水晶，内有淡黄色浆液。一般出现在湿热病一周以后，多见胸膺及上腹部，四肢少见，一般说数量不多，数十至数百个，偶有大片出现者，多见于年轻体壮，湿热邪盛者，溃后有浆液不多，退后皮肤脱屑，不留斑痕及色素沉着等。

应注意与水痘鉴别，水痘多见于小儿，水痘大于白㾦几倍。水痘多是三类并存（大、中、小三类），白㾦是一片形态一致细晶莹小泡，成批出现，一批消退，一批再现。

2. 成因

湿热之邪留恋气分，湿遏热伏，郁蒸肌肤，连成一片。

3. 治法

本为湿热蕴郁发于肌表，正邪皆盛之象，治之以清化湿热，疏解卫气，以减湿热郁积，常用透热化湿，宣畅气机，可用薏苡竹叶散或三仁汤等皆可。饮食禁忌特为重要。

4. 诊断意义

湿热病或湿温病中出现白㾦，表明是湿热邪气留恋卫气之间，说明湿热邪气有外出之机，在湿热病或暑湿病及湿温病中，根据白㾦的形态，可辨别湿热病的邪正消长情况。我们常见的有：

（1）正常白㾦：以晶莹光亮，颗粒饱满，浆液充足，密而不过多，此湿热外达，气血充盛，随着白㾦的透发，病者症状如发热、胸脘满闷、腹中胀满，周身酸楚乏力，皆有减轻之势，预后良好，治疗以清化湿热，分利三焦，淡渗祛湿。

（2）枯痦：痦出空瘪，内少浆液，光亮程度不够。这种湿热病患者，多为素体薄弱，气阴大伤，痦虽出现而症状不减，身热、胸闷、乏力、脘痞不轻，烦躁心烦不去，此为正不胜邪之征。预后不良，医者特当注意。治疗时仍需以清化湿热为主，但用药要轻，因体质过弱，湿热蕴郁不解，如脉象力弱，面色淡白，舌白质淡，气短乏力加重时，当考虑中气不足，湿郁不解，酌情略加益气之品，但不是甘温益气，更不是桂附温阳。是在清化湿热的基础上，酌加一些益气之味。如三仁汤中加用焦薏米、茯苓皮、生白术、生山药、冬瓜仁等。若舌红口干渴者加北沙参10克，麦冬5克，五味子3克。也可以在饮食中增加些牛奶、百合粉、藕粉等。

五、辨温病脉象

诊脉是中医四诊之一，对温病来说，切脉也是温病诊断中不可缺少的一部分。先父赵文魁的《文魁脉学》里讲得很清楚，脉分浮、中、按、沉四部，恰好配合温病的卫、气、营、血。三菽之力候浮脉，六菽之力候中脉，九菽之力候按脉，十二菽之力候沉脉。浮中以候功能方面的疾病而按沉则候实质方面疾病。中医诊断疾病靠脉、舌、色是客观的依据，离开了它，没有办法确诊一个证或一个病。通过诊脉可以了解病邪的性质，病位的浅深以及邪正消长等情况。今提出有关温病的常见脉象。

1. 浮脉

是指病邪在卫分，病邪肤浅的意思，用手按至寸口，以三菽之力即得。菽指绿豆也。

特点：轻取即得，按之不足。所以在脉经里讲。"举之有余，按之不足"，意思是说浮脉的形象是按之不足，而把手轻轻地举起时，力量明显增强，所以崔氏称它是"如水漂木"，也讲的是按之不足而举之反有余。

形成：浮脉表示正邪相争，气血充于体表所致，邪来很盛而正气又足的现象。

主病：温病主要是邪在卫分，是病从口鼻而入。受风邪、感寒邪或伤寒病都是皮肤受风或受寒而来主表证。但是检查疾病必须看兼脉，由于兼脉的不同，所以病机也因之而异。总之浮脉是病在表位。

分类：

浮数：指温邪侵袭卫分，温邪从口鼻吸受而来，正邪交争，气血充盛于卫分，由于肺卫蕴热，血行加速，故在浮位又加一个数脉，治疗时可用辛凉清解的方法，如桑菊饮、银翘散等。

浮滑数：浮是邪在表位，或是在卫分，滑脉主痰，李时珍在《脉学》里讲：滑则为痰，是阴中之阳脉，是说痰、湿、水、饮一类皆属阴邪，而是有余有形的疾病，故又称阳。我们诊断痰饮类的疾病都从滑来定。滑数相见就说明是痰热一类有形的疾病了。浮滑数并见是称它为在卫分内有痰热，或温邪在卫分又兼有痰热。治疗时除治卫分之温热邪气外还要加上治热的药物。

浮滑细数：在浮滑数的基础上又加了一个细脉，在诊断时就完全不同。细为血少阴伤，叶天士说：细为脏阴之亏，数乃营液之耗，这两个脉加进来，说明这个温病目前是以阴伤为主，这个数脉虽然也是热，但是阴伤津少是主要的，单用清法是不可以的，必须首先考虑阴伤，在治疗阴不足的基础上，再行清热。也就是说这种阴伤的温病当以滋阴为主，兼以清热。若是错误地把细数看成是浮紧而用辛温解表，就大错而特错了。

浮滑细数间有促象：这是在前条基础上，一种是有痰热郁结，必须参考舌象。再一种就是误用泄下之品，中气受戕，痰热不减。又有可能是心气不足，应参舌证仔细考虑。

2. 洪脉

是指温邪在气分的脉象，一般说是气分热，主阳明实热之证。

特点：指脉搏的形态是来盛去衰，如波涛汹涌。脉形如勾，表示来有力而去力弱，洪脉是比较宽大而力量差，尤其是去衰要体会清楚。

形成：洪脉多在中取，正好是气分的脉象，是正邪剧争，气分热盛，热邪鼓动气血，气血涌于体表，内热外达之象。

主病：多见于肺胃气分热盛，所以有大热、大渴、汗出、脉象洪数。在伤寒认为是白虎汤证。在温病也是阳明气分热盛之象，原则以白虎为主，根据具体情况，若阴分已伤当考虑阴津的不足，酌当加入甘寒育阴之品；若属中气渐衰可酌加益气药；若大便秘结，舌黄根厚，腹中满胀可酌加通腑之药；若肺气不宣可加入宣肃肺气之品。总之洪脉是阳明气分之热脉，但要懂得，热的后面有气虚与不足，洪脉是来盛去衰（不是纯实证），千万小心。

分类：

洪大而数：是阳明热盛之极，洪是阳明热象，大是中气不足之象。是洪实的反面，是说明洪数的热象之外，又有中阳不足之象，移时就可以产生洪濡而虚了。此时不可以单纯想用白虎，可能当考虑补正，切需注意。

洪实而数：是温热邪气侵入足阳明胃经，胃为多气多血之腑，正气充盛，正邪交争剧烈，热邪蒸腾于外，气血涌于体表，故见脉洪实而数，蕴热迫血加速跳动数实有力，正气尚足，故高热、汗出、口渴，当用大清气热的方法，方如白虎汤。若时间较长，正气削减，则脉象即出现虚软或濡软而力弱，症状必见气短乏力，就要考虑正虚。

洪滑而芤：此脉是洪滑有力发展而来的，由于阳明气热未解，脉象仍见洪滑，由于邪热耗损津气，气津大伤，所以脉象逐渐转成芤象。芤脉也是濡软而中间空洞的样子，意思是说洪大而滑的脉，按上去是脉体虽大而有空虚之感。治疗当清泄气热，兼以补益中气，方如白虎加人参汤。

3. 濡脉

是代表湿邪的脉，也是属于气不足的脉，因为湿阻气机，气机行动不畅很像气虚。本脉是在按中始能体会清楚，故代表按部的脉象。

特点：李时珍认为濡脉即"耎"字，也是软弱的形态。吴鞠通在《温病条辨》中说，濡脉是按之模糊不清，是指脉形边缘似宽，其力柔软，比一般脉形宽而边缘不太清楚。确实是轻取相得，按之似不明显。但是必须从轻取下按，从按再回到轻取，始能体会，濡脉之柔软，似边缘不清楚。不像洪脉、滑脉等边缘很清楚。李时珍说似"帛在水中"，也是"看之似宽大，而按之不清楚"的意思。

形成：本脉代表湿阻的脉象，湿邪重浊黏腻，阻滞气机，湿邪困阻，气血循行受阻，诊之似濡软缓迟，翩翩然行动不利，湿恋难解之貌。再有气虚之人，中气不足患者，脉象也能出现濡脉，此是中气虚弱，脉道充盈不够，脉搏鼓动无力所致。

主病：多见于湿邪阻遏气机之病人，尤其是湿温病，在湿重的病人，主要见濡脉。再有久病或老人中气不足的患者也可见到。

分类：

濡软且缓：是湿温病湿重于热者，湿邪偏胜，气机阻遏较重，气血因湿阻行动不利，故脉形是濡软。湿为阴邪，湿主寒类，故脉缓慢而力弱。病人必乏力胸闷气短，舌白苔腻滑润，治之当着重在湿。

濡软而按之略数：濡软是脉形较宽，软是无力，均属湿阻之象。为什么按之略数，这种病人，是湿邪虽中阻，而内热仍重，故在按沉的阶段明显看出内热的景象。多见于湿热并重。在舌诊时一定看出白腻苔的基础上，舌质是偏红或正红。所以说：舌苔主功能，脉的浮中也主功能。舌质主实质，脉的按沉部位也主实质。治之可先以藿朴夏苓宣化湿浊再行清利。

濡滑而沉取弦数：濡滑脉一定主湿痰，因濡是湿脉，滑主痰疾。沉取弦数说明本病内有郁热，因弦脉主郁，而数乃热象。沉脉主里，沉为血分实质，所以说内蕴郁热。舌必白腻厚而舌质红。甚则舌质干,苔糙老。治之可用三仁汤加竹叶、滑石、生甘草等。

濡软缓而按之无力:濡软缓明显湿阻过甚之象,今按之沉取无力,这全说明是湿阻较重而正气不足,治之当观察舌、色及症状等,可考虑气分不足方面。但是切不可过于甘温补中,因本病属于温病,如过寒可暂用温阳,如正气衰可酌情少佐益气,防其温热过炽,不利于病也。

4. 沉脉

是指部位而言,是病入血分的象征,从卫气营血看是温病最后阶段,也是比较沉重的阶段,此时当用加减复脉汤或三甲复脉汤。

特点:文献记载:如绵裹砂,内刚外柔,如石投水,必极其底。沉是浮中按沉最后的一阶段,必须重按始得,轻按没有。

形成:沉脉形成的原因,多为气滞血瘀,血液循环过差,或里有实邪阻滞。正气不足,脉搏鼓动无力。

主病:沉脉主里证,陈坚积聚,阻遏气机;水饮停留,或寒饮不化;根据兼脉定其虚实或瘀滞,沉而有力主里实,沉而无力主里虚。

分类:

沉实有力,两关独盛:阳明腑实内结,肝胆郁热遏阻。

沉涩有力,按之带弦:气机郁结,肝郁血虚,两胁刺痛。或瘀血内阻,气机不调。

沉细弦滑:沉则主里,细为血虚,弦乃郁象,滑则为痰。病属血虚,痰郁木土不和。

沉迟且涩:血少精伤,寒湿不化,病已日久。寒湿气滞，陈痼癥瘕，当需温寒化瘀通络之法。

沉涩无力：均是正虚寒阻，气血不足，无力推动邪气，气滞寒凝，阻滞不行。须温寒益气，甚则桂附姜辛以温通为先，缓则益肾温补命火。

沉脉多见于中虚气弱，或脂肪过多，肥胖之休。或中虚水饮停留，水湿不化之症，或属暴怒之下，气分郁闭等。若是血瘀，寒湿久凝等，皆当温通为主，也不可以过度热补，防其不测。

5. 缓脉

是指脉搏往来缓慢，心率亦缓，但没有停跳。

特点：正常人的脉象是缓濡调和带有滑象，脉来往有神。病理性的缓脉是缓慢有不足之感。虽然也是脉跳一息不足四至半，但跳动较弱，速率较慢，近似迟脉。

形成：缓脉的形成，都是气机受阻，脉道气血运行不利，一方面是湿阻气机，如湿温之缓脉。另一方面多是正虚，脾胃虚弱，气血生化能力不足，气血两亏，脉搏鼓动无力。

主病：湿邪阻滞气机，湿郁不宣，寒湿遏阻，正气不复。如湿温、寒湿、水饮、血蓄不化等，或虚人挟湿，或湿邪阻遏，脾胃运化无能，久则成寒湿症等。

分类：

缓而滑濡有神：正常之脉，表示气血调和，中气未伤，脾胃运化功能正常。

缓而沉弱无力：沉则主里，弱乃气血虚衰，缓脉是正气不足或湿阻中阳，均是正虚湿遏，气血虚衰之证，当温养之。

缓滑沉迟：这是正虚，湿邪阻遏，下元不足，命门火衰，且有寒痰。治当温阳益火化其寒痰方法。

缓濡而沉取略滑似急：缓濡肯定为湿邪阻遏气机，沉脉主里。滑似急说明在内部尚有热象。正好是湿温病，热伏于内，湿阻于中，缓为气受湿阻，参考舌证，定其病之阶段，再予治疗。

缓弱无力：此属中虚气弱，脾胃运化不足，当益气补中方法。

6. 弦脉

是形容脉来弦直而长，如张弓弦之象，多是郁症。

特点：脉搏挺然直下，左右弹人手，如按琴瑟之弦状。结合兼脉决定是郁、血虚、肝旺、疼痛病等。脉学说"单弦为饮，双弦主郁"。

形成：凡属郁结，血虚血脉失养，肝旺火升，恼怒之后等，全能看出是弦脉。

主病：弦为肝脉。弦脉多为气郁之征。肝胆抑郁多为弦脉。弦主疼痛，单弦主饮邪，双弦为肝郁。停饮停水也出现弦脉。

分类：

弦滑细数：此脉多是弦则为郁，滑脉主痰，细为血少，数乃热象，是血虚肝郁，内有痰热，治疗当用清痰热，养血舒郁为主。

弦细缓濡：弦细是血虚阴伤之象，缓脉多湿，濡为湿郁气分不足。这是湿温病，湿邪留恋气分，湿邪内阻，气机郁滞不畅，细缓是湿邪与郁热结合。这种脉象在湿温病中是常见的。

弦劲而数：这种脉象，多见于血虚阴伤，肝阳过亢，老

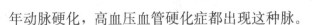

年动脉硬化，高血压血管硬化症都出现这种脉。

弦劲搏指：是形容脉搏跳动有力，此肝经热炽，肝风内动，多是高血压、动脉硬化。治疗当凉肝熄风方法。

弦滑数：一般病中是痰热内蕴，在温病中也是痰热蕴郁之象，必须急治，最易蒙蔽清窍，导致神昏谵语。

7. 滑脉

指脉搏往来滑动，如珠走盘。李时珍认为，滑脉是阴中之阳，是阴类而又是有形之品。主痰、食、积滞之疾，凡是痰病脉象多滑。

特点：滑脉主痰，又主食积，凡妇人妊娠脉形多滑。所谓阴中阳，如痰饮之疾是水湿痰液，故谓之阴。因为水湿，痰积全是有形之体，故又称阳。妇人怀孕本属阴类，因胎儿是有形之体，故又称阳。

形成：凡实邪过盛，故脉形往来流利，如珠走盘。因为气实血涌，往来流利故脉形为滑。妇人妊娠也是气血过盛的表现。

主病：多见痰热邪实之证，正常人和孕妇亦见脉滑。

分类：

濡滑而数：湿热交蒸，痰热内蕴，濡为湿邪，滑脉主痰，数乃热象。所以称它是痰湿蕴热，互阻不化，暑湿蕴热挟有痰浊之象。治之当以清化湿热兼利痰浊。湿温病见此脉时，是湿热俱盛，挟有痰浊中阻，防其痰蒙清窍。

弦滑而数：弦脉主郁，滑则属痰，数脉热象也。在内科见本脉多是痰热且郁，或是素体痰湿较盛，又有肝经郁火，故头痛胁痛，咳嗽痰黏等证。

滑弦细数：滑是痰浊，弦脉是郁，细为血少阴不足，数脉是热邪。总之，是血虚肝郁痰湿中阻，多是肝阴不足，痰热内蕴之象。治之以清肝热、化痰浊之法。

六、辨温病常见症状

在温病的发生发展过程中，因感受邪气的性质不同，各个阶段的病理变化不同，故产生多种多样的临床症状，有的近似，有时难以分清，但病因病机有异。可是病因病机近似，而临床所见的症状又两样，脉、舌、色、证反映出来的症状也不一样。因此鉴别温病及辨证用药非常不易，其中尤以辨发热、恶寒、头痛、汗出、口渴、呕吐、神昏、大小便、惊抽、厥逆等更是重要。

（一）发热

发热是温病中最常见的症状，也是各种温病所必有的。没有发热就不可能称之为温病，在中医讲发热，不仅指客观指标的体温升高，也包括患者的主观感觉。

导致发热的原因很多，主要是感受温热邪气所引起，在卫、气、营、血各阶段体温全有不同程度的升高。到了温病后期，亦可因机体本身的阴阳失调引起发热。下面就具体情况讨论发热的形成机理，以及对它的辨证。

1. 发热的机理

为了更清楚地理解病理性发热的产生，必须了解生理体温是如何维持的。人体在正常生理状态下，体温是恒定的，从不表现发热，主要是阴阳处于平衡状态。阳气的温煦，阴液的制约，水火相济，阴阳平衡，肺卫司开合，三焦利水道，故体温恒定。

人体各脏腑、各组织器官一定靠阳气的温煦，使之不寒，同时又要有阴液的濡养，以制约阳气，使之温而不热，阴阳处于动态平衡之中，从而维持正常的生理功能。

对于这种阴阳平衡的调节，卫气发挥着重要作用。《内经》说："卫气者，所以温分肉，肥腠理，充皮肤，司开合者也"。卫气对阴阳的调节，主要是通过司开合作用实现的，当体内热多，汗孔开泄，散发多余的热量，当阳气不足时，汗孔闭合，保护阳气不致外散，从而维持体温的恒定。

发热的产生就是机体的阴阳平衡破坏，阴阳失和所致。《素问·阴阳应象大论》说："阳盛则热，阴盛则寒"。发热的产生即是阳气偏盛的结果。导致阳盛发热的原因有以下几个方面：

（1）外感温热邪气，从口鼻吸收而来，热邪郁久，蕴以化热，正邪相争，功能亢奋，阳热过盛，故发热口干渴，脉浮数或滑数。

（2）风寒袭表，表气闭遏，卫阳被郁，开合失司，阳郁而发热重，络脉失和故周身关节酸痛。

（3）阴液亏损，水少火升，阳无所制，阴虚则阳亢，亢则化火热生，故口干渴心烦，脉象急数。舌红、津少，必当养阴滋液为主。

（4）邪热炽盛，温乃热邪，热则灼阴，阳盛阴必亏损，阴不足也助邪热生，邪热与津液不足，故发热难以速平。

（5）痰热化火，温邪必伤阴液，阴伤则阳热亢，素体痰盛，外热一陷，里络就闭，轻则高热神不清，重则神昏谵语，皆属痰热蒙蔽，治之必以开窍清热方法。

（6）积滞腑实，温热蕴于气分，气热阴液过伤，糟粕积

193

滞互阻，形成腑实，腑热上蒸则神昏谵语，舌必垢黄且厚，可用承气汤加味。

从临床分析，温病的发热有虚实之分，实证、火热、有余之发热，多在温病的初中阶段，必伴有体温升高，这正是气足驱邪的表现。但是也必须看到发热毕竟是病理过程，会消耗人体正气，损伤津液，有时甚至导入不良后果。

虚热多见于温病后期，邪气已退或邪少虚多，余邪留于阴分。由于阴津大伤，阴虚不能制阳而阳气偏亢产生的发热。这种热不一定都有体温升高，即使有体温升高，也多表现低热，或低热持续时间较长。当然，也有时虚证之中忽又反复，或又引起其他慢性病的发生等也可以见到阴虚而阳热炽盛的虚实夹杂证。治疗上就应当仔细辨证分析与用药，否则就可转成坏病。

2. 发热的辨证

在温病的过程中，由于感受邪气的性质不同，包括了传染性疾病及感染性疾病等，根据病邪的侵犯部位不同，在不同的病理阶段，即出现不同的热型，鉴别这些热型的性质对温病的辨证有很重要的意义。但是并非是辨证的唯一标志，要结合全身情况综合分析，方能做出正确的判断。

(1) 发热恶寒：是温病初期邪在卫分的特征性表现。

特点：发热与恶寒能同时存在，一般说发热较重而微恶寒。恶寒的时间短，这种恶寒是由于温邪热郁于内而起。热郁于内，肺气不宣，卫分不舒故感恶寒，《内经·病机十九条》中所说寒栗如丧神守者皆属于热。温邪的身热恶寒必舌红、口干，脉象以数为主。且咽红喉咙痛，这是热邪，治疗必以清解法。

病机：温热邪气侵袭卫分，肺主卫主皮毛，故恶寒发热，卫气郁滞不能泄越故外热，卫气抗邪不能温养肌肤则恶寒。温病的发热恶寒与外感风邪或皮毛受寒邪之发热恶寒根本不同，故治疗亦异也。

（2）寒热往来：是邪在少阳的表现，是枢机不利，当调解疏化。

特点：恶寒和发热交替出现，发热时不恶寒，恶寒时不发热，似有定时。

病机：温热邪气，郁于少阳，正邪交争，枢机不利。这是指正邪交争于枢机之间，导致气机升降出入失调。正邪互不相容，阳盛则发热，阳郁则恶寒。往往热郁于内无路外达，邪气闭遏，不能通达于外。从脉看来多是弦数，舌红口干，小便赤红等。

（3）壮热：为高烧气分热盛之貌。

特点：所谓壮热者，一指邪盛，二指热度高。病人主观感觉恶热身烧不恶寒，用体温计量之在 39℃左右。

病机：是温热邪气入于气分，正盛邪实，正邪剧争，人体功能活动亢奋所致。

（4）日晡潮热：为阳明腑实证的热型。

特点：日晡属申时，相当于下午 3 至 5 点，每到此时热度升高，像海水涨潮一样，有定时，故称之为日晡潮热。当然也不局限于此。

（5）身热不扬：这是湿邪困阻的一种热型，湿温是这样，还有其他的疾病也是这样，应当细致地分析。

特点：①体温虽高 39℃左右，而患者自己感觉并不明显，试体温表是明显高烧；②体温虽然 39℃ 左右，初扪之皮肤不太热，甚至手脚发凉，久扪之则灼烫；③病人主观感觉寒热不清；④患者明显感觉乏力，很似气虚之人。

病机：湿热之邪，郁蒸于气分，热蕴湿中，不能外扬，必然反映发热。湿为阴邪，水为寒类，寒则凝遏，故发热又受湿邪阻遏，所以身热不扬。

（6）身热夜甚：昼为阳，夜为阴。白天属阳故一般发热多在昼日，夜为阴，故病在阴分时发热则在夜间。

特点：凡夜间发热，必在阴分，所谓之身热夜甚，是说明白天也发热，而夜间明显增高，这种热型，表示病在阴分、血分。是属于阴方面的疾病，所以发烧在夜间，中医的术语就叫"身热夜甚"。

病机：身热夜甚的病机有两种解释：①温热邪气，入于营分，损伤营阴，夜间属阴，自然之阴可助人体的之阴，阴得阴助，抗邪有力，正邪相争，故夜间发热较重。②卫气昼行于阳，夜间行于阴，热郁则热自内发故发热，夜间又属阴分，故夜间明显热重。

（7）夜热早凉：这类热型是见于温病后期。

特点：是夜间发热而早上热退。这种热退不是汗出热退，发热时热度也不高。

病机：温病后期，阴液不足，余邪伏留阴分，夜间阳入于阴，体内的阴不制阳则发热。白天阳出于阴，体内的阴阳尚能维持平衡，故不发热。因本病不是发烧汗出退热的表病。吴鞠通《温病条辨》说："夜热早凉，热退无汗，热自阴来，青蒿鳖甲汤主之"。

（8）低热：是温病后期的一种热型，它表示温邪伤阴过度，阴不足故有低热，或病温之后，体力过度消耗，慢性病又渐复发，或早已痊愈之结核病等复发。

特点：体温不超过 38 度，或体温不高而病人自觉发热，手足心发热或五心烦热，发热的时间比较长。

病机：可能有以下几种情况：①温病后期，肝肾阴虚，余邪留恋不去。邪少虚多，邪热本不是太重，而正气已衰，正邪相争，故虽有发热但并不高。②邪气已去，阴液耗损，阴虚则阳亢，阴阳不能平衡。故能引起发热。因为手足心属阴，手少阴心经通过手心，足少阴肾经起于足心，故阴虚发热时，尤以手足心发热为明显。③温病后期，肺胃津伤，余邪留恋，一时阴气未复，总有低热或手足心发热的感觉。④常常在临床时看到，温病初愈，身热又作，脉象细数，找不到其他原因，是慢性疾病因体质一时性低弱，而旧病复发，如结核病、肿瘤等。

总之，温病中常见的热型，归纳起来是，卫气证的发热类型虽然不同，但总的原因都是外邪侵入机体，由于正气驱邪外出产生出来的保护性的反应，性质多是实证。营血证的发热，既有邪盛正虚的实，又有邪少虚多的不足，若体弱正虚之人，低烧不退，应多方面考虑。

（二）汗出

1. 汗出异常的机理

首先应当讲清汗液的形成，汗液属于五液之一，是津液所化生。中医谓："阳加于阴谓之汗"。这也说明汗是阳气蒸化津液，出于体表而形成。

健康人出汗，是排泄废物，新陈代谢，水液分泌，散发热量，以调节体温。但病理性出汗，既可伤阳气，又能伤津液，所以在临床上，尤其是温病中特别注意汗之有无，汗之多少，汗之性状，根据出汗情况以判断病情，预测转归。

2. 汗出异常的辨证

（1）无汗

①风热郁于卫分：其特点为无汗与发热恶寒同时并见，但舌红口干，苔白津少。病机为风热侵于卫分，卫阳被郁，开合失司。但温为阳邪属热，热邪上蒸有时头额也可能出些汗，这是热汗，非其他的汗。

②营阴不足，热灼津伤：其特点为温邪热灼津液，津不足必口干渴，津液大伤则渐入营血，阴伤津亏故皮肤灼热无汗，脉渐细数，舌红尖绛。病机为温邪深入营血，营阴被劫，无液以作其汗，当增液固阴。

（2）有汗

①时有汗出：多见于湿热病人或暑湿患者，有时因热郁渐重也阵阵躁汗出，特点是阵阵汗出。汗出而不是大汗淋漓，自觉因心烦躁动，阵阵汗出矣。病机为暑热蕴郁伏于内，湿浊中阻，热蒸湿动，分泌津液。热郁于内，温热上蒸，阵阵汗出，此为热汗。

②大汗（汗出量多）：A. 热盛大汗：多见于温病中阳明气分热盛。何廉臣说："亦有不用表药而自汗淋漓，邪终不解者，盖自汗缘里热郁蒸而出，乃邪汗非正汗也"。特点为高热、汗出、口渴、脉洪大有力，舌红苔糙老。病机为阳明气分过热，气热蒸腾，迫津外泄。B. 虚脱大汗（绝汗）：特点为冷汗淋漓或汗出如油，气喘不休。伴有体温骤降，面色苍白，四肢厥冷，脉微细欲绝。两目无神，但欲寐。病机为气阴两伤，气不摄津，津液外泄，卫阳不固。

③战汗：见于温病邪留气分阶段。其原因为邪气留恋气分不解，或早期失治，邪气未透，荣卫失合；或服药后，正气恢复，正胜则战汗烧退。其特点为发烧数日不减，病人体质较差，周身似有战栗之状，脉象较弱，继而汗出，汗后热退而身凉，血压下降甚则偏低，面色略为色白。此时医护人员切不可以认为虚脱。叶香岩《外感温热篇》中说："切勿惊惶，频频呼唤，扰其元神。使其烦躁"。古人早有告诫，可是我们今天，尤其是病房中，也有这样的事情，特此记录，以备着记不忘。病机为邪留气分，正邪斗争，势均力敌，正胜邪却，热达腠开。

温病战汗后，可能出现的几种情况：A. 汗出热退，脉静身凉，两目有神，邪去身凉，有时因疲乏而喜睡眠。B. 战汗后病情无变化，此属正气不足，无力驱邪外出，必须恢复2～3天，正气胜再作战汗而解，当以益胃方法，助其正气，望其再战而解。C. 战汗而身热不退，烦躁不安，脉来急疾，邪热内陷入里。D. 战而汗不出，脉象微弱，素体虚弱，无力驱邪，当用益胃法，以助正气，使之作汗。E. 战而冷汗淋漓，脉微欲绝，四肢逆冷，阳气已亡。

总之，发战汗是好事，不是坏事，是正气驱邪的反应，一般说来，预后良好。在临床时，一定把战汗后，邪祛正虚的正常现象，与亡阳证相鉴别清楚。如病人战汗后，倦卧不语，汗出肤冷，而脉虚软和缓，两目有神，说明是战汗后阳气受伤所致，这时不要惊慌，更不可惊动病人，俟气缓正复病愈。当令病人安静休养，或少饮温水米汤，令其正胜休息自安。

④湿汗：是因湿邪蕴郁而身上有汗的一种病证。湿汗

的特征。是在没有外邪侵入，也不见发烧发冷，病人自觉疲倦乏力，口淡无味，腰酸腿软无力。病机为湿邪阻于三焦，脾胃受湿的阻遏，故胃纳不佳，脾主四肢故四肢酸软乏力。

常见的湿汗有以下几种情况：A. 一般湿汗是指在杂病中的湿汗，脉必沉缓，或沉濡，舌白腻，大便溏薄，周身总有湿性黏汗。B. 肝脾挟湿之汗，阵阵汗出，汗出之后，自觉烦热，汗出多在头面、胸前或上身。C. 气虚湿郁之汗，是体质气虚，湿邪不化，阻于中焦，腹胀胸闷，若得食后腹胀加重，当用益气化湿法。D. 湿温病中之汗出，是标志着湿蒸热郁不解的现象，湿热蕴郁，无处宣泄，故阵阵热汗外出，初起湿热在上焦，出汗以头面为多，如治疗得当，湿热渐化，则汗泄下移至胸前背后，如湿热再化，热郁稍轻，身热渐退，湿汗再度下移，可能至少腹，若再缓解，湿热再次渐化，汗出下移至两足，再则延至两趾。说明湿热邪气渐化，病势已渐向愈。一般在早期一周时汗出在头额，在中期二周时，汗出在胸腹，三周时，汗出至足趾间，若治疗得当，即可痊愈。汗出说明三焦畅，气机调，湿热蕴郁有外泄之机，切不可以止汗法止之，当为特别注意。

（三）头身痛

1. 头痛

（1）机理：中医的认识，头为诸阳之会，诸阳经皆上会于头，凡属邪气直接或间接影响了头的经脉，都会发生头部的不适，概括说是头痛，有时不是痛，而是晕、沉、胀满或如裹、阵阵抽痛等。①实证：外感风寒，寒邪侵犯太阳之经，太阳之脉起于目内眦，上额交巅入络脑，还出别下项，循肩膊内，夹脊抵腰中。故头痛、项背强，周身痛。热邪：上蒸则头痛且重，时轻时重，伴有口干、心烦、舌红、大便干等。湿热之邪：上攻于头，故头目沉重如裹，鼻塞涕多，脉象濡滑。阳明头痛：由于阳明腑实，大便秘结多日，有形之滞热上冲故头痛、口臭、便秘、舌老黄厚，脉实且滑，当用通泄方法。②虚证：由于中气不足，中阳不能上养于头，故头部空痛，遇劳则重，若休息合适，如常人，脉虚弱，舌白胖，动则气短，当以补气为好。血虚络脉失养，面色苍白，心烦夜寐不安，脉细小无力，当用养血方法，如四物汤之类。肾虚头痛：肾为五脏六腑之根，肾虚则脑髓空，脑为髓海，不足故常头痛。常以补髓益脑为法。

（2）辨证：①温热袭卫：温热上灼，头痛且胀，有时头晕，此属风热上扰之象，故发热重恶寒轻。②温邪在气分：阳明蕴热上蒸，头痛较重，以前额胀痛为主，乃阳明热邪亢炽，气血上攻所致。③温热至营血：由于温热毒邪充斥，上攻清窍，甚则高热狂躁，喷射性呕吐，舌绛干，苔龟裂，当从清营汤或清宫汤治之。④湿热上蒸：邪在卫分，头重昏蒙如裹，此湿热邪气上蒙清窍所致，清阳不升，脘痞纳呆，四肢乏力，大便溏薄不实。当以芳香醒（化）湿、分利三焦方法。

2. 身痛

（1）机理：身痛只是临床上的一个症状，在外感疾病中是常见的，风寒束表，遍体作痛；温热内蕴肌肉也痛；湿热阻于肌肉之间，周身沉重而疼痛。

（2）辨证：①风寒束于太阳经，故周身酸痛，其势甚重，太阳起于目内眦上额交巅入络脑还出别下项，循肩膊内，夹脊抵腰中，故周身体痛，脉浮紧，舌白腻且滑。②温热病邪在卫分，身痛不重，头痛、咳嗽、舌红、咽痛，脉浮数或滑数。③温热在气分时，身痛的特征是以周身胀痛烦急，口渴心烦，脉象洪数为主。面红，四肢热痛，因热毒蕴郁，攻冲走窜，故关节按之作胀。④温热入营血，则身痛如被杖，热毒深入血分，毒热充斥，故夜不入寐，舌红尖部起刺，当以凉血育阴为主。⑤湿热病邪困阻周身肌肤，周身肌肉关节自觉疼痛酸胀，湿热上蒸故头目沉重如裹，湿热阻于中脘，脾胃运化欠佳故胸满闷而四肢疲乏无力，湿阻气血循行不畅，故脉象缓濡。

身痛并不是温病的特征，辨证时也应结合其他的症状来分析，故不做过多讨论。

（四）口渴

1. 口渴的机理

口渴是体内津液缺少的表现，不论是热胜津伤、湿阻气机，气不化津、津液不能化气上承于口，都能出现口渴的症状。

温热病的口渴，必多伴有发热的出现，因为热耗津液，津不能上承所以口渴。二是感受湿热邪气，湿邪内阻，气化功能障碍，气不能化津，津无以上承，两者病机不同，故治疗方法各异。

2. 辨证

（1）温热病的口渴

特点：口渴欲饮，口干，舌白质略红。

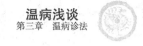

病机：热邪灼伤津液，津不上承。

卫分证：口微渴。温为阳邪，其本即热，热伤津液，温病初起虽在卫分阶段，就已出现口渴。邪在卫分，病轻邪浅，肺胃热灼，病人必自觉口干且渴。

气分证：温邪入气，邪热增高，口大渴而渴饮，频频喜冷饮。邪在气分，是温邪已入里，里热炽盛，胃津大伤，胃热则口渴，津伤故引水自救，故口大渴。心烦夜寐不安，也是热盛津伤之象。

营分证：口反不甚渴饮，温热邪气，深入营血，耗损营阴，口渴喜饮的程度反而不甚，有时只觉口干而不欲饮水。吴鞠通在《温病条辨》里讲："热邪入营，口反不甚渴"。这里吴鞠通用了一个"反"字，是针对气分证的口大渴而言。热邪到气分是大渴引饮。病入营分，病变加重一层，津液损伤的程度本应加重，因为气分证是伤胃津，正盛邪也盛。营血证是邪尚在、正气虚，体虚热减，故口干而不大渴引饮。另外，邪已入营多有神志不清，说明病人体差，反应能力差，对口渴的反应不明显。

（2）湿热病的口渴

特点：多表现口干不欲饮水或饮水不多，或喜漱口不欲饮水，或是喜热饮等。

病机：湿热郁蒸，阻滞气机，气不化津，故口干而不欲饮水。

辨证：分为湿邪偏盛：因为湿邪内蓄，一般不渴或口干喜漱口，或喜热饮。湿为阴邪，湿阻气机，不伤津液，湿邪内郁，则口不渴。因为湿邪的特点是重浊黏滞，阻遏气机，气机为湿郁滞，不能布化津液，口中失其津液的濡润故表现为口干，此非津液亏虚，乃气机壅滞不能上承也。故口干而不欲饮水，或只是喜漱口；湿热并重：口干不欲饮。由于热蒸湿郁，气不化津，津不上潮，非津液受伤所致，故口干且不欲饮；热重于湿：口渴欲饮，饮水不多，此乃热邪蒸腾，消灼津液，津伤而口渴。因湿邪黏腻阻于体内，故欲漱口而不欲饮水，与阳明气盛之热邪伤津、口渴引饮不同。

总之，口渴证虽是温病主证之一，但临床上必须结合全身情况、观色脉等才能做出正确的诊断。

（五）呕吐

1. 呕吐的机理

呕吐是一个症状，凡是胃气不降，逆而上升，即成呕吐。在内科病中，往往由气机不畅，木土不和，或肝阳过亢，或胃气不足等，均能形成呕吐的发生。在热性病中由于寒邪外束，气机上逆，也可以形成呕吐；若属邪热犯胃、湿热积滞、痰湿内阻、胃阴受损等，也能导致呕吐的发生。

2. 辨证

（1）风寒外束：表气闭遏，气机逆上，发为呕吐，甚则高热、烦躁、头痛剧烈，脉象浮紧，舌白滑润。当以辛温解表方法。

（2）风热上受：由于风温上受，热郁于内，胸闷不舒，呕吐恶心，舌红口干，咽红且痛，脉象浮数。当以辛凉清解，方如桑菊饮加减。

（3）温热蕴于阳明：内热迫胃，呕吐较重，味酸且苦，脉象滑数，舌红口干，当以苦泄和胃降逆方法。

（4）暑热积滞，蕴阻阳明：呕吐频繁，呈喷射性呕吐，头晕且痛，项背强直，嗳噫不舒，身热较重，高热烦渴，头痛剧烈，当以芳香疏化，苦泄和胃方法。近似"乙脑"，防其昏厥。

（5）痰湿上泛：体丰痰湿较重，胸闷头目作眩，舌白苔腻垢厚，泛吐且呕，当以化痰湿，降胃逆，求其呕止。

（6）胃阴亏虚：虚热上逆，舌绛如朱，干燥无液，两脉细弦，甚则干呕无物，可用甘寒育阴，镇逆定吐。

（六）胸腹痛

1. 胸腹痛的机理

胸腹部自觉有疼痛的感觉皆属本证，胸痛的发生，多以肺心两脏为主，肺气不宣，或抑郁不舒，以肺主一身之气故也。心肺共居膈上，若气机不利，常常有胸前区疼痛的感觉。膈下乃肝胆、脾胃等消化器官，若属肝胃不和，胃肠消化故障，膈间胆热上扰，木土不和以及气、水、痰、滞等有形之物不能正常传导，皆能出现胸腹部疼痛。尤其是在温热病中，常常由于内热、痰滞、积食、瘀血等有形之物积而不消，皆能导致胸腹部作痛。

2. 辨证

（1）肺热胸痛：温病卫分证，多由痰热蕴蓄，肺络受阻，郁滞不消，故咳嗽胸闷，呼吸不利，甚则喘逆不得安卧，脉浮滑，舌白腻。可用疏卫肃降化痰方法。

（2）肝胆郁热，肋胁作痛：温病中每因消化功能较差，热郁肝胆，气机不利，口苦，时有寒热，甚则右胁阵痛，呕逆恶心，急躁易怒，脉多弦滑，舌苔白滑。当以疏调气机方法，饮食特别注意。

（3）痰湿气滞：痰湿阻于肺部，呼吸不利，中脘满闷，时有咳嗽，舌白滑润，脉象濡滑，宣郁化湿兼以祛痰。

（4）阳明腑实，腹满胀痛：此属热结肠腑，腑气不通，日晡潮热，大便秘结，舌黄且厚，腹满胀痛。用承气攻下方法。

（5）瘀血阻滞：由于下焦瘀血阻滞，血脉不通，少腹硬痛，小便自利，舌质紫暗，甚则神昏谵语，当以蓄血论治，可用化瘀方法。但不是用攻瘀血的几味药，必须从本治疗，考虑有血分瘀滞之嫌。

（七）大小便异常

1. 大便异常

（1）在温热病中，便秘的产生多是阳明糟粕与燥热互结于肠腑，传导阻滞而发便秘。这种便秘当然以消导攻克为主。

（2）湿热病中，多是湿阻气机，因气机不畅大便也秘而不解，但经过 3～4 日后，大便欲解，定非干结，乃初硬后溏，或溏薄不实。非属阳明之燥热，乃湿阻气机耳。当宣郁化湿以利三焦。

（3）津枯肠燥。温病后期，津液受伤，无水舟停，数日不大便，此属阴过伤，舌红脉细，当以增液润燥方法，或酌用增液承气汤。

（4）血少阴伤，阴虚水少。素体血虚，血虚肝失其养，肝热灼液，肠间失润，大便经常秘结，当须养血濡润之，常用当归补血汤。

2. 下痢

（1）湿热夹滞：阻于肠间，腹中作痛，大便溏滞不爽，色如黄酱，当用清化湿滞为法。

（2）邪热下迫：邪热蕴郁，肺气受灼，肺移热于大肠，故下利热臭，肛门灼热，来势甚猛，当以苦泄折热方法。

（3）热结旁流：邪热内迫，燥屎内结，纯利稀水，恶臭异常，此属火热，当以泄热苦坚。

3. 小便异常

（1）表闭：表邪受风寒之外闭，皮毛者肺之合也，久则肺气不利，三焦运行失常，膀胱气化渐差，小便淡黄。先治表闭，三焦通调则小便自利矣。

（2）里热：温邪蕴热，阴分受伤，热灼则津液受伤，身热日重，脉象滑数。小便深黄且热，当治其热，小便自愈。

（3）热邪深入血分：血分受热灼之煎，津液大伤，小便赤红，状如红茶。

（4）内科实证：热邪蕴郁于内，积滞阻遏不行，形成腑实，小便淋漓不畅，并有尿频之象。脉滑有力，舌苔老黄厚。当以攻下方法。

（5）一般虚证：温病后期，或杂病初愈，肾阴枯涸，尿少、低烧、脉细且数。当以滋养肝肾方法，治在下焦。

（八）神志异常

在温病过程中出现的烦躁不安，昏蒙、昏愦、谵语、昏狂等，都属于深浅昏迷，就是神志异常现象。

烦躁不安：即因高热而心烦躁动不安。

昏蒙：意识蒙眬，处于昏睡状态。

昏愦：昏迷不语，昏乱糊涂，即深度昏迷状况。

谵语：指神昏谵语，意识丧失，语无伦次。

昏狂：意识障碍，狂乱躁扰。

1. 机理

神志异常是温病中的常见症，从温病学中分析神志异常，绝不可错误地认为"三宝"即可，我们在临床中看到了这种情况，很多人认为"三宝"治昏迷，岂不知病邪在卫分不行，湿郁不化不行，滞热不清也不行，必须分清楚邪之所在。

2. 辨证

将造成神志异常的原因归纳起来不外两类：一属邪热扰心，神不守舍；一属邪热闭窍，神灵不明。在临床时，仍须观察病情阶段，更重要的是，弄清造成神志异常的原因，或曾服过何药，如在卫分时即用了营分药，或湿阻于中，错误地用过凉遏之品，使湿郁变成寒凝，如以上的情况，我们首先了解清楚，先治其误再行分析用药。

(1) 温邪在卫分：由于卫分郁热，卫气不疏，气机不调，尤其是幼儿，高烧咳嗽，脉象浮数，舌红口干，因为高烧幼儿体弱，可能出现短暂性嗜睡，或有惊动。此时邪在卫分，切不可惊慌，必须用辛凉轻剂桑菊饮法以清热疏风，如早用三宝或寒凉清气，病必不除，轻则不减，甚则面肿神昏矣，参考卫分证治。

(2) 温邪在气分：阳明胃热炽甚，热扰于心，心主神明，心烦急躁，有时神志欠清，或可神昏谵语。高热汗出，口干且渴，脉象洪大有力，因属阳明，可能热结，日晡潮热，大便秘结，腹满痛拒按。本病乃阳明气热，如不清气通腑，单以三宝用之，效不理想。必须用白虎承气攻下以清气方法。

(3) 温邪热入营分：营阴被灼，轻则心烦不寐，重者神昏谵语，身热夜甚，舌绛脉细，当以清营育阴，加用牛黄丸可也。若有湿痰蒙蔽，先须开窍豁痰，若单以三宝仍属不效。

（4）温邪蓄血：热入下焦，血热互结，热扰心神，神志恍惚，其人如狂，或发狂较重。少腹硬满，大便色黑，小便自利，舌有瘀斑，唇口色紫。此为热入血分，当以活血凉营为治。

（5）热陷心包：温邪热闭心包，灼液成痰，痰热闭窍，神昏谵语，或昏愦不语、身灼热、舌蹇涩、肢厥、舌绛苔黄起刺，两脉细小滑数。此属温邪逆传入里，由热闭郁，当以至宝丹清开方法，用局方至宝丹一丸或两丸，分服以观其后。

（6）痰蒙心包：湿热蕴郁，酝酿成痰，或素体痰湿较盛，痰热蒙蔽，神识不清，甚则昏愦不语，或神昏谵语，轻则时明时昧，醒后呆痴。症见身热痰多，脘闷气痞，舌苔白滑或黄腻或黄厚垢腻，脉象以濡滑为主，此时当以开郁化痰兼清其热。考虑体质，可用菖蒲郁金汤、礞石滚痰丸、局方至宝丹或牛黄丸。但不可以专用寒凉之品以清气热或甘寒滋腻以滋水制火。必须仔细结合脉色权衡轻重。

（7）瘀热阻窍：温邪经久不愈，深入血分，发热夜重，舌绛紫暗，神昏谵语，两目无神，乃热陷心包，瘀血阻络，当以活血祛瘀，凉血散血。久病体弱，病势深重，深恐正不胜病。先以加减复脉汤中酌情以开窍，脉若沉弱甚微时，仍须考虑扶正。

总之，温病高烧，消耗体力，邪盛未能正确治疗。常可出现神志异常，本病重点鉴别神昏的性质。神昏的轻重，首先要弄清是热闭还是痰热湿阻之闭，或是其他原因引起的昏迷。凡属热闭，来势快速，脉象是实与热，从症状上一目了然，象温邪上受，首先犯肺，逆传心包之类。痰闭昏迷，来势缓慢，先以嗜睡为主，逐渐昏迷。湿阻热郁，气热上蒸，脉舌色证全不同，当以清化、芳化、少佐清气和营之品。又有温病后期，正将复而邪初退，慢性病发作，尤其是脑病复发，就要细致分析，酌情用药。

（九）痉厥

痉和厥是两种不同的症状，因为温病过程中常同时并见，故习惯上统称痉厥。

1. 痉的含义

以四肢拘急、抽搐、颈项强直，甚则角弓反张，为动风之象。

（1）发痉的机理：所谓痉，即是四肢拘急之象。肝为风木之脏，主藏血而主筋，当某些原因造成筋脉失养就可能出现四肢拘急，即是动风发痉之症。温病中导致发痉的原因有热邪亢盛、熏灼筋脉、筋脉挛急、肝风内动等。或因肝肾阴亏，水不涵木，筋脉失其濡养，故拘急而肝风内动，亦能发痉。

（2）发痉的辨证：①热极生风：邪热炽盛，风火相扇，熏灼筋脉，故筋脉拘急，肝风动则抽搐发作。凡属邪热过盛，来势紧急，四肢抽搐，紧张有力，牙关紧闭，甚则发作频繁，角弓反张，两目上吊，口眼歪斜，肝热故发热较重，头痛呕吐舌绛脉弦劲而数。在温热病阴伤过甚，或伤阴过甚，治法当凉血熄风方法，药如羚羊钩藤汤。②虚风内动：温热日久，邪热久羁，肝肾阴伤，水不涵木，虚风内动，来势缓慢，手足蠕动，甚或瘛疭撮空理线，循衣摸床，伴有低热，神倦或神识恍惚，形体消瘦，五心烦热，咽干口燥，舌绛少苔，脉虚细而数，或细小弦数。这些情况常在温病后期，阴分大伤，筋脉失于濡养，可用大定风珠方法。

第四章　温病治法

温病的治疗及服药方法与一般慢性病不同，温病的用药是力争时间，不是慢性病的一日两次。吴鞠通在《温病条辨》中说："辛凉平剂银翘散方：连翘、银花、桔梗、薄荷、竹叶、生草、芥穗、淡豆豉、牛蒡子。上杵为散，每服六钱，鲜苇根汤煎，香气大出，即取服，勿过煎。肺药（在卫分阶段）取轻清，过煎则味厚而入中焦矣。病重者，约二时一服，日三服，夜一服；轻者三时一服，日二服，夜一服；病不解者，作再服。"我们可以看出，古人对治疗急性病、热性病的服药时间是非常注意的，要三小时一次，或四小时一次。要日夜服，每日六次或每日四次等。

治疗首先是寻找致病原因，分析人体的内在因素，注意人体正气与邪气间的辨证关系，以确定治疗的基本原则，选用有效方药，祛除病邪，调整机体，改善功能的不平衡状态，恢复其机体的生理功能，从而促使病人恢复健康。

温病的病因，主要是外感温热病邪，包括病种甚多，但其总的性质可分为温热和湿热两大类。

温邪侵犯人体，是由口鼻而入，其传变规律不外卫气营血和三焦传变。温热邪气犯人，一般按卫气营血规律传变，其在卫气为功能性障碍，一入营血，则损伤人体的营养物质。

湿热邪气犯人，其病多按三焦传变。三焦是水液运行的道路，三焦受阻，则水道不通。

温病在其发展的不同阶段有不同的证候类型，但总的说来，不越卫气营血三焦辨证的内容。

清代著名的温病大师叶天士先生创立了卫气营血辨证大法、温热病与湿热病的区别及创立验舌、验齿、辨斑疹、白痦等诊断方法。吴鞠通在《温病条辨》中又提出了三焦辨证。薛雪对湿热病也有发展。杨栗山进一步发展伏邪观，创立了升降散等十五个名方。叶天士在《外感温热篇》中说："在卫汗之可也，到气才可清气，入营犹可透热转气……入血就恐耗血动血，直须凉血散血"。吴鞠通在《温病条辨》中说："治上焦如羽，非轻不举；治中焦如衡，非平不安；治下焦如权，非重不沉"。作者认为，在卫汗之可也。并非应用汗法，温病忌汗，汗为心液，何以能再透汗伤津。温为热邪，邪从口鼻而入，通过喉、气管而入于肺。热邪蕴郁，热上加热，热灼津液，阴伤热更增，故叶天士说："刻刻顾其津液"。吴鞠通在《温病条辨》银翘散方论中说："按温病忌汗，汗之不惟不解，反生他患"，又说："病在手经，徒伤足太阳无益"，"病自口鼻吸受而生，徒发其表亦无益也"，"且汗为心液，心阳受伤，必有神明内乱、谵语、癫狂、内闭外脱之变"，"再、误汗虽曰伤阳，汗乃五液之一，未始不伤阴也"。又说："温病最善伤阴，用药又复伤阴，岂非为贼立帜乎？"

金代刘河间创立了两解法，如双解散、防风通圣散等。明代吴又可通过大量的临床验证，明确了温病自口鼻吸受而来，绝非风寒从皮毛而入之伤寒，首立达原饮。

温病的诊断　要早期诊断。温病发作急，来势快，变化多，传变复杂，如能早期判断疾病的种类，对发展趋势，估计预后，及早采取有效的防治措施，控制疾病的蔓延和传播等，都具有极为重要的意义。吴鞠通说："治外感如将"，吴又可亦指出："邪贵乎早逐"，强调了早期诊断、早期治疗的重要性。

诊断要正确。确诊是诊断中最关键的一环，不难设想，没有正确的诊断就不会有正确的治疗。诊断不正确，早期诊断也是毫无意义的，甚至会误诊，造成严重的不良后果。

所谓确诊，就是诊断的结论要完整无误，要能比较全面地反映出整个病情的变化。必须脉、舌、色、证的数据完整清楚，才能确切地辨证。再根据客观的发病季节、临床特点，分清四时及当地的气候环境。然后在卫气营血辨证和三焦辨证等温病学的理论的指导下，明确病因、病机，确定证候类型。《内经》说："谨守病机，各司其属，有者求之，无者求之，盛者责之，虚者责之，必先其胜，疏其血气，令其调达，而致和平。"

温病诊断的依据　诊断过程是一个调查研究和分析判断的过程，这一过程必须建立在一定的客观依据基础之上。就温病来说。主要应了解以下几个方面：

（1）症状表现：症状是疾病的外在表现，这是诊断温病的主要依据。无论是辨四时温病，还是辨卫气营血证候阶段，都是以客观症状为依据。通过症状的分析、综合，可以在普遍性中找出其特殊性，从而认识病证的本质。在温病上，要特别注意发热、口渴、神志、二便等方面的变化。

（2）特殊体征：在温病诊断上具有普遍意义和重要价值的体征，是发热、舌苔及脉象的变化，斑疹、白㾦的出现也是说明温热病、湿热病的发展情况，随着病变的发展，可以看出病邪在卫气营血的不同阶段。发热的情况。来势之猛烈，体温的高低，舌苔的变化，舌质的形态，脉象的部位，包括浮中按沉，脉形的情况，都能反映出病理的阶段。再通过观察色泽、形态、神情等，可以了解病邪的浅深轻重，气血的盛衰，从而判断预后，给确定治疗提供依据。

（3）发病季节：温病的发生发展都具有明显的季节性，有四时温病之称。因此注意发病季节，对于辨别四时温病，确立病名，明确诊断有一定的临床意义。如风温病多见于春季，暑温病发于夏季，湿温病多发于长夏或秋季。雷少逸说："时医必识时令，因时令而治时病。治时病而用时方"。

温病的治疗方法　温病的治疗方法是根据温病的病因、病机来确定的。温邪是从口鼻吸受而来，不是外受风凉，所以说不可以用解表法以求其汗，一般按卫、气、营、血传变进行辨证；湿热之邪弥漫三焦，治疗必须分化疏调，分消走泄，以化湿邪且清其热，应从三焦传变进行分析辨治。温病的治疗要根据病因的特点及其传变中的不同阶段、不同症状而选择不同的治法。常用的治疗方法有辛凉疏卫法、辛寒清气法、苦宣折热法、疏调升降法、宣畅三焦法、醒胃祛湿法、导滞通下法、清营养阴法、凉血散瘀法、开闭通窍法、凉肝熄风法、调节阴阳法、增液复脉法、回阳固脱法。在具体治疗上，药物的选用、煎药的时间、服药的方法（包括每几小时服用多少，每日夜服几次，热饮凉服等）应以客观的症为主，推敲用药，切不可专用一方或一定数量，要注意治疗急症，温病时的特点。

一、辛凉疏卫法

本法是用于温邪初起，病在卫分阶段，有疏泄腠理，调和卫分的作用。取其具有宣通卫气作用的药物，驱除在卫分之温邪。以辛开其郁，以凉泄其热，用辛散药以疏散卫分之风邪，配清凉药以清解温热之郁热。适用于风温初起，邪在肺卫之症。代表方剂，如银翘散、桑菊饮之类。须特别注意，在温病初起，忌用辛温发汗法，因辛能助温增热，发汗复伤津液。否则伤阴耗液，可致坏病。

二、辛寒清气法

本法是用辛凉、辛寒、苦寒等药物，清泄气分热邪的一种方法。它能解热除烦，止渴生津，清热泄火，达到宣畅气机的作用。凡属邪热入里，燔灼肺胃之津，但未犯营血者，皆可用之。其中如轻清宣气，是以轻清之品，宣畅气机，透热泄邪。在温邪初入气分，未至阳明热盛，以栀子豉汤轻宣之。又如辛凉重剂或辛寒之品，大清气分邪热，是用于温邪热炽阳明气分之时。症见壮热，汗出，口渴，心烦，苔黄燥干，脉洪数或滑数等，这是邪热灼其津液，邪盛且实，故当透热达表，用白虎汤。若热郁气分，郁热化火，症见身热烦躁不安，口苦且渴，舌红苔黄，小便黄赤者，可以用黄连解毒汤；但邪热未化火者，切不可用。因为苦寒之品。虽有泄火之功，如用之过早，反有化火伤阴之弊，即使应用亦当适可而止，不能太过。但亦忌早用甘寒，因为甘寒养阴滋腻，误用则必壅遏气机，邪恋不退。当然，清热与养阴，是相辅相成的两个方面，热盛可伤阴，阴伤亦更增热；清热可以复阴，养阴亦可清热。清热重在祛邪，养阴重在扶正，在临床上一定要仔细推敲，参合舌脉，分清邪正盛衰而用之。

使用清气法时当须注意：①到气才可清气，不可用之过早。若邪在卫分，误用苦寒，可致引邪入里，发生变端。②若温热夹湿或湿热留恋气分，应以治湿为主，不可单用辛凉清气，以免遏抑气机，湿愈不化。③如患者体质薄弱，阳气不足，或老年阳虚之人，更当慎用。

三、苦宣折热法

本法是在温邪仍在卫分而将欲化热向气分过渡的一种治疗方法。温为阳邪，本就是热，热邪虽在卫分仍即是热，若邪热未解，将欲化热入气分时（即若用清法恐其过早），可施用本法，最为适宜。凡苦即泄，是药物之性能，栀子味苦能泄六经之邪热，栀子是宣阳上走，故有宣郁助呕之力。栀子皮又有宣解疏卫之本性，且味苦能泄六经之浮热，所以称本药既能宣解，又能泄热，是治疗温病初起邪在卫分之良药。栀子豉汤能治心中懊恼，烦躁不安，服后能吐，得吐则上焦郁热即解，故曰有宣郁功能。淡豆豉辛微温，因辛具解表、宣阳、化湿之能，既能解除表邪，又能宣郁化湿，但不是辛温发汗之药。方中加用芦根更是宣阳、疏卫、清化之药。先父治温病邪在卫分而初将化热之时，常用栀子皮6克、淡豆豉10克、芦根10克，煎汤冷饮，用之取效，故名为苦宣折热法。

四、疏调升降法

本法具有疏通、解郁、调和升降等作用，即是调和升降法。凡属温邪热郁不开，不在于表，又非里结，热郁少阳，留恋三焦，或痰郁、火结，脉见沉涩，面色青黯黑浊，四肢逆冷，或热伏于募原之里等，都可使用本法。它有宣展气机，透解邪热作用。有开上、畅中、渗下之能，用以疏调升降，可将热郁展开，升降调均，使湿郁热结之邪，通过三焦分道而去，达到宣展气机，泄化痰热的作用。如湿热阻遏，痰湿内停，气机郁滞，水道不利，症见寒热起伏，胸痞腹胀，小便短少，乏力苔腻，用温胆汤或杏朴夏苓之类。若属热郁不开，脉象弦涩，舌红干，心烦而肢厥时，必以开郁升降并用，如升降散（蝉衣、僵蚕、片姜黄、大黄）或四逆散（柴胡、芍药、枳实、甘草）之类。又可清泄少阳胆经气分邪热，兼以化痰。凡热郁胆经，郁热犯胃，因郁成痰，胃失和降，症见寒热往来，口苦胁痛，脘腹痞满，泛恶烦渴，舌红苔黄而腻，脉弦数或弦涩、沉涩等，是少阳枢机不利，气机失宣，郁热鼓动，邪正交争，胆热犯胃，治疗用蒿芩清胆汤之类。

五、宣畅三焦、醒胃祛湿法

本法具有疏畅三焦，宣通气机，醒脾开胃，通利水道等作用。根据湿邪来源，轻重之不同，祛湿方法也因之而变。如常用的有芳香化湿、苦温燥湿及淡渗利湿等，均以宣通气机，透化湿邪为主。如苦温燥湿法或辛苦温与苦寒相配伍而成的辛开苦降法，是以辛温开郁燥湿，苦寒清热相合，可以开郁、燥湿、清热，治湿温之湿热并重、遏阻中阳者，使湿开热化，三焦通畅则湿去热清，方如王氏连朴饮之类。若湿热蕴结阻于下焦，膀胱气化失司，可用通畅三焦之药加重淡渗之品，使湿从小便而去；但不可单以渗利为主，因湿阻下焦，原因较多，必须调治其本。若肺失宣畅，必以宣肺气为主；若属中阳不运，水邪停留，必当温运化湿；若是热郁，当解热郁，俟热解郁开，病必自除。

六、导滞通下法

若因食滞阻于肠道，胃肠消化受阻，影响三焦不通，舌黄口苦，脘腹胀满，必当先导胃肠之积滞；但热结肠腑，初为食滞中阻，继则积滞阻遏，腑气不能运行，成为有形之实证，就当应用下法。阳明腑热，久则燥结，多见日晡潮热，甚则谵语，申酉热盛，大便秘结，腹胀满且拒按，苔老黄根厚，或起焦黑之苔，且有芒刺，脉沉实有力者，必须通下，否则热邪上蒸，内扰神明，必见谵语神昏。用通下法，可去腑之实邪，三焦因之通畅，邪去则正复，正复则诸证悉除。食滞糟粕阻于肠间，可用导滞法，如保和丸之类。若确是肠间燥结，可考虑用调胃承气汤、小承气汤、大承气汤等。

七、清营养阴法

本法具有清泄营中之热，又能增液育阴以制其火。适用于热邪入营，营阴耗伤之症。但须究其原因，是否治疗失误，气分之邪热未罢，或痰食积滞不清，邪无去路，逼入于里所致。在治疗时，尚须正确掌握"入营犹可透热转气"之法。如在清营的同时，酌情加入轻清透泄之品，以展气机，使已入营之热，透出气分而解，是"透热转气"。

若气分之邪未罢，营中之热又起，可用气营两清方法。气营两清，是清气泄热与清营养阴合用之法。在气分证未罢，热邪又传入营分时，症见高热、烦渴，皮肤斑点隐隐，舌形瘦而质绛，苔黄燥，脉细数，此为气分之热又入营分，气营两燔之证，当用气营两清方法，如加减玉女煎之类。

若纯属热邪入营，营热阴伤，但尚未动血者，身热夜甚，心烦不寐，斑点隐隐，舌瘦质红，脉细而数，可用清营汤。使用清营法时，亦须注意以下几点：①清营药物，多为滋腻，滋腻必恋邪。邪在气分，挟有湿邪者必不可用。②邪虽入营，而未动血者，用清营养阴之中，必加入宣畅气机之品，透泄营热。③若已动血，直须凉血散血，但仍须顾及透热转气，以利气机畅通而达痊愈。

八、开闭通窍法

本法是治疗温病神志昏迷的方法，具有开闭通窍，苏醒神志的作用。温邪导致神昏，病情比较复杂，有气分、营分与血分，以及痰浊蒙闭等。如气分热盛，阳明腑实，郁热上蒸引起神昏，必须腑气通，积热除，才能神明得安。若湿热痰浊，蒙蔽清窍。又须清化湿浊痰热，宣窍开闭，方如菖蒲郁金汤。若属温邪灼液成痰，蒙蔽心窍，神明郁闭，热邪无以外达，郁热扰心，神昏谵语，或昏愦不语，阳气不能达于四肢，而见肢厥，舌红绛干裂，脉沉细弦滑，唇焦心烦，痰涎黏稠，必须用清心开窍方法。常用方剂为牛黄丸、至宝丹或紫雪丹等。这是以热郁为主，与前者湿郁之象，有所不同。

温病开窍法，不要仅以上药为主，还必须分清卫、气、营、血及痰浊、湿郁、积滞等不同病情，根据正邪盛衰情况，辨别证候，推敲用药。

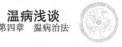

九、凉血散瘀法

本法是温邪已入血分的治疗方法。叶天士说："入血就恐耗血动血，直须凉血散血"，若单纯凉血，气机会被遏抑，所以要注意"散血"，就是活血祛瘀及疏调气机。否则只是凉遏静止，血因寒则凝涩不流，难以达到治愈的目的。凉血的同时，要活血散血。

这种病情是温病的最后阶段，病邪从卫分经气营又深入到血分，阴伤正衰是主要的，虽然邪气未罢，但必须以养阴分之不足和活血散血为基础，达到清热解毒的目的。凉血养阴，散血中之瘀滞，以清解血分之热毒。方中必须以咸寒、甘寒为基础，养阴增液并加活血祛瘀之品，凉解血分热毒。邪热深入血分，迫血妄行，见吐血、衄血、便血、溲血、斑疹或舌紫暗等，方用犀角地黄汤、清瘟败毒饮之类。使用凉血法应注意：①未动血者，不可过早使用凉血法。②温邪虽入血分，也应当考虑透热转气之理。③病久体弱，除药物治疗之外，饮食宜忌也应善加调理。

十、凉肝熄风法

本法是平熄肝风、滋阴潜阳、镇惊制止痉抽的一种方法。治疗温热之邪，逆传心包，内陷足厥阴经，热极生风。症见角弓反张、筋脉拘急等，治之用凉肝熄风，如羚羊钩藤汤。在温病后期，灼伤真阴，血不涵木，肝失濡养，虚风内动，脉多虚细而弦，用育阴潜阳，方如三甲复脉汤、大定风珠、小定风珠之类。

用熄风方法应注意：①实风以祛邪为主，虚风以扶正为主。但在体弱阴分不足之时，也见虚热灼阴，脉弦有力，此时当以养阴为主，兼顾有余之热，俟热减以后，再纯用滋养。②小儿温病有时因高烧引起一时性抽搐，切勿惊慌，仍宜清热透邪，热略降则抽自止，可以酌情少予凉开水饮之，以定其暂时抽搐。

十一、调节阴阳、增液复脉法

本法是滋阴养液，调节阴阳，使其相对平衡的方法。温邪久羁，阴液消耗过重，在卫分时，当以滋阴疏解；在气分时，热盛耗阴过度，津枯肠燥，糟粕内结，大便干结不下，可用增水行舟方法，如增液承气汤之类。若温邪日久，下焦真阴不足，可用填补真阴，滋补肝肾方法，如加减复脉汤或三甲复脉汤、大小定风珠等。在血分时仍先用透热转营再以透热转气或用滋阴熄风、活血祛瘀及凉血散血方法。

十二、回阳固脱法

回阳固脱法用于各种疾病中的后期，阴虚及阳或阳虚及阴，阴阳互不能固而产生虚脱时。温病的后期，阴虚及阳，气虚不能固表，致气阴俱虚，阴阳脱离，危在旦夕时，应用回阳固脱法。因汗下太过，阴液骤损，真气暴亡，阴阳离绝，可急用人参、附子、龙骨、牡蛎，以固脱护正，挽救于万一。

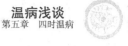

第五章　四时温病

一、风温

（一）风温的传变情况

叶天士说："温邪上受，首先犯肺"，吴鞠通说："凡病温者，始于上焦在手太阴"，均指出了温邪首先犯肺这一特点。温乃火邪，性主炎上，故风温之邪，上先受之。肺为华盖，其位最高，与鼻相通，故风温初起往往并见肺失宣降的病变，称为卫分温病。

肺卫之邪，不得外解，渐入气分，自上而下，由肺、胸膈、胃传至大肠，称为顺传。肺卫之邪，骤然内陷，深入营分，闭阻心窍，发生神昏谵语之症，称为逆传心包。所以造成逆传，原因与感邪的轻重和正气的强弱有关。感邪愈重，正气愈虚，尤其是心阴心气不足，或素有痰浊内蕴者，最易造成温邪逆传。叶天士说"平素心虚有痰，外热一陷，里络就闭"，即指此而言。

（二）风温的辨治

风温的辨治，首先要划分其不同的传变阶段。初起全是卫分阶段，继之根据其顺传和逆传的不同途径，可至气分或营分，很少深入血分。要分清病位在肺、胸膈，还是在胃、在大肠。再次就要辨识病变的性质，是风热初袭，还是郁热内蕴，是火热内炽，还是实热内结，是单纯邪热为患，还是兼食、挟痰等作祟。

风温的治疗亦有一定的规律，初起为风热袭于肺卫，故治疗采用辛凉轻疏，清解热邪，使肺卫热解，三焦通畅，热退而病除。如桑菊饮、银翘散等，切不可用辛温发汗，或解表药物。若用发汗解表法，其邪不唯不解，反生他患。亦不可一见发热，就过早重用寒凉，以免因凉遏阻气机，使邪热不得外透，反而内陷心包。

病至气分，自当以清为主，但要区分火热、火郁、痰热、热结等不同情况，施以不同的清法。如热郁胸膈宜清宣郁热；痰热结胸宜化痰清热；热炽肺胃宜辛寒清热；热结肠腑宜攻下泄热。热陷心包，炼液为痰，痰热阻闭心窍而致神昏谵语者，以安宫牛黄丸等清心豁痰开窍。

风温后期，邪热渐退，肺胃阴伤者，常有低热干咳，口渴舌燥，干呕纳差等症，不可再以苦寒清之，以免化燥伤阴，而宜以甘寒生津养液之品，滋养肺胃。肺阴复则气降而咳止，胃阴复则气降而得食，阴复而制亢阳，则低热自退。此善后之法，不可不知。

风温卫气营血的见证及治疗：

1. 风温初起必见卫分证，是风热邪气从口鼻而入，影响肺卫功能，在卫分时症见发热，微恶风寒，头微痛，无汗或少汗，口微渴，舌边、尖红，苔薄白略干，脉象浮数，咳嗽，咽红肿痛等。须遵《内经》"风淫于内，治以辛凉"之旨，采用辛凉清解之法，一般选用吴鞠通的银翘散。

银翘散方：连翘30克、银花30克、苦桔梗18克、薄荷18克、竹叶12克、生甘草15克、芥穗12克、淡豆豉15克、牛蒡子18克。上药共杵为散，每服18克，鲜芦根煎汤服。病重者，四小时一服，日三次，夜一次。轻者可六小时一次，日二次，夜一次。病不解者，再如前法服。

本方以银花、连翘轻清达上，清热解毒，薄荷、豆豉、荆芥辛宣肺卫，透郁热而外出，桔梗、甘草苦甘以泄热；牛蒡子开肺气而止咳；鲜芦根甘寒生津清热而利喉。此辛温、辛凉、苦寒、甘寒相配，共奏辛凉宣解肺卫之功。俾肺气宣，郁热解，卫气通，三焦调畅，津液充和，自然汗出热退，故不称发汗法。

风温犯肺，肺气宣降失常，临床以肺部症状为主。见咳嗽较甚，身不甚热，口微渴。卫气郁闭和发热的程度均较银翘散证为轻，且侧重于肺，故不宜再用辛凉平剂银翘散，可用辛凉轻剂桑菊饮，以宣肺止咳。

桑菊饮方：杏仁6克、连翘4.5克、薄荷（后下）2克、桑叶7克、菊花3克、苦桔6克、甘草2克、苇根6克。水二杯，煮取一杯，日二服。

本方以桑叶、菊花、薄荷辛凉轻清，疏散风热；苦梗、生草、杏仁苦甘泄热，宣肃止咳化痰；连翘、芦根清热解毒，生津止渴。诸药配伍，使肺气宣、卫气通，则咳止热退，其症自愈。

2. 风温热入气分，病位广泛，可涉及肺、胸膈、胃、大肠等脏腑，而且病情复杂多变，故证情最多，现择要述之。

热扰于胃，胃中浊气上逆则欲吐，然因胸膈气阻，故欲吐而不得吐。胸闷不舒热郁于内。治之宜抓住郁和热这两个关键环节，不可单清其热，也不宜仅宣其郁。若单以苦寒直折其热，必然寒凝气机，使邪无出路，加重热郁。若仅投宣郁之品而不清里热，恐热不能解而风热增重，故必须清宣兼顾，选用栀子豉汤加减。

栀子豉汤为张仲景所创，乃治胸膈郁热之祖方。方中用药虽仅两味，配伍巧妙，切中病机。栀子味苦寒而性宣阳，故清胸膈之热且除烦，又能通利三焦，是宣中有清，苦泄折热而又宣畅郁结；香豆豉辛苦微寒，宣展气机而开郁，透邪外出而不伤阴，有火郁发之之能。两药相须为用，宣降相因，清透并举，功效称奇。但在使用本方时，要注意药物的用量比例和煎服法。一般说，因以郁为主，其热不甚，寒凉药物易阻气机，故方中栀子用量要少，豆豉用量可多一些。若以热为主则反之。吴鞠通应用本方，以栀子五枚和豆豉18克相配，即是范例。在煎法上，宜先煮栀子，后纳香豉，意在取香豉轻清宣透气机，而畅胸膈，开达气郁。服药后，若气机宣通，正气涌邪外出有时可见呕吐，这说明气机已畅，可止后服。但必须注意，呕吐非必见之象，只要胸膈舒畅，热退烦除，即可停服。

栀子豉汤主要解决郁烦之症，若卫分之邪未净者，还须配合薄荷、牛蒡子等宣解肺卫，或再加入银花、连翘、桑叶等，以增清透邪热之功。若呕吐较甚者，可加竹茹以降逆止呕。若腑气不通，酌情加通腑泄热之品，俟腑气一通则有利于胸膈气机宣畅。

邪热化火伤津，热灼胸膈，壮热烦躁，心热如焚，唇焦咽燥，口渴引饮，甚则咽红肿痛，口舌生疮，舌红赤，苔黄燥糙老且干，脉滑数有力，治当上清下泄，凉解膈热，用凉膈散加减。

凉膈散：大黄、芒硝、甘草、山栀、薄荷、黄芩、连翘。

　　本方以连翘、薄荷、竹叶、山栀、黄芩清透上焦，泻火解毒；大黄、芒硝咸苦软坚，通腑泄热，导邪下行；甘草、白蜜甘寒润燥，缓硝黄之峻烈，调和诸药，使热祛而正气不伤。目前临床使用多改为汤剂，用量视患者年龄、体质及病情而增减。尤其是方中之大黄、芒硝，用量要小，以大便得通，膈热已减即可。余热未清时，可加银花、板蓝根等清热解毒之品，余热仍未清时酌情增减，以适为度。

　　若因肺热日久，炼液成痰，痰热阻肺，肺气不降，肺热不解必然下灼大肠，肠燥津伤，糟粕内停，阻塞腑气，以致肠腑热结，腑气不通，肺热难除。症见喘促不宁，痰涎壅盛，潮热便秘，甚则腹满硬痛，阳明腑实，其舌红且干，苔见黄腻或黄滑厚垢，脉数实有力，右寸为甚。治当宣肺气清化痰浊，攻热结以通腑气，选用宣白承气汤加减。

　　宣白承气汤方：生石膏、生大黄、杏仁、栝蒌皮。

　　本方为吴鞠通所创，属于加减承气之类，方中石膏辛寒入肺，达热出表；大黄苦寒直达大肠，荡涤热结，通畅腑气，引热下行；杏仁辛微温以利肺气而止咳平喘；栝蒌皮清肺热，开胸中之气以助化痰。此清、下并举，使肺与大肠之热并除。宣肺通腑，肺肠同治，故曰宣白承气汤。在临床时，常有肺热喘咳较重，而便秘不通，舌老垢黄而质绛时，必须肺与大肠合治，否则单纯用凉以定喘止咳，难以速愈。

　　3. 风温邪热入营，热势增剧，起病急骤，病情凶险，灼伤阴液，炼液为痰，痰热阻闭心窍。症见身热灼手，神志昏迷，舌蹇言涩，或时时谵语或昏愦不语，甚则四肢厥逆，舌质红绛少津，舌黄燥甚则干裂，脉见细滑而数或细数有力。根据入营情况，先用"入营犹可透热转气"方法。若单纯属于痰热蒙蔽，内陷心包，必先清心豁痰、芳香开窍，透心包邪热外出。可用清宫汤送服安宫牛黄丸或紫雪丹、至宝丹、神犀丹等皆可。

清宫汤方：元参心、莲子心、竹叶卷心、连翘心、犀角尖、连心麦冬。

清宫汤是吴鞠通所创，清宫是清膻中之意，因膻中是心之宫城，心包为心之外衣，膻中痰热能清则心窍自开。方中以犀角为主清心热，辟秽解毒；配元参以滋水制火，补心阴之不足并为方中之君药；麦冬甘寒生津，散心中秽浊之气，故以为臣；竹叶、连翘轻清透邪为佐；莲心甘苦而咸，交通心肾，故以为使。诸药皆用心者，取其入心、清秽浊而泄心热之意。全方以清心养阴为主，豁痰开窍之力不足，在痰热阻闭，神昏严重时，尚须配合安宫牛黄丸等豁痰开窍之品。

安宫牛黄丸、紫雪丹、至宝丹、神犀丹均具有清心豁痰开窍醒神之功。安宫牛黄丸有清热豁痰之长；紫雪丹兼有凉肝熄风，通腑泄热之能；至宝丹则擅于芳香辟秽开窍，对高热神昏，痰热阻闭之时用之；神犀丹功为开窍醒神，热闭时用之尤效。

4. 入血之初仍当考虑透热转营转气而解。若属阴亏津竭可用加减复脉法或三甲复脉以定虚风之动。灵活应用活血通络凉血育阴法。

（三）临床常见病的治疗

1. 温邪上受（如上呼吸道感染）

温邪上受，就是风温邪气从口鼻吸受之后，经呼吸道而内郁于肺，发生风温卫分证。因肺主卫而外合皮毛，所以发热而微恶风寒，头痛不重，咽红且痛，口干而渴，鼻塞甚则微咳。治疗时，但咳者，用辛凉轻剂桑菊饮加减；若但热不恶寒而渴者，用辛凉平剂银翘散加减。

桑菊饮方：桑叶9克、菊花9克、薄荷1.5克、连翘9克、杏仁10克、苦桔梗6克、生甘草3克、芦根10克。

加减法：①咳嗽较重，咽关作痒，痰不易咯者，此风热在肺，蕴郁不解，方中当加宣散风热之品，如前胡6克、炒牛蒡子5克、金沸草6克。②温邪蕴热较重，右手寸关弦滑数有力，舌红且干，痰渐稠黏，方中当加黄芩9克。③风温蕴热渐重，热灼伤津液者，口干且渴，舌质渐红，此时可加花粉9克以生津止渴。患者必须素食，防其停滞增热，否则可令蕴热加重，或转为气分阶段。④热邪初入气分，口干思饮，脉象洪数或滑数有力者，方中可酌加清气热之药。如生石膏10克、知母6克，以撤其热。但药量不可过大，因热势虽初入气分，防其凉遏气机，反而生变。⑤胃热过甚，温热化火，火热上炎，唇焦干裂，舌疮心烦，夜不得睡，心中懊侬，热在胸膈者，可加生栀仁6克、黄芩10克。⑥若口干心烦，舌黄根厚，脉象滑数有力，大便干结，小溲赤黄，可加大黄1.5克、元明粉1.5克。⑦如热甚迫血、衄血或便血者，加鲜茅根30克、小蓟10克、鲜藕30克。⑧若小儿心烦夜寐不安，舌黄根厚，舌尖起刺，此肝胆之热，胃不和消化欠佳，方中加焦麦芽3克、竹叶茹各3克、胡黄连3克、钩藤6克。

银翘散方：连翘30克、银花30克、苦桔梗18克、薄荷10克、竹叶12克、生甘草15克、芥穗12克、淡豆豉15克、牛蒡子18克。上药为散，每服18克，日四次，或每四小时一次。根据病情转化，随时煎汤剂急治。加减法可参考以上桑菊饮。

2. 温热喉痹（如咽炎等）

温热喉痹是风温在卫分的一个证候，虽有卫分的症状，但以咽痛且红、脉象浮数为主。舌苔多白干，质略红，或有头痛、寒热、咳嗽等。治疗宜辛凉清解，甘寒泄热，仿银翘散、甘桔汤意。

处方：苦桔梗9克、生甘草6克、薄荷1克（后下）、前胡3克、牛蒡子4克、银花9克、连翘9克、芦根10克、黄芩9克。

加减法：①头痛、寒热较重，脉浮数，舌苔白，咽微红者，重点仍以疏卫为主。方中用淡豆豉12克、炒山栀6克、荆芥穗3克、桑叶9克。②若以咽红、口干、心烦等热重为主，脉滑数较有力时，舌必干红，方中加用大青叶12克、青果6克、山豆根9克、锦灯笼6克。③若肺热较重，口干心烦，咳嗽痰黏，大便2～3日未通，可于方中加瓜蒌15克、黄芩9克、枳壳6克。④病人素体阴分不足，唇红舌干心烦，脉象细弦小数，当于方中加知母6克、细生地10克、元参10克。⑤外用吹喉药物：如冰硼散1克吹喉，或西瓜霜1克吹喉，或锡类散1克吹喉。

3. 温热喉蛾（如化脓性扁桃体炎）

温热喉蛾，往往由于喉痹治疗失当，病情加重而来，或温邪蕴热较重，邪热上灼咽喉所致。见身热骤升，心烦口干，甚则懊恼不寐，咽红肿痛，发生白腐化脓。大便2～3日不通，舌苔黄且干根厚，脉多滑数，或浮滑数，两寸尤甚。此属风温蕴热互阻气分，阳明腑实，积热上蒸，邪已从卫分入气分，必须用凉膈清泄方法。如凉膈散、栀子豉汤化裁。

处方：薄荷 1 克，黄芩 9 克、连翘 9 克、山栀 6 克、淡豆豉 12 克、生甘草 6 克、芒硝 1.5 克（冲）、大黄 2 克（后下），冰硼散或锡类散 3 克吹喉。

加减法：①若因气热过盛，阴津受灼，舌红苔黄无津时，方中加元参 15 克、麦冬 10 克、知母 10 克，以滋阴泄热。②若舌绛且干，舌体瘦老，心烦唇焦，此热势鸱张，阴津受灼，方中去薄荷、淡豆豉；加沙参 15 克、元参 15 克、川贝 6 克、花粉 10 克。③若咽红且肿，大便如常，口干唇焦，加沙参、麦冬、元参、知母；减薄荷、豆豉、硝、黄。④若热势不减，身热夜甚，脉象弦细，舌绛起刺，此乃气分之热灼伤阴津，急以甘寒增液，育阴清热。方中去薄荷、豆豉，加生地、白芍、元参、麦冬、石斛、沙参、牛膝。⑤热甚津伤，甚则热迫营分，鼻衄痰血皆见，可改用甘桔汤加育阴生津之品。药如：苦桔梗 9 克、生甘草 6 克、沙参 24 克、元参 15 克、生地黄 18 克、麦门冬 15 克、石斛 15 克、白芍 18 克、牛膝 3 克，紫雪丹 3 克外吹喉部。⑥若见身热口干，脉象滑数，头晕有汗，咽肿痛甚，此时以清气为主，但仍须配合疏卫之品，防其寒凉阻遏气机，反而热增。⑦如气热过胜迫及营分，鼻唇干裂，口舌生疮，必须用凉膈泄热育阴增液，但不可过用滋腻，恐其过腻滋润，气机不畅，热郁不解，反而增重。⑧根据舌苔腻润，浮白且干，此湿郁中宫，热在气分，当清气而不可过凉，如竹叶、蝉衣、僵蚕、连翘、山栀之类。脉若沉濡或舌腻胸闷者，酌加清化湿郁之品，药如杏仁、炙杷叶、半夏、冬瓜皮等。若属腻厚可加焦麦芽、神曲、焦山楂、槟榔、大腹皮等。

4. 风温咳嗽（例如支气管炎）

风温咳嗽，主要是由于风温蕴热与痰浊互阻，肺气升降失司所致。主要症状是咳嗽有痰，或咳势加重，吐痰黏稠，或咳震胸中痛等。治疗时，若卫分证未清，仍当先治卫分；邪已化热入气，则当清气，但不可过用清气药物，防其阻遏气机。若有积热、湿浊、痰火、积滞等其他原因，应辨证施治，不可一成不变。

风温初在卫分，若见发热微恶寒，头痛，咳嗽咽痒无痰，舌白且干，脉浮数，咽红不痛，二便如常，治以疏解肺卫为主。桑菊饮加减。

处方：荆芥穗 3 克、淡豆豉 10 克、前胡 6 克、炒牛蒡子 4 克、杏仁 10 克、桑叶 10 克、菊花 10 克、山栀 3 克、芦根 20 克。

加减法：①若脉象洪滑有力，舌红口干且渴，阵阵头额汗出，此为化热之象。酌加清气之品，如黄芩 6 克、芦根 10 克、竹叶 3 克、生石膏 6 克。②但清气之品不可过重，防其卫气不疏，病势加重。③若舌白微腻，脉象略有濡象。或恶寒明显，痰白且稀，此表气不疏，湿邪阻中，方中加苏叶 6 克、苏子 6 克、半夏 10 克。

风温已入气分，化热渐重，口渴思凉饮，脉洪心烦，但热不寒，阵阵头汗出，舌红苔黄且干，大便干结，小溲赤少，可用辛凉重剂白虎汤加减。

处方：薄荷 2 克（后下）、生石膏 15 克（先煎）、前胡 6 克、杏仁 10 克、浙贝母 10 克、知母 6 克、生甘草 3 克、连翘 10 克、竹叶 3 克、芦根 10 克。

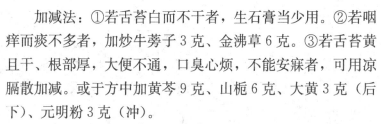

加减法：①若舌苔白而不干者，生石膏当少用。②若咽痒而痰不多者，加炒牛蒡子3克、金沸草6克。③若舌苔黄且干、根部厚，大便不通，口臭心烦，不能安寐者，可用凉膈散加减。或于方中加黄芩9克、山栀6克、大黄3克（后下）、元明粉3克（冲）。

风温至气分而夹湿邪，舌苔薄腻而黄，脉象濡滑而有力，咳嗽胸中满闷，头胀且沉重，周身乏力，大便不实。若有口干心烦，亦不欲饮，可用宣肺肃降，少佐芳化。

处方：苏叶子各4克、桑叶6克、菊花10克、前胡3克、杏仁10克、芦根15克、炒牛蒡子5克、半夏10克、陈皮6克。

加减法：①若舌根部苔厚，大便不畅，口味作苦，可于方中加保和丸18克（布包煎）、焦三仙各6克。②若湿痰较重，舌苔白滑腻，脉象沉滑，或濡软且滑，脘腹胀满，大便通而不爽者。方中加荆芥穗炭10克、莱菔子10克、白芥子4克、冬瓜子10克。

风热渐解，咳嗽痰吐不多，夜间病重，不得安寐，脉小滑略数，舌苔虽化而质红，可用轻泄肺热法。

处方：前胡6克、杏仁10克、金沸草10克、浙贝母10克、黄芩10克、炙枇杷叶10克、苏子10克、芦根10克。

5. 温热喘咳（例如大叶性肺炎）

温热喘咳，是风温病之较重者。主要症状是气分证，如身热头痛，喘咳，胸痛，口渴咽干，痰黏稠黄，甚至寒战，脉浮数或滑数。治疗以祛除风温郁热为主。但忌用大量寒凉药，否则反而凉遏，使气机闭阻。

风温袭肺，蕴郁化热，初入气分，高热寒战，头痛胸疼，有汗、口渴思凉饮，咳喘痰黄，脉象滑数或浮滑数。治疗宜疏卫宣化，清肃止咳。忌荤腥饮食。

处方：苏叶 6 克、生石膏 15 克、前胡 6 克、桑叶 10 克，杏仁 10 克、银花 10 克、浙贝母 10 克、芦根 10 克。

加减法：①如肺气不宣，喘促闷满者，加苏子 6 克、炒牛蒡子 10 克。②如发热口渴，汗出较重，脉洪滑有力而数者，加生石膏至 20 克、知母 10 克。③如气促痰声较重，舌苔黄厚，方中加莱菔子 9 克、甜葶苈 3 克。④如咳嗽不爽，咽痒者，加金沸草 10 克、炙枇杷叶 10 克。

风温蕴热已至气分，多有大热，大渴，寒战，胸痛，头面汗出，脉来洪大，舌多糙黄且干，咳嗽痰黏黄厚。热郁肺胃较重者，以白虎汤为主治疗。

处方：生石膏 30 克、生甘草 6 克、知母 6 克、前胡 6 克、杏仁 10 克、芦根 20 克。

加减法：①脉若沉涩，阵阵恶寒，火郁不解，方中减石膏用量，加蝉衣 6 克、片姜黄 6 克、僵蚕 10 克、苏叶梗各 4 克。②若是肺热过重，咳嗽痰多，体质强实者，可原方加三子养亲汤。③若喘促而胸中热甚，两寸脉滑实有力，方中加葶苈 10 克、旋覆花 10 克。④若属肺实夹有积热，脉实两寸搏指有力，体质强实，舌苔老黄厚者，可原方加枳实、大黄以攻之。

风温蕴热过重，来势又猛，逼邪内陷，神志昏沉，咳嗽痰重，高热不退，大便不通，脉来洪滑有力，治疗宜宣郁豁痰，通腑清气。

处方：薄荷 2 克（后下）、前胡 6 克、生石膏 10 克、菖蒲 10 克、片姜黄 6 克、瓜蒌 15 克、局方至宝丹 1 丸分两次

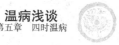

药送下。

加减法：①若属腑气不通，脉实有力，舌苔黄厚干，口味甚恶，腹中胀满，小溲色黄，可用牛黄承气法。②热郁不解，神志不清，脉滑实苔黄厚者，可去至宝丹，改用紫雪丹9克分二、三次服。③如昏迷，阵阵潮汗，脉濡滑数，按之无力，舌苔白腻，又在暑热季节，先考虑湿邪为患，用芳香宣透方法。

处方：佩兰12克（后下）、藿香10克（后下）、淡豆豉10克、山栀4克、厚朴6克、陈皮6克、菖蒲9克、郁金6克、芦根10克，六一散15克（冲）。

风温渐退，正气不足，往往缠绵不解。若脉弦细者，当考虑阴伤血少。当以养血为主。若两脉虚弱无力，舌淡润者，可用香砂养胃之类；但甘温之品禁用，防其伤阴生热。药用沙参10克、茯苓10克、枳壳6克、生白术6克、砂仁1克、白扁豆10克、生苡米10克、鸡内金10克。

6. 肺痈（例如肺脓肿）

温热内蕴日久，过食膏粱厚味，消化不佳，都能导致热蕴于肺，久则生痈化脓，成为肺痈。主要症状是咳嗽、胸痛、吐脓血痰、味腥臭。一般可按以下几个阶段进行治疗。

风温蕴热，内迫于肺。症见身热头晕，微有寒热，咳嗽咽干，胸部作痛，痰多黄稠，舌红苔腻，脉象滑数。治疗用辛凉清解，肃降化痰法。仿桑菊饮、银翘散方意化裁。

处方：薄荷3克（后下）、前胡6克、浙贝母12克、杏仁10克、苏子10克、黄芩10克、生石膏12克、鲜茅、芦根各30克。

加减法：①若上焦风热较重者，去生石膏，加白蒺藜

10 克、桑叶 10 克、菊花 12 克。②若痰浊肝火上冲，痰黄黏稠，加晚蚕砂 10 克、冬瓜子 20 克、黛蛤散 10 克（布包）。③若内热转重，舌红口干，咽红痛者加银花 10 克、连翘 10 克、大青叶 10 克。④若苔黄厚，肠胃积热者，加焦三仙各 10 克、槟榔 10 克、鸡内金粉 6 克（冲）。

肺热痰湿互阻，症见咳吐黏痰色黄味臭，舌红苔腻根厚，脉象滑数有力，两寸尤甚。治疗必须清泄肺热，化其痰湿，仿葶苈大枣泻肺汤、皂角丸意化裁。

处方：甜葶苈 6 克、前胡 6 克、黄芩 10 克、桑白皮 12 克、皂角 6 克、苦桔梗 10 克、生甘草 6 克、银花 15 克、川贝母粉 3 克（冲），醒消丸 6 克（分服）。

加减法：①若表气未宣时，仍宜加用疏解表邪之品，如苏叶、豆卷，甚则荆芥穗、防风皆可。②若胃肠湿滞，舌苔黄垢根厚者，用苦泄清化为主，方中加黄连 6 克、栀子 6 克、焦三仙各 10 克。③若热渐入营，舌绛口干，唇红心烦者，当加凉营泄热之品，如鲜茅根 30 克、赤芍 10 克、白头翁 10 克、炒地榆 10 克。④若大便干结者，可加大黄 3 克（后下）。

热蕴日久，症见咳嗽痰黄，其状如脓，臭秽难闻，身热烦躁，憎寒，胸痛，夜寐不实，溲黄，脉象弦滑数，舌红口干。治疗用清化痰热，活血化瘀方法。

处方：鲜苇茎 18 克、冬瓜子 30 克、桃仁 6 克、薏苡米 30 克、鱼腥草 30 克、甜葶苈 3 克、黄芩 10 克、皂刺 3 克、银花 30 克、犀黄丸 3 克，分两次送下。

加减法：①若湿邪较重者，凉血药物及苦寒之品要酌减其量。或方中可加祛风药物，以风胜其湿也；但量不可重，防其辛温助热。②热郁在气分不解者，加杏仁、防风，以开其郁，疏其气机。③热毒较重者，加蚤休 10 克、连翘 10 克、赤芍 10 克、花粉 10 克。④舌苔浮黄根厚，两关独滑，此胃肠积滞不化，在原方中加用焦三仙各 10 克、鸡内金 10 克、槟榔 10 克。

肺痈破溃脓血排净之后，痰已无味，咳嗽大减，形气瘦弱，舌红口干，低热退而未净，脉象小弦细而数。治疗当甘寒育阴，活血通络。

处方：南北沙参各 30 克、麦冬 10 克、川贝母粉 3 克、苦桔梗 10 克、生甘草 6 克、生苡米 30 克、赤芍 10 克、桑白皮 10 克、地骨皮 10 克。

加减法：①肺痈溃后，余热不清，不可专用苦寒或解毒之品，必当调和气血，药如白芍、当归、茜草等，既要活瘀，又要养血，切不可一味攻破，也不可纯补养。②若长期难以恢复，可能正气不足，经详审脉象、色泽、舌苔等，属气虚者当酌以益气，属阴伤可增液育阴。若属结核或其他原因者，当仔细考虑，酌情用药。益气可用黄芪、白术、茯苓、炙草、太子参等。养血可用四物加旱莲草、女贞子等。③若有湿邪留恋，当重点治湿，湿减可用茯苓、扁豆、冬瓜皮、生白术等以扶脾养正。

二、春温

春温是伏邪温病，由于温邪郁久化热，至春季随阳气开泄，自内而外，或再感新邪引动伏热而发的一种伏气温病。开始即以壮热、烦渴，甚则神志不清、昏迷痉厥等里热过盛，阴分不足为主要症状。

（一）春温的致病原因

春温的致病原因，首先是感受了冬令的寒邪。但其发病又不是直接由寒邪所致，而是寒邪潜伏体内，郁久化热，至春伏热外发所致，故体内伏热才是发病的直接原因。就是说只有寒邪转化为热，或是热郁于里才能成为春温。

古人认为，导致寒邪侵袭，潜伏体内的内因，是冬令失于闭藏，精气暗为发泄，肾气先虚，故而成为春温。春温的发病形式有"伏邪自发"和"新感引发"两种情况。伏邪自发者，是由于寒邪郁久化热，内热渐炽，至春季少阳升发，阳气开泄，内热随之骤然外泄，所见之证为纯里热之象。新感引发者，是由于内有伏热，又新感春令之邪，内外相引，内外同病，除见里热证外，还兼见恶寒，无汗，咽红，口渴，头晕，咳嗽，身热等卫分证。

本病开始有发于气分和营分的不同。发于气分者多是正气抗邪能力较强，病情尚轻，治疗以清气为主。若发于营分，说明病位较深，营中阴液亏损，正气抗邪之力较弱，故病势较重。但是，若能临床治疗得当，或能运用"入营犹可透热转气"的理论，亦可逐渐转出气分而解。如治疗失当，延误病机，即是邪在气分，亦会迅速深入营血，造成病情恶化。宜采取积极有效的治疗措施，促使病情向愈。

（二）春温的辨治

1. 发于气分，热邪炽盛

春温乃伏热从里外发，故身热不恶寒。热邪炽盛，灼伤津液，故口苦而渴。胃热上逆，失于和降，故时而干呕。热扰心神，故心烦而夜寐不安。心热下移膀胱故溲短赤。热在气分，故舌红而苔黄且燥，热邪蕴郁，故脉来弦数。可用吴鞠通黄连黄芩汤苦寒折热方法。

黄连黄芩汤（苦寒微辛法）：黄连6克、黄芩6克、郁金4.5克、香豆豉6克。水五杯，煮取二杯，分两次服。

方中黄连、黄芩以泄心肺之热，取苦寒折热方法，郁金味辛寒，辛以开郁，寒以泄热，入血分以化瘀活血，有疏调肝胆，清其郁热；香豆豉味辛性微温，有宣发郁热，驱邪外出之能，适用于邪热内郁，疏解卫分之功。四味相配，清热中有宣达气机之能，使邪热有外达之机，方中清热解郁之力强，保津之力弱，若阴伤者可增玄参、白芍以养阴生津，酸甘以和阴也。柳宝诒说："治伏气温病，当步步顾其阴液"。

2. 发于营分，阴液早伤

邪热入营，营阴早伤，心神被扰，故日夜发热，夜甚于日，以夜间热重，邪热耗伤营阴。夜间阴气主令，阴得阴助，故正邪亢争有力，营气通于心，心主血藏神，今营阴伤不得藏神，故轻则烦躁，重则神昏谵语，咽干，口反不渴，邪热入营，蒸腾营阴上潮，口得津液濡润，故不甚渴。舌绛无苔，脉象多以细小且数为主。此多因伏热过盛，耗损营阴，故病情多在阴分。治疗以清营养阴方法，用清营汤。

清营汤（《温病条辨》方，此咸寒苦甘法）：犀角9克（用水牛角代用亦可）、生地15克、元参9克、竹叶心3克、麦冬9克、丹参6克、黄连4.5克、银花9克、连翘（连心用）6克。水八杯，煮取三杯，日三服。病重时可每四小时服一煎。每日两剂。每剂分三次服。

本病为热在营中，损伤营阴，故治疗抓住清营热、养营阴、透热转气这三个环节。清营汤中以犀角（水牛角代）之咸寒，入营分而清营中之热；黄连入心营其味苦，能助犀角清热解毒；生地、元参、麦冬，滋养营阴而清润邪热；丹参除血中瘀热而安神；银花、连翘、竹叶清轻宣透，有透热转气分之能。诸药配伍，相辅相成，应用得当，自有其效。

若热在营分，兼有恶寒无汗、头痛、咳嗽等卫分证时，亦应于清营汤中，加香豆豉、薄荷、炒牛蒡子等宣透肺胃之品。

3. 热结于肠

春温患者由于素体阴亏较甚，里热炽盛，复伤其阴，故热结肠间，多有明显阴虚之候，严重时可因阴损而耗气，伴有气阴两伤之证，这与风温病中所见的单纯阳明腑实证不同。

（1）腑实阴虚：本证既有潮热、便秘、脉沉等阳明腑实气分热证，又见形瘦、口干、舌燥红绛、苔焦黄而口臭、脉象沉取滑数有力等。治之当用滋阴攻下法，如增液承气汤（《温病条辨》方）。

处方：元参30克、麦冬（连心）24克、细生地24克、大黄9克、芒硝4.5克。水六杯，煮取四杯，先服一杯，大便不下，隔四小时再服。

本病为邪实阴虚之证，故治疗不可纯予攻邪，而宜邪正兼顾，以取滋阴液、攻热结，双管齐下的方法。增液承气汤中重用元参、麦冬、生地，大补阴液，增水润燥有助通腑；配大黄、芒硝推荡下夺，共奏通腑泄热之功。本方适用于温病阴伤腑实，临床应用甚多，是养阴液而不恋邪，攻结而不伤阴，通腑效果胜于单纯攻下。

（2）腑实兼气阴不足：本病多由上证发展而成，腑实必伤阴，应下失下，迁延日久，阴损及气，故表现出上证，且增加了气不足之证，阴虚的程度也有所增重。用增液承气汤滋阴攻下已不能胜任，故改用益气养阴，攻下热结，仿新加黄龙汤治之。

处方：细生地 15 克、沙参 24 克、元参 30 克、麦冬 15 克、当归身 6 克、海参（洗净二条）。水八杯，煮取二杯，先服一杯，如腹中转矢气者，为欲便也；加用沙参 30 克、人参粉 6 克，煎汤温服之。

本病为正虚邪实，病情重笃，攻之不行，补之不可，故以本方攻补兼施之法（古人每以黄龙汤，攻药与补药共进）。

（3）腑实兼火府热盛：腑实津液大伤，潮热便秘，小肠热盛，津液被灼，小肠为火腑，主分别清浊，津液不得下渗膀胱，壅滞气机，故小便灼热涩痛。舌红苔黄糙老根厚，全是气分热盛伤津之征。脉沉细弦小数按之有力，说明实邪内结。用导大肠之滞，清小肠之热法。方用导赤承气汤（《温病条辨》），原方去黄柏，加元参 15 克、沙参 15 克。

处方：赤芍 9 克、细生地 15 克、黄连 6 克、沙参 15 克、元参 15 克、生大黄 9 克（后下）、芒硝 3 克（冲）。水五杯，煮取二杯，先服一杯，大便不下，四小时后再服一杯如前法。

方中减黄柏者，恐其燥也；增元参、沙参，一为咸寒增液以润燥，一为甘寒益气以清气分之热。在临床时特别注意，不可见小便不利而用利尿之品，一恐淡渗伤阴，又恐利尿伤肾。故吴鞠通常言："忌五苓、八正辈"。

4. 热邪深入至营血

春温初发气分，不从外解，可很快深入营血。若初发营分者，则入血尤速。常见证候有热盛动血、肝热动风，亦可见到气营或气血两燔之证。

（1）热盛动血：热入血分，灼伤血络，血热妄行，溢于脉外。血分之热虽盛，但阴液被耗，故见灼热无汗之象。血热而心神失于潜藏，故躁扰不安，甚或昏狂谵语。血溢脉外，瘀于皮下则为发斑，斑色紫黑说明热毒深重，阴液大伤。热灼肺胃之络，则见吐血、衄血。热伤大肠、膀胱之络，则便血、尿血。若血溢肠间，瘀久色黑，故见（潜血）黑便。瘀热内阻，故口干而时欲漱口不欲下咽。舌质深紫或绛或有瘀点瘀斑。脉多沉数细滑，全是血分热盛之象。治疗可用凉血散血，清热解毒，方用犀角地黄汤或增减运用。犀角地黄汤（《温病条辨》方）。

处方：犀角1克（用水牛角9克代）、生地黄30克、生白芍30克（原方9克）、丹皮9克。水五杯，煮取二杯，分两次服。若病重者可连续服，每三小时服一杯。

此乃热入血分，迫血妄行，致血溢脉外，故首用凉血解毒，以清血分之热为主，血热除则迫血妄行必止。但由于热伤阴液，血液黏滞，凝而为瘀，或已离经之血，瘀滞不去，阻于脉络，使血不能流畅，最易外溢而血积聚亦是造成出血原因。在治疗时还需滋养血中津液，配以活血化瘀之品，以除其血中积聚。犀角地黄汤中以水牛角之咸寒入血，凉血解毒；生地甘寒，养阴清热，增血中津液，去血中瘀滞；丹皮辛寒，凉血活血，散血中伏热；白芍酸甘寒以养血和阴，且祛瘀生新，然从临床实践中观察，养阴分以白芍为好，祛瘀血仍是赤芍为当，所以说当用赤芍或赤白芍同用。本方是凉血而不寒凝，止血而不留瘀，养阴兼以泄热，活血以利止血。可谓法度严谨，配伍精妙，为治血热动血之良方。

此外，根据临床出血的部位不同，可在本方的基础上，加入相应的凉血止血药物。如吐血、发斑者加茅根、白头翁、知母、茜草等；衄者加侧柏炭、牛膝等；便血加槐花、槐米、地榆、白头翁、赤小豆等；尿血者加小蓟、血琥珀、三七、云南白药等；血液之病尤其是血热妄行出血，以鲜藕煎汤徐徐饮之最佳。

（2）气营两燔：本阶段为气分邪热未解，而营分或血分之热又盛，形成气营或气营血三燔之候。气营两燔者，可见壮热，口渴，头痛，烦躁，舌红绛，苔黄糙老无液。一般无出血现象，病情尚轻。若再重时，可气营血三燔者，除见气分证外，又见营分证，还出现明显出血现象。此时病势较重，治疗时以气营血三清方法。用加减玉女煎增味。

处方：生石膏 30 克、知母 12 克、元参 18 克、细生地 30 克、沙参 30 克、赤芍 24 克、僵蚕 9 克、片姜黄 6 克、茅芦根各 30 克。水八大杯，煮取四大杯，分三次服。夜间仍服一剂，煎服如前法。

由于气营血三燔不同于气血两燔及气营两燔。故药物、服法，皆当加重，以抢救其急。方中用加减玉女煎清气凉营，滋阴养液，如病势重，当增量；沙参以甘寒清气增液，并有益气之功；加赤芍以凉血化瘀；增姜黄是助赤芍之活血化瘀之力；僵蚕有清风祛热之能，因其味咸又有破结之功；因属动物之品故轻灵升和，有升清降浊之力；茅芦根是清气而又凉血；若血热较重时，可加水牛角 24 克、丹皮 12 克。根据临床具体情况，酌情增损用药。

（3）温邪日久，真阴不足：春温日久，阴分灼伤，肝肾下元不足，多导致正虚邪热不清。因阴液不足而火热更炽，故身热不已，口干咽燥，心烦急躁，夜不成寐，舌瘦干而液少，苔黄糙老而质红绛，脉象以细数为主，若真水过耗，心火独亢，形成下虚上实之象。治疗用育阴清热方法，如黄连阿胶汤之类。

若属阴伤血少，肝风内动，邪热深入厥阴，身热壮盛，舌绛如朱，手足躁扰，甚则瘛疭，狂乱痉厥，脉象细弦小数，沉取有力，必须急则治标，先清邪热以定风邪，缓其抽搐。用羚羊钩藤汤加减。

温邪经久不愈，热邪耗阴，损伤正气，身热不退，手足心热甚于手足背，口干，形瘦，面色暗浊，舌瘦唇干，舌红绛甚则紫暗，舌面干裂，心悸烦躁不安，两耳鸣响，两脉细小滑数或有结代，神疲倦怠，心气不足，心中不安，全是肾精亏损，下元虚衰，虚热上亢，营血大伤。治疗必须滋补真阴，以复其脉，可用吴鞠通加减复脉汤（《温病条辨》）。目前我们在临床中，要以大量育阴增液缓缓口服，再用液体静脉输入。用药要根据当时具体情况，酌情加减。甘温药切不可用，高热量饮食，暂不可进。

（三）临床常见病的治疗

1. 春温（流行性脑脊髓膜炎）

流行性脑脊髓膜炎是发于春季的传染病。本病初起即见里热阴伤，或表里同病，故属春温范围。其原因是由于冬令人体精气失于固藏，感受邪气伏藏于里，郁久化热，至春月阳气开发，伏热外溢，或因再感新邪引动伏热而发本病。由于本病是伏热为患，所以发病初起就见高热、烦渴、头痛、恶心、呕吐等症，有时皮肤黏膜出现瘀点或出血斑，脉象多以洪滑数为主，舌质绛干，舌形偏瘦，苔黄糙老，舌尖部起芒刺，甚则神昏痉厥。本病以 15 岁以下儿童较为多见。临床特点：发病急，传变快，变化多，病情重，如叶天士所说："温邪传变最速"。前人认为是属伏气温病，所谓"冬伤于寒，春必病温"，是由内而外发的温邪。由于人体有体质强弱的差异，内热蕴伏亦有轻重不同。初起虽为里热见证，但有邪在气分及营分之别。

（1）春温发于气分证：本病乃伏邪内蕴，从内而外。热郁于里，故见心烦口干，身热不恶寒，口苦渴饮，小溲赤少，舌红苔黄，脉象洪滑而按之弦滑数。若属新感引动伏邪，可能伴有头痛、恶寒、无汗或少汗等卫分证，治疗时一定酌情少佐疏卫药物。可用吴鞠通《温病条辨》的黄连黄芩汤加味。

处方：黄连 3 克、黄芩 10 克、郁金 9 克、香豆豉 10 克、生石膏 15 克、元参 15 克、芦根 10 克。

加减法：①若卫分证明显，舌苔白，舌质不红，口不干燥，口不渴引者。减生石膏、元参。②若脉洪滑有力，口渴引饮，身热头额汗出，甚则遍体有汗者加生石膏至 30 克、知母 10 克、花粉 10 克。③若舌质红，苔黄根厚，大便不畅，腹中不舒，右脉关尺滑而略有力时，此消化欠佳，当方中加焦三仙各 10 克（即焦麦芽、焦山楂、焦神曲三味）、槟榔 10 克、山栀 6 克。

（2）春温气营两燔证：因为本病是伏邪温病，从内往外而发，可能开始即为气营两燔之证，见高热，口渴，心烦，头痛，烦躁不宁，肌肤发斑，甚则吐血、衄血，舌绛干裂苔黄根厚，脉来滑数，按之尤甚。治疗应用两清气营方法，仿吴鞠通《温病条辨》加减玉女煎。

处方：生石膏 20 克、知母 9 克、元参 10 克、生地黄 15 克、麦冬 10 克、蝉衣 6 克、僵蚕 10 克、片姜黄 6 克、茅芦根各 20 克。

加减法：①若气血两燔之外，尚有卫分证之恶寒，头痛，咳嗽咽干时，方中加淡豆豉 10 克、山栀 6 克、杏仁 10 克、枇杷叶 15 克。②若心烦急躁，胸中满闷，每夜因梦惊醒，属热郁于内，当以宣郁升和兼泄胆热，方中加瓜蒌 15 克、枳壳 6 克、杏仁 10 克、大黄粉 1 克（冲）。③若咳嗽痰黏且多，舌苔黄腻根垢，脉象沉取或按之濡软，此痰湿化热阻于膈上，当加苏子 10 克、清半夏 10 克、蛇胆陈皮 3 克（冲）。但甘寒滋腻之品暂不宜用，防其助湿作喘不利于病。

（3）春温热在营分证：春温邪热，深入营血，血热炽盛，往往迫血妄行。但热入血分，亦消耗营血津液，故灼热无汗，躁扰不安，甚则神志不清，舌红干裂质绛，苔黄根部尤甚，尖部起刺，糙老无液，脉沉弦细数。热邪入营，迫血不能循经而溢于外，故见各种出血之证，如吐、衄、便血，或斑疹紫黑，唇暗或黑，都属热邪深入营血之象。治疗应清热解毒，凉血散血，用犀角地黄汤之类加减。

处方：犀角粉 1 克（或用水牛角 6 克研细冲）、生地黄 15 克、赤白芍各 10 克、丹皮 10 克、紫草 10 克、地丁草 10 克。

加减法：①若皮肤斑出，热邪闭郁，当以开其郁热，活血凉营，方中加蝉衣 6 克、僵蚕 10 克、片姜黄 6 克、大黄粉 1 克（冲）。②若吐血色紫，可加鲜茅根 30 克（干者亦可）、知母 10 克、黄芩 10 克、茜草 10 克、白头翁 10 克、牛膝 3 克。③若衄血较重，加侧柏叶 10 克、鬼箭羽 10 克、干荷叶 10 克、牛膝 3 克。④如便血多时，方中加槐花 10 克、地榆 10 克、荷叶 10 克、藕节 10 克。⑤若小便带血较重时，加鲜茅根 30 克、鲜藕 60 克、小蓟 10 克、血琥珀 3 克（研细末装胶管分两次服），若病势重者再加三七粉 3 克。⑥若因热邪深入而神志昏沉者，可加安宫牛黄丸半丸分两次服，或神犀丹一丸分两次服。⑦若因热邪较重，热郁内陷心包，神志昏厥者，加用局方至宝丹一丸，用菖蒲 10 克、郁金 10 克、杏仁 10 克，煎汤送服丸药。⑧如因热而抽搐，热盛动风，舌绛干且龟裂，脉象细数而有力者，可于方中加羚羊角粉 0.5 克、钩藤 15 克、菊花 10 克。⑨若阳明腑实，舌苔糙老黄厚，质绛且干，腹胀大便 6～7 日不通者，加大黄粉 3 克、芒硝粉 2 克（冲）。⑩若体质薄弱，阴分素亏，病温日久，津液不足而便秘者，在前法之中加海参 30 克（先煎）、细生地 30 克、白芍 15 克、瓜蒌 15 克。

（4）热灼真阴证：温热久病，肾阴不足，水不济火，心火上炎，水火不能既济，故身热口干，心烦不得卧，舌质红绛。干裂成沟，干燥无津，苔黄，脉细小且数，小溲少而色深。治疗宜甘寒增液，滋肾阴以泄虚火。仿黄连阿胶汤加味。

处方：黄连 3 克、黄芩 10 克、阿胶 10 克（烊化）或阿胶珠亦可、白芍 15 克、煅龙牡各 10 克、鸡子黄两枚，汤药煎好，俟温再加鸡蛋黄拌匀。

加减法：①若属津液亏乏，水不济火，脉弦细而数，舌干绛龟裂，方中生白芍加量至 20 克、加鲜生地 20 克、沙参 20 克、麦门冬 10 克。②若虚烦不得眠者，加远志肉 10 克、炒酸枣仁 10 克、莲花头（即莲花未开之花苞）两枚、生龙牡各 10 克。③若属老年阴液素亏，可加西洋参粉 6 克，分 3～4 次水送下。温病阴伤虚热不退之时，切不可吃荤、腥及辛辣食物。

肾阴亏耗，肝阴不足　温热日久，损及肝肾之阴，邪少虚多，故身热不重，以低热为主。口干心烦，手足灼热，夜间尤甚，神倦心悸，皆是心阴不足，肾阴也亏，脉象弦细按之虚缓结代，舌红无液且干，治疗当以滋补肝肾之阴，俟阴复则热即除。可用加减复脉汤。

处方：炙甘草 10 克、生地 15 克、麦门冬 15 克、阿胶 10 克、麻仁 10 克、生白芍 20 克、沙参 10 克、生牡蛎 20 克。

加减法：①若心烦口干，汗出气短者，方中加南北沙参各 30 克、石斛 20 克。②若心中憺憺大动，心无所主，神倦脉虚，舌绛少苔，时时欲脱，两目无神，面色暗淡，此属阴阳即将离决之危象，急用三甲复脉汤，以滋阴潜阳。

处方：炙甘草 10 克、干地黄 10 克、生白芍 10 克、麦门冬 10 克、阿胶 10 克、麻仁 10 克、生牡蛎 30 克、生鳖甲 20 克、生龟板 20 克，或用大定风珠，即三甲复脉汤加鸡子黄与五味子。

2. 温热发疹（麻疹）

本病多见小儿，以 1～5 岁发病率最高。多发生在冬春季节，有传染性。本病虽以发疹为基本特点，但其病因属温热邪毒为患，故属温病范围。由于风热内蕴，深入营分，卫营合邪，肺先受之，故病开始为发热、呛咳、无痰、鼻塞涕多，热在营分故夜寐不安，小溲赤黄，舌红苔厚，脉象滑数。皮肤隐见红点，咽红，口腔黏膜先出斑点，流泪畏光，眼睑浮肿，烦躁啼哭，有时腹痛微泄，发热三四天后皮疹先从耳后、颈部出现，口腔上腭部明显先见。出疹时体温增高，子、午、丑、未时尤甚，故称疹潮，疹出3～4天后皮肤有色素沉着，两周后逐渐消失。

初期：以发热呛咳，咽红，口腔上腭先出斑点，舌红，脉弦滑数为主。治疗当以疏风宣肺透疹为法。

处方：薄荷1克（后下）、蝉衣3克、前胡3克、芦根10克。水煎徐徐饮之，切不可用辛温之品透发，防其热增作喘。

发疹期：疹出之后，发热仍重，呛咳，咽红，口腔上腭红点较重，眼睑眵多，腹中阵痛，舌红，脉滑数。治疗当以轻疏和营透疹法。

处方：生地黄6克、蝉衣3克、炒牛蒡3克、鲜茅芦根各10克、钩藤6克。水煎，徐徐饮之。

恢复期：皮疹出全，一般需3～4天左右。皮疹依出疹先后顺序逐渐消退。身热亦渐次下降至正常。但皮肤色素沉着未退净，约需两周时间。在恢复期，由于热邪已基本外泄，周身功能一时难以恢复正常，此时需注意饮食，宜素食、软食、少食，可用调理肠胃方法。

处方：鲜茅芦根各10克、杏仁6克、焦山楂6克、生地黄6克。水煎，缓服之。

麻疹护理方法：保持室内温度在20～24度左右。并须增加室内湿度。在发疹期一周左右，因两眼结膜炎症，室内光线以暗为好。室内要清洁、安静，空气要流通。其他饮食等护理见前述。

三、暑温

暑温是夏季感受暑热之邪，初起的症状，以高热、烦渴、汗多、脉洪大有力为主。特点是发病急骤，传变迅速，易伤津耗气，重则闭窍动风，是一种暑热季节里常见的疾病。

早在《内经》中就有暑病的简要论述，指出："凡病伤寒而成温者，先夏至日为病温，后夏至日为病暑"，"因于暑汗，烦则喘喝，静则多言"，这为暑病诊治奠定了基础。朱丹溪以冒暑、中暑、伤暑分暑病的轻重虚实。张洁古以静而得之为中暑，动而得之为中热，中暑为阴证，中热为阳证。张介宾以夏月受寒者为阴暑，夏月受热者为阳暑。吴鞠通提出了暑温的病名。并创立了一系列治疗暑温的有效方剂，使暑温的诊治日趋完备。

根据暑温的发病季节、临床表现和传变特点，大致可包括现代医学的传染病，如流行性乙型脑炎，以及夏季的感冒、中暑等，这些疾病均可参考暑温的辨证论治。

暑为火热之邪，其性酷烈，传变最速，侵犯人体一般不见卫分之证，即可直接见气分炽热之象，故有"夏暑发自阳明"之说。虽然初起可以不见卫分证，但本病绝不是伏邪致病。

暑为阳邪，其性开泄，最易致汗出伤津耗气。同时，暑为火邪，心在五行属火，同气相求，故暑邪易入心经，阻闭心窍。暑为热之极，热极则筋脉受灼，故易引动肝风，成为暑痫之病。

暑温后期，多数患者随着邪解热退，津气渐复而痊愈。

但在病程之中，常可出现昏痉等危重症状，若失治、误治，常常因痰热留于包络，机窍不利，日久不能解除，而产生痴呆、失语、耳聋、行动不利等后遗症。

（一）暑温的辨治

暑温是感受暑热邪气导致的疾病，清暑泄热是本病的基本治疗方法。暑热挟湿则当清暑祛湿为主；若暑热而兼外寒者，则在治暑的基础上，兼解外受之寒邪；因天热受暑，而过度恣食寒饮者，一定要先祛其寒闭，再行解暑；暑热伤气，津液不足者，当益气生津；如属暑热窍闭，或导致动风者，当以清心豁痰开窍，凉肝熄风定抽。

1. 暑热在气

暑热中受，初起最常见之候主要在阳明气分，表现为气分炽热之证。临床见症为壮热心烦，头晕胀痛，面赤气粗，大渴引饮，遍体汗出，舌苔黄燥，脉象洪数，甚则气促作喘，汗出形寒，脉似洪而按之无力，舌胖淡润。

阳明无形气热炽盛，故表现为壮热、烦渴、汗多、脉洪大而数，这与风温邪在阳明之气分热盛不同。由于暑性酷热，伤津耗气，故发病之后，热耗气分，很快出现阳虚之汗出形寒，气出粗促，面色暗淡，疲乏无力。脉象由洪滑大有力而逐渐转为洪虚无力，按之似芤，沉取若无。凡见此等症，即说明暑伤元气，暑入阳明。暑热伤津耗气，故形寒而四肢不温。治法当以清暑泄热，或兼益气生津。

白虎汤方（《温病条辨》）：生石膏30克（研）、知母15克、生甘草9克、白粳米一合。水八杯，煮取三杯，分温三服，病退减后服，不知，再作服。

本证虽见气分里热炽盛，但毕竟是无形之热弥漫，其邪热向外，以达表为顺，故以辛寒之剂，因势利导，引邪外达，清气分之热盛。方中用生石膏微辛大寒，清泄气热，达热出表；配知母清热养阴；生甘草以泄火解毒；粳米保津液以养胃气。四药合用，共奏清热生津之效，为治阳明无形气热之主方。吴鞠通在《温病条辨》中指出："白虎本为达热出表，若其人脉浮弦而细者，不可与也；脉沉者，不可与也；不渴者，不可与也；汗不出者，不可与也；常须识此，勿令误也"，这说明，此方必须热盛气壮之时用之。若脉弦细，则是阴之不足，要以顾阴为主，不可清气。脉沉者为在里，在里时多为不足；不渴者，不是阳明热盛，汗不出，不是阳明热盛，均不可用白虎汤。

作者认为，在运用白虎汤时，一定要分清是否热在阳明。早期可能热盛，如高热、大汗出，必然消耗气分及津液，脉若洪滑大而力稍弱时，即可方中加用沙参30克。如病人体弱，或年岁稍高，汗出略多，脉象虽洪但力弱时，可在加沙参同时。加入太子参10克。若舌润、脉已下垂甚至沉位，当用党参以益其气。均根据当时情况，酌情增量。

2. 暑热夹湿

暑温兼湿之证不同于纯受暑热之邪所致的暑温本证。其所感之邪为热与湿两种不同的邪气。所见之证既有暑热的表现，又有湿邪的特征，这是暑温兼湿的特殊性。但本证毕竟发生于暑温之中，故以暑热症状为主，这与湿温初起以湿为主是截然不同的。

（1）暑湿阻中：暑温兼湿，困阻中阳，脾胃运化失灵，最易发为本病。湿阻太阴，脾胃受遏，阳明之热又重，故见大热、大渴、有汗、脉洪大而濡软力弱。自觉乏力，胸中满闷，四肢无力，舌红苔黄厚而腻。说明气分热盛，而兼湿阻。治疗必须在清气热的基础上，加用化湿醒脾之品。可用白虎加苍术汤加味。

处方：生石膏 15 克、知母 6 克、甘草 6 克、粳米 20 克、苍术 10 克、藿香 10 克（后下）、佩兰叶 10 克（后下）。

本病以阳明暑热为主，太阴脾湿次之，故治疗以白虎汤辛寒清阳明里热，因脉濡、乏力、胸闷、四肢酸软、舌苔黄腻厚，为湿邪之候，必须加苍术以苦辛温，开郁以化湿邪；藿香以解暑祛湿，疏和表分；佩兰辛香芳化以祛暑邪。

（2）暑湿蕴郁，互阻不化：暑热挟湿，蕴郁不化，弥漫三焦，其邪不在一脏一腑，而是弥漫上、中、下三焦。暑热上蒸，则身热面赤。热蒸湿动，上蒙清窍，则耳聋失聪。湿阻上焦，气机不宣，故胸闷气促而呼吸不畅。热郁不解迫肺灼伤肺络，则咳痰带血。中焦气机阻遏则脘腹作胀，痞满不舒。脾湿不运，则大便溏薄。水注肠间，故下利稀水。热灼津液，则小便短赤。热灼湿阻，故口虽干渴而不多饮。舌红、苔黄滑腻，脉象沉濡而力弱，全是暑热夹湿之象。治疗当以清暑利湿，宣畅三焦。可仿三石汤（《温病条辨》方）。

处方：飞滑石 9 克、生石膏 15 克、寒水石 15 克、杏仁 9 克、竹茹 6 克、银花 9 克、金汁一酒杯（冲）、白通草 6 克。水五杯，煮成二杯，分两次温服。

暑湿蔓延三焦，故须清利三焦暑湿。然纵观本证，以暑湿蕴于上焦为重，肺气因之郁阻，故治宜宣肺为主。肺主一身之气，肺气宣则气机畅。三焦通故湿有去路，湿祛则热自减。肺主宣发，外合皮毛，肺气宣，表气通，腠理开，湿邪可从表而外解。肺为水之上源，肺气宣，水道通调，三焦利膀胱气机渐化，水湿下行，从小便而祛。开肺气正是"启上闸，开支河，导水势下行"之法，故治湿必须开肺气，利三焦。

三石汤以生石膏辛寒入肺胃二经，用量不可重，清宣上中二焦之热；寒水石性寒，由肺直达肛门，清化湿热，通利三焦，导邪从阳明大肠而解；飞滑石由肺直走膀胱，清利湿热，导邪热从小便而去；金汁（古人常用）、银花内清外透，解暑热而畅气；杏仁辛苦微温，宣利肺气，通调水道，分消湿热以畅三焦；通草利湿清热；竹茹温胆以泄胆火，有助于气机通畅之能。诸药合用，本方以治肺为主，兼顾三焦，可分消暑湿弥漫之邪。

（3）暑湿内蕴，寒凉外束：夏月天暑地湿，暑湿内蕴，因热贪凉，起居不慎，或露宿乘凉，或暑受雨淋，寒邪外袭，致使暑湿为寒邪所遏而发病。因暴寒外束，卫气郁闭，玄府闭塞，故形寒发热，周身拘急而无汗。头为诸阳之会，清阳为寒凉所遏，经络不通，故头痛较重。暑热内炽伤津，故心烦口渴，小便短赤。湿邪内蕴，阻遏气机，故胸脘痞闷。苔腻脉滑数均为湿热内蕴之征。本病主要症状为：高烧，恶寒，周身酸痛，头痛，无汗，胸脘堵满，胃不思纳。治疗可用辛香宣化兼以祛湿，如新加香薷饮（《温病条辨》）。

新加香薷饮：香薷6克、银花9克、鲜扁豆花9克、厚朴6克、连翘6克。水五杯，煮取二杯。先服一杯，得汗止后服；不汗再服酌情增量。

本证内有暑湿，外感寒邪，故宜外散寒邪，内祛暑湿。方中主要用香薷之辛温，疏表散寒，宣通卫气，有辛散寒邪，既温以祛寒，又辛以解表发汗，并有利暑热外透，古人谓香薷草乃夏季之麻黄也；银花、连翘清轻宣透，涤暑泄热；厚朴、鲜扁豆花燥湿和中，理气开痞。诸药相伍，共奏疏表、散寒、发汗、涤暑、化湿之效，故暑季寒束用之甚当。

3. 暑伤心肾

暑温开始即壮热汗出，消耗阴津，俟壮热渐退，余邪久羁，深入少阴心肾，导致心肾阴虚。水不济火，心阴不足，心火独亢，故心烦躁扰。暑伤肾液，阴津大伤，无以上承，故消渴不已。心肾阴亏，营血津伤，故舌质红绛。苔黄燥为阴伤余邪未净之象。脉象细小弦数，亦是阴虚内热之候。治疗当以滋阴清热方法。方用连梅汤（《温病条辨》）。

处方：黄连 6 克、乌梅 9 克、麦冬 9 克、生地黄 9 克、阿胶 6 克（烊化）。水五杯，煮取二杯，分两次服。脉虚大者，气分不足，可于方中加沙参 24 克；若虚大而濡软，汗出较多时，再加太子参 15 克；若脉虚大无力，按之似芤者，急加党参 15 克；若虚大芤而汗出如油，两目无神者，可急给独参汤冷服。

暑温后期，过伤阴液，肾水亏乏，心火独亢，水不济火，故消渴引饮。开始症状为先汗出伤津，津亏水不济火，脉象从洪滑逐渐为细小弦数。舌瘦尖红干裂无液，面色干黑、暗、浊，两目无神，故急当滋阴清热并举，泄南补北共施。用连梅汤频频饮之，酌情增量，每小时需饮 1～2 杯。

本方在黄连阿胶汤的基础上化裁而成。方中以黄连入心而清心泻火，断其伤阴之源；生地、麦冬、阿胶，滋阴养液以补心肾之阴；乌梅味酸而生津，补肝而敛汗，善解虚热之消渴。诸药配合，补泄并施，使阴复而热清，故心烦消渴即可自愈。

附酸梅汤方：乌梅 20 克、白糖 30 克。先煎乌梅半小时，取出加糖，俟凉饮用，可徐徐饮之。此既可生津解渴，又可敛汗而固气，为解暑清凉饮。不可一次量多，防其寒凝。

4. 暑热抽搐

暑热汗出过多，阴津早伤，阴不足则肝失涵养，肝阴虚则阳必亢，经络失养故抽搐时作。暑热高烧，最易动风，四肢抽搐，甚则角弓反张，牙关紧闭，神志不清，喉中痰鸣，脉弦细而数。在临床上，俗谓之"暑风"。其症状表现与春温之肝热动风基本相同，只是来势更猛而已。在治疗时，可用凉肝熄风方法。方用羚羊钩藤汤加味。

处方：羚羊角粉 3 克（另服）、佩兰 10 克、桑叶 10 克、生地 10 克、钩藤 10 克（后下）、菊花 10 克、白芍 10 克、竹茹 6 克、木瓜 10 克、晚蚕砂 10 克。

原方加佩兰以芳香疏解清其暑邪，疏卫以折其热，木瓜入肝味酸，能柔筋以定抽，调肝以缓痛；蚕砂泄热化浊，木瓜与蚕砂二味合用有定抽熄风之良效；桑叶、菊花疏风清热；钩藤定抽兼泄肝热；羚羊角为清肝热、定抽搐之良药，一般用粉剂 0.5～1 克。

（二）临床常见病的治疗

暑温（流行性乙型脑炎）流行性乙型脑炎是夏季感受暑热病邪所引起的热病。它起病急骤，开始多见壮热、烦渴、汗多等气分证。因暑热多伤气分，故易伤津耗气。由于壮热耗津，大汗伤气，严重时又可导致津气外脱的危险。暑邪中每多挟湿邪而成暑热挟湿之证，亦有暑入阳明，化火内传，

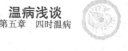

陷入营血，生痰生风，以致气营两燔，痰热窍闭，或肝风内动，发为痉挛抽搐者。其常见证候及其病情发展可参考如下。

（1）暑热为主（暑热入于气分）：中受暑热，多在阳明气分，表现为气分炽热，症状以高烧心烦，头晕胀痛，项强呕吐，或恶心欲呕，面赤口干，渴饮为重，阵阵汗出，舌黄，脉象以洪滑为主。这是暑热外迫，正气不衰，虽汗出而气不短，此时即予清暑泄热法。

夏月感受暑热，完全以里热蒸腾，腠理开泄，迫津外出，肺受热迫为主，故身热较高，心烦，口渴，思凉饮，多汗，头晕，呼吸粗促，呕吐恶心，纯是暑热在气分，故当用白虎汤，以清暑泄热。

处方：生石膏30克、知母10克、生甘草10克、粳米30克。

加减法：①若舌苔腻润，脉象略濡软者，方中生石膏当减量，或方中加半夏10克、陈皮6克以和胃化湿。②若口干渴饮，汗出较多，舌红干而脉弦细者，此津液已伤，改用清气生津法。

处方：北沙参30克、麦门冬10克、五味子5克、石斛10克、竹叶2克、知母10克、甘草10克、粳米20克、鲜西瓜翠衣30克。服法如前。

加减法：①若汗出较多，脉象虚濡无根，汗出如油，面色苍白，呼吸短促，逐渐四肢逆冷，这是汗多阳气大伤，当于方中加太子参10克。②若汗出之后，神疲乏力，脉象沉细，面色苍白，血压下降，当急加人参粉10克（研细冲）。③若方中加人参粉，服后仍不效，可改用参附汤（人参粉

10 克、川附子 15 克。附子独煎 30 分钟冲入人参中，急服以防虚脱）。④若是阴伤为主，舌瘦红绛，干燥无液，脉象弦细，可用大剂生脉饮急服之。⑤若阳衰已极，面色青白，脉象骤无者，可重用附子至 30～50 克、生龙骨 30 克急煎服以救之，希能益气敛津固脱，挽其亡阳。

（2）暑热挟湿：夏季炎暑，感受暑热，兼挟湿邪，大都侵袭肺卫，症见头晕恶心，身热头沉重而周身酸软乏力，有时恶寒，咳嗽痰白而稀，胸中满闷，舌白苔滑，腻润液多，大便溏薄，小溲色黄，治用芳香疏化，清涤暑热法。

处方：佩兰叶 12 克（后下）、藿香叶 10 克（后下）、淡豆豉 10 克、山栀 6 克、鲜西瓜翠衣 30 克、黄连粉 3 克（冲）、六一散 10 克（布包煎）。

加减法：①若呕吐恶心较重时，方中加半夏 10 克、陈皮 6 克、姜竹茹 6 克。②若头晕痛，项部强直，呕吐甚，似喷射性呕吐时（除做腰穿检查外），可加太乙玉枢丹 2 克（研细）、白蔻仁 2 克（服药之前先服玉枢丹粉、白蔻仁粉），服后 20 分钟，再服汤药（汤药俟凉后服）。③若喷射性呕吐明显，汤药中加砂仁粉 3 克同煎冷服，玉枢丹加量至 3 克、白蔻仁 2 克、食盐 2 克，三味同研细末，装入胶管内，分两次以鲜生姜 3 克、佛手片 10 克，煎汤俟凉先服，过 30 分钟后再服汤药（药凉后缓服）。一杯汤药可分三次服，每次隔 30 分钟，以防呕吐。若将药吐出，过 30 分钟再服。

（3）暑热蕴郁导致神昏：暑热蕴郁，邪热过盛，里窍郁闭，神昏谵语，影响心主。临床变化较为复杂，有时仅是烦躁不安，神志欠清，有时则为重度昏迷。分别介绍如下：

肺卫郁闭　暑热之邪在气分不得外解，必内迫入里，或

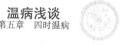

邪盛体衰，或心气不足，皆能导致一时性的神志改变，但非邪陷心包，只要郁热得宣，卫疏郁开，气机通畅，自然向愈。

处方：薄荷 1 克（后下）、淡豆豉 6 克、山栀 6 克、连翘 10 克、银花 6 克、炒牛蒡子 6 克、竹叶 3 克、芦根 20 克。

此时切不可一见神昏，即投清心开窍，或乱用"三宝"（安宫牛黄丸、紫雪丹、至宝丹）。若误用之，最易致变，寒遏气机，卫气不疏，邪不外达，必然内逼入里，导致内陷心包，病日加重矣。

加减法：①若头晕恶心，甚则呕吐，方中可加芳香疏化之品。如佩兰叶 6 克、藿香叶 10 克、竹茹 3 克。②若内热素盛，心烦口干，甚则渴引凉水，方中加生石膏 9 克、黄连 2 克。③若胸中满闷者，加郁金 6 克、菖蒲 6 克、半夏 10 克。④若舌黄苔根厚者，当加消导通腑以泄热。方中加焦三仙各 10 克、枳壳 10 克、槟榔 10 克。

气分热邪炽盛　邪热熏蒸，心包受扰，神志不清，甚则神昏谵语，这是正盛邪实。常见症状为高热烦躁，不恶寒但恶热。口渴引饮，神志有时不清，舌糙老且干燥无液，脉象洪数。此时当以辛寒清阳明气分邪热为主，白虎汤加味。

处方：生石膏 24 克、知母 10 克、连翘 10 克、竹叶 6 克、银花 10 克、淡豆豉 10 克、山栀 6 克、茅芦根各 30 克。

加减法：①若体质强实，内热较重，两脉洪滑有力，阵阵汗出，口干渴饮，身热较重，面色正赤，此气热过盛，舌红干燥无液，可原方加石膏至 30 克、花粉 10 克，以增清热之力。②若体质薄弱，脉象虽洪而力弱，口干不渴，或口渴不重，舌干黄苔，身热虽重而汗出不多者，原方增北沙参15克，或减石膏为15克。③若有湿邪者，脉洪濡，舌不干，汗出为黏汗不爽，方中去石膏、知母，加佩兰12克、藿梗10克、滑石10克。④若气分之热不得外达，内迫入里，波及营分，气营两燔，亦能导致神志不清，舌绛尖部起刺，或皮肤斑点隐隐，脉象下沉至按部。治疗时，急当清气分、凉营血、驱热邪，使初入营分之热，转透气分而解。药用玉女煎加减。以辛寒、甘寒、咸寒合配成方，可以清气凉营，养阴折热。

处方：生石膏30克、知母10克、细生地20克、元参15克、丹皮10克、僵蚕10克、茅根30克、沙参15克。

加减法：①若素有痰湿，热灼津成痰，痰热互阻致神志不清者，当以宣卫展气机，开郁化痰浊。方中减石膏至10克，去元参。加竹叶3克、杏仁10克、前胡6克、菖蒲10克、郁金10克。②若舌黄干厚根部尤甚，心烦，腹胀，大便4~5天不通，小溲短少者，可于方中加焦三仙各10克、大黄粉1克（冲）。③若误治（因服补中之味），可改用消导，根据病因，从本治疗。

阳明腑实，肝胆膈间有热　暑热蕴郁，肝胆膈间热炽，邪热与肠中糟粕相结，腑气不通，郁热上蒸，内扰神明，以致神昏谵语，腹满拒按，手足潋然汗出。舌苔老黄糙厚，甚则起芒刺浮黄黑，脉象弦滑有力，两侧关尺尤甚。治当急下存阴方法。药用承气之类。

处方：生大黄3克（研冲）、元明粉3克（冲）、瓜蒌30克、槟榔10克、焦三仙各10克、生石膏30克、知母10克、杏仁10克、郁金10克。

加减法：若便秘潮热，喘促不宁，痰涎壅盛，两脉滑数而右寸实大，舌苔黄腻或滑腻垢厚，此属肺与大肠痰热交阻，大肠失顺，肺失肃降，腑气不通。当用宣肺化痰，通下泄热法。方用宣白承气汤。

处方：生石膏 15 克、生大黄粉 2 克（冲）、杏仁 10 克、瓜蒌皮 20 克、苏子 10 克、黛蛤散 10 克（布包）。

加减法：若温邪内陷心包，又腑气不通，身热神昏，舌蹇肢厥，大便秘结，腹痛拒按，口渴思凉饮，舌质红绛，苔黄燥，脉数实有力。治疗当用清心开窍，攻下腑实。仿牛黄承气法，或紫雪承气法。

牛黄承气法：安宫牛黄丸二丸，调生大黄粉 3 克。分两次服。

紫雪承气法：紫雪丹 6 克，调生大黄粉 5 克、元明粉 5 克。分三次服。

此时当注意，若单用牛黄丸、神犀丹、至宝丹等，只能开其上闭；必须兼用苦寒通腑，泄其下闭，使窍开腑通则热去而神昏谵语可去。

热邪深入营分，内闭心包，神明溃乱，临床亦有两种表现。一为热陷心包，一为热伤营阴。

热陷心包　多为来势迅猛，热势深重。症见身热灼手，神志欠明，或昏愦不语，或神昏谵语，舌绛苔黄干燥糙老，脉形细小，脉位下移至按沉部（按，指病在营分；沉，指病在血分）。治疗当清心开窍为主。

处方：蝉衣 3 克、僵蚕 10 克、片姜黄 6 克、元参 24 克、连翘 15 克、竹叶 3 克、麦门冬 10 克、菖蒲 10 克、杏仁 10 克，局方至宝丹一丸，分两次送下。

大
医
精
诚
万
世
师
表

热伤营阴 多为温病日久，传至营分。症见身热夜甚，心烦不寐，口干不渴，舌绛干裂，脉象已渐下移至按沉部位。神志不清，甚则昏迷谵语。当先考虑用透热转气法，再用甘寒、咸寒养阴清热，并加入宣畅气机之品。

治疗首先根据舌脉色证及病程或服药情况，有无误治等，力争先以透热转出气分而解。若属温邪日久，营阴大伤，当与甘寒、咸寒、增液为治。

处方：细生地 30 克、元参 30 克、白芍 25 克、蝉衣 6 克、僵蚕 10 克、片姜黄 6 克、连翘 10 克、竹叶茹各 6 克、菖蒲 10 克。

暑热炽盛，引动肝风，暑热之邪，内陷厥阴，肝阳暴张，内风骤起，筋脉拘急，频发抽搐。火热灼液成痰，上扰清窍，亦见神志症状。脉象沉弦细数。急用清热凉肝，熄风定痉方法，如羚羊钩藤汤之类。

处方：钩藤 10 克（后下）、川贝母 3 克、桑叶 10 克、菊花 10 克、白芍 15 克、生地 15 克、竹茹 6 克、木瓜 15 克、生草 10 克、羚羊角粉 2 克（另服），如羚羊角粉无货，可用生石膏 10 克、珍珠母 20 克、僵蚕 10 克煎汤代用。

四、湿温

湿温病是感受湿热邪气所引起的，多发于雨湿季节或我国长夏阴雨季节。以发热为主要特征，症见身热不扬，头晕沉重，胸脘满闷，一身酸楚乏力，舌苔白腻滑润，脉象濡软缓弱等。特点是发病缓，传变慢，病势缠绵而病程较长。因为湿盛最伤中阳，所以脾胃症状明显。现代医学的伤寒、副伤寒、沙门氏菌属感染、夏季流行性感冒、钩端螺旋体病、急性血吸虫病等病的某些阶段，也属于湿温的范畴，都可以参考本病的辨证与治疗及其饮食禁忌等。

有关对湿温的论述，在《内经》中有"湿盛则濡泄"的描述。在《难经》五十八难中提出："伤寒有五，有中风，有伤寒，有湿温，有热病，有温病"。宋代朱肱对本病的因、证、脉、治有较详的论述。在《类证活人书》中指出"病人伤于湿，中于暑，湿暑相搏，则为暑湿"，并指出，本病多汗，脉濡，治疗方法为，"治在太阴，不可发汗"。清代医家叶天士、薛生白、吴鞠通、王孟英、雷少逸等对湿温病的研究极为深刻，形成了一套比较完整的辨证论治体系，至今仍有效地指导着临床实践。

湿温病的病因可有两个方面，一是外感湿热之邪，二是中焦脾胃功能受到损害。在夏秋暑湿炎热之时，或阴雨绵绵，地湿上蒸，热蒸湿动，此时若人体正气不足，防御机能相对减弱，脾胃的运化失健，湿邪困脾，久则产生湿热病；若人体强实，中气旺盛，虽然有外界的湿热环境，中阳尚能运化水湿，不一定发病。如因饮食不节，恣食生冷肥甘，或久居湿地，则中阳气机失健，易损伤脾胃，内湿产生，蕴久化热导致湿热病的发生。

湿温病是人体感受两种不同的邪气，故既有湿邪又有热邪的特点。由于病邪的特异性，决定了其转化特点。湿温病转化有：一为从阳化热，一为从阴化寒。

临床上出现的症状，如湿热蕴蒸肌腠外发白㾦；内蒸肝胆而发黄疸；湿热酿痰，上蒙清窍，神志昏蒙；湿热下蓄，小便不利；湿热郁阻骨节经络，可致湿热痹痛，或下肢浮肿；或湿热阻滞经络而发动风；或湿热下迫大肠，可致大便不爽等，但是由于湿与热的特点，证候表现往往有其特殊性。如身热不扬，这是湿温典型的热型，体温虽然很高，但扪之皮肤并不灼手，或手足发凉，这是热处湿中，湿遏热伏，热被湿邪所遏，不能将热发越于外，故扪之则不灼手，若久扪则灼热甚重。其他还可见以下症状：

发热而脉缓濡　一般说体温与脉率是正比，但湿温病则不然，在湿温（肠伤寒）中是常见的。"相对缓脉"，所谓相对，即对发热而言，高烧病人，脉率相对慢一些。因湿邪阻遏阳气，气血运行涩滞，湿邪阻遏其热，故脉搏相对缓慢。

发烧面反淡黄　温热病发热则面红目赤，但湿温病患者体温虽高而面色淡黄，不红反见垢暗，这也是湿热交蒸，气机不畅，气血阻滞不能上荣于面所致。

发热而表情淡漠　一般说发热烦躁，但其高烧往往不烦躁，反而表情呆滞。这是因为湿热郁蒸，气机阻滞，清阳不升，清窍蒙蔽所致。

口干不欲饮或竟不渴　温热病中由于热伤津液，故口干渴饮，但在湿温病中可见到口干，但不欲饮，或竟不渴。因为这种口干，不是津液不足，而是湿邪阻碍气机，气不化津，津液不能上润于口。治疗一不可清热，二不可生津，三不可增液，四不可苦寒攻导，只要气机通调，津液得致，三焦输布则口渴自除。

汗出而热势不减　湿温病不论汗出多少，不论在何部位，总之是汗出而热势不减。这是热蒸湿邪阻而不畅的结果，不是阳气通、三焦畅的正汗，这是湿热交蒸的病汗。

大便数日不下，但并不干结　这也是湿温的特点。由于湿郁内阻，气机不畅，肠间传导不利，大便不爽，难以畅

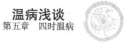

通，但非燥屎内停不下，且舌苔不老黄垢厚，没有腹满燥实，临床时，切不可误认为燥屎内结，而苦寒攻下，反伤中阳。

湿热轻重的程度及其用药：

湿郁热蒸，湿热弥漫于三焦之中，留连在卫气之分，热处湿中，湿热裹结，如油入面，难解难分，热以湿为依附，湿不去则热不清，湿去则热不能独存，故如何有效地使湿热分离，则是治疗湿热的关键。

治湿热两感之病，必先通利气机，俾气水两畅，湿从水化，热无所结，湿浊化则热清易，切忌湿未化而过早误投寒凉，因寒则涩而不流，湿因寒而凝涩。在临床实践中，根据湿热的多少，阻滞程度的重轻，可分为湿阻、凉遏、寒凝、冰伏四个阶段，分述如下。

湿阻　湿之邪犯人，初起即阻滞气机，病在上焦。若太阴脾困内湿不化，则邪多湿阻中焦难运。湿郁于上，初起为湿热邪气困于肌表，营卫失和，周身困重酸楚，湿热蔽阻清阳，阳气不升而头晕且沉。其壅遏阳气，肺气不宣，升降失常而胸闷，咳嗽，喘息。舌苔白滑润腻，脉象滞涩而缓濡。

治宜轻扬宣郁化湿。肺为华盖，其位最高，主宣发肃降，外合皮毛，湿热之邪上受肺必先伤，肺受邪则郁闭，其气化不利，湿邪留滞，治宜先宣肺气。正如吴鞠通所说："盖肺主一身之气，气化则湿亦化"。用药宜大豆卷、炒山栀、前胡、杏仁、浙贝母、芦根等，或以三仁汤、藿朴夏苓汤、藿香正气散等方加减选用。以轻扬宣肺化气祛湿，肺开湿宣，热随湿去。所以湿热郁阻上焦，不用发汗，以轻扬宣肺，湿即化肺气开，正如徐灵胎所谓："治湿不用燥热之品，皆以芳香宜化淡渗之药，疏肺气而利膀胱以为良法"。

若湿邪阻中，脾胃受病，气机升降之枢纽失灵，人体之气机升降，权衡在于中气。章虚谷说："三焦升降之气，由脾鼓动，中焦和，则上下顺"。中焦和即脾胃和，阳明为水谷之海，太阴为湿土之脏，胃主纳谷，脾主运化，脾升则健，胃降是和，所以中焦气和，脾胃升降皆得适度，则心肺在上，行营卫而光泽于外；肝肾在下，养筋骨而强壮于内；脾胃在中，传化精微以溉四旁，人体保持正常的气机升降运动，是为无病。

若脾运失司，则内湿停留。脾本主湿，以升为主。湿邪最易损伤脾阳，脾为湿困，脾气不升，则胃气不降，水湿内聚，气机不畅，可见胸脘痞满，大便溏滞不爽。湿热阻中，热蒸湿浊，常可弥漫表里上下，兼见倦怠乏力，四肢沉重，面色光亮而淡，头晕且胀，舌苔白腻润滑而液多，脉沉濡而软，或沉缓而迟。

湿热阻滞于中焦，当运脾气，宜苦燥泄热法，药如半夏、陈皮、厚朴、杏仁、大腹皮、黄芩、黄连等，以燥湿清热。正如章虚谷所说"脾气弱则湿自内生，湿盛而脾不健运，浊壅不行，自觉闷极，虽有热邪，其内湿盛而舌苔不燥，当先开泄其湿，而后清热，不可投寒凉以闭其湿也"。

凉遏 感受湿热之邪，又恣食生冷，或贪凉过度，或误服寒凉之药物，或感受湿热之邪而湿重热微者，因寒凉凝涩，遏阻中阳，脾胃升降之机为寒凉湿浊阻滞，则全身气机不畅。症见胸脘痞闷，憋气堵胀，叹气，周身酸软，大便溏薄，小便不畅，面色淡黄，舌质略红，苔滑而腻，脉缓软，或沉缓且濡。治宜苦微温法，开湿郁畅中阳以利三焦。若湿

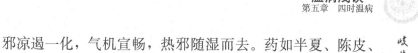

邪凉遏一化，气机宣畅，热邪随湿而去。药如半夏、陈皮、杏仁、白蔻仁、苍术、木香、草蔻等。

寒凝　素体中阳不足，复感湿热之邪，邪从湿化而归太阴。又因饮冷或服药偏凉，或用滋腻之药，湿盛阳微，湿本为寒水之类，遇寒则凝滞。症见胸脘痞满，堵闷异常，喘息腹痛，大便稀，小便清长，舌淡苔白腻滑润，脉沉软而涩。寒凝涩滞，非温不能驱寒，以开凝通闭法。药如桂枝尖、苏叶梗、草蔻、生姜等。用辛温之品先祛其寒凝，可暂而不可久，待寒化凝开，中病即止，不可久服，否则热增，不利于病。

冰伏　冰伏较寒凝更甚，多见于素体阳虚，又患湿热病，暴进冷饮，或过服寒凉重剂。寒冷入胃，中阳重伤，湿盛阳微，湿热之邪为寒凉所凝，深伏于内，导致冰冻，气机为寒邪所遏，阴阳不相顺接，阳气不能达于四末。症见面色苍白，胸脘痞闷加重，四肢逆冷且少腹绞痛，舌淡润液多，大便稀，溲清长，脉沉迟。非辛温燥热之品，不能缓解冰伏，以散寒开郁而通阳，急用四逆汤、理中汤，药如桂枝、肉桂、干姜、生姜、川椒、草蔻等。俟冰解、寒散、面润、脉起，即刻停服。不可过服久用，防其热势加重。

总之，湿热病的治疗，应以化湿、祛湿、渗湿为主，切忌早投寒凉之品。否则若误治，湿未去而热反恋。治湿必先化气，"气化湿亦化"。湿在上焦，则化肺气；在中焦，则运脾气；在下焦，则化膀胱之气。湿郁开则热随湿去，湿郁开再议清热，非热重湿轻者莫用苦寒。

病案举例：

例1（湿阻病案）：张某某，男，65岁。1936年8月11

日诊。

雨后天晴，暑热湿邪互阻，起居不慎，感邪致病，今觉身热头晕，胸脘满闷，周身酸楚乏力，微有恶心，胃不思纳，小溲不畅，舌白苔腻，脉象濡滑略数。此暑热外迫，湿阻中上二焦，气机不畅，当芳香宣化，辛开苦泄。

处方：鲜佩兰（后下）10克、鲜藿香（后下）10克、大豆卷10克、半夏10克、厚朴6克、陈皮6克、川连3克、六一散（布包）10克。一服。

二诊（1936年8月12日）：药后遍体小汗，身热渐退，头晕已减，周身酸楚亦轻，但中脘仍闷，略有恶心，舌白苔腻，脉象濡滑，再以前方加减之。

原方加草豆蔻1克、杏仁10克，连服三服而愈。

例2（凉遏病案）：周某某，女，57岁。1941年9月3日诊。

平素脾胃虚弱，内停蕴郁之湿，复感暑热之邪，身热头晕，胸脘闷满，口渴，某医不查内湿蕴郁，遂进白虎汤。服后即觉胸脘满闷异常，少腹因之不舒，舌苔白滑而腻，脉象濡软力弱。素体阳气不足，辛凉重剂戕伤中阳，中焦运化失灵，腹中隐隐作痛，辛微温以化湿邪，佐芳香兼以缓痛。生冷皆忌。

处方：苏叶6克、藿香梗（后下）10克、大豆卷10克、半夏10克、厚朴6克、白蔻仁3克、煨姜3克、木香5克、茯苓皮10克。二服。

二诊（1941年9月5日）：进芳香疏解、辛微温以化湿之后，中脘满闷渐解，腹中隐痛未作，脉仍濡软，力量略增，再以芳香疏化，治在中焦。

处方：苏藿梗各 6 克、半夏曲 10 克、陈皮 6 克、厚朴花 6 克、白蔻仁 3 克、鲜煨姜 3 克、焦麦芽 10 克。二服而愈。

例 3（寒凝病案）：鲍某某，男，21 岁。1947 年 8 月 25 日诊。

连日炎热，突然患感，身热头晕，心烦口渴，暴吃冰棍，又服西瓜及冷水果后，觉胸中堵满，憋闷，呼吸粗促，腹中胀，小便短少，少腹作痛，遂来应诊。面色青暗，舌白淡腻润多液，脉沉涩不畅。

此暑热外受，暴进生冷，阳气郁遏，湿为寒凉凝涩，证属寒凝，当以辛香微温宣郁缓痛，温寒解凝。俟寒化、凝开、湿去，再行清化方法。

处方：陈香薷（后下）5 克、藿苏梗各 10 克、白芷 6 克、煨姜 6 克、桂枝尖 3 克、草豆蔻 3 克、木香 6 克、白蔻仁 2 克、半夏 10 克。二服。

二诊（1947 年 8 月 27 日）：药后遍体小汗，身热头晕皆减，胸满憋气堵闷之症见轻，呼吸粗促已解，面色略暗，小便甚畅。舌仍淡腻，两脉已渐转滑利。前方去陈香薷、桂枝尖、草蔻，又进二服而安。

例 4（冰伏病案）：张某某，女，40 岁。1948 年 8 月 23 日诊。

近日感冒，自觉头晕，身热恶心胸闷，全身酸软乏力。昨日自服安宫牛黄丸二丸，次日即胸闷异常，呼吸气粗，下肢浮肿，全身无力，四肢逆冷，面色苍白且浮，切诊两脉沉伏，按之涩而不畅，舌白质淡苔滑润液多，小便不爽，精神萎靡。此暑湿蕴热，过服寒凉，邪被冰伏于中，急以辛温通阳，芳香温化，解冰伏，散寒邪，开郁通闭。

处方：桂枝 10 克、干姜 6 克、香薷 6 克（后下）、半夏 10 克、厚朴 6 克、草蔻 3 克、炒川椒 6 克、生姜 10 克。一服，急煎服。

二诊（1948 年 8 月 24 日）：药后周身潮润，似有小汗，身热退而胸闷大减，呼吸正常，面目四肢浮肿皆退，两脉已起，已见濡滑，四肢转温，舌质略红。此寒去冰解，改用芳香宣化方法。

处方：藿香 10 克、半夏 10 克、厚朴 6 克、草蔻 3 克、陈皮 10 克、苍术 6 克、生姜 6 克、茯苓 10 克、冬瓜皮 20 克。服三剂而痊愈。

（一）湿温的辨治

1. 湿重于热

湿重而热势较轻的病变，见于湿温病的初起。主要病机是湿重热轻，由于湿邪外袭，热邪内伏，气机不得宣畅，三焦不利，湿邪无能外透，热邪蕴郁不解，故表现为身热不扬的特殊热型。湿为阴邪，旺于阴分，午后乃阴分主令，故午后烧势明显。湿阻气机，清阳被郁，清阳不升，浊阴不降，故有头沉重如裹之感。阳为湿阻，阳明之脉荣于面，故面色淡黄，表情淡漠。湿为阴邪，困阻脾阳，脾主四肢，留着肌腠，则见身重肢倦，胸中满闷。肺主一身之气，位居上焦，湿邪阻于气机，故胸闷太息，且胃不思纳。脾胃为湿邪所遏，故运化呆迟，大便溏薄不实。湿阻络脉，故脉来缓濡或沉缓而力弱。湿邪阻遏气机，阴津不化，故舌白而腻，甚则滑润液多。热处湿中，未伤津液，故口不渴而发淡。以上说明，湿重于热，湿温病初起以湿为主。治疗可用藿朴夏苓汤、三仁汤等。

　　藿朴夏苓汤：藿香、半夏、赤苓、杏仁、生薏仁、蔻仁、猪苓、泽泻、淡豆豉、厚朴。

　　三仁汤（《温病条辨》）：杏仁、飞滑石、白通草、白蔻仁、竹叶、厚朴、生薏米、半夏。

　　2. 湿热并重

　　为湿温病从初感之后，逐渐转化而热邪明显加重，即湿与热俱盛阶段。症状以胸闷腹胀，肢体酸沉，苔腻脉濡。但热势亦剧，故有发热口渴，小溲赤黄，舌红脉数，甚则咽红肿痛，或面目周身发黄，如橘子色，可用化湿清热，解毒利咽。方如甘露消毒丹（《温热经纬》）。

　　方药：滑石、茵陈、黄芩、石菖蒲、川贝母、木通、藿香、射干、连翘、薄荷、蔻仁。

　　或用王氏连朴饮（《霍乱论》）：川连、制厚朴、石菖蒲、制半夏、淡豆豉、炒山栀、芦根。

　　3. 热重于湿

　　随着湿温病的病情发展，湿邪渐减，热势渐增，可形成热重湿轻之证，其表现大致与暑温挟湿，郁阻中焦之白虎苍术汤证近似。亦见壮热口渴，面赤气粗，汗多尿赤，身重脘痞，苔黄腻质红，脉濡滑而按之略数等，阳明热炽兼太阴脾湿之象。治疗可用白虎苍术汤以清泄阳明，兼燥脾湿。

　　处方：生石膏30克、知母10克、生甘草10克、苍术6克、黄芩10克、黄连3克。

　　4. 湿温便血

　　在湿温病三周左右，湿热化燥，深入营血，迫血下行，发为便血，这是湿温病当特别注意阶段。由于饮食不慎，或用药不当，皆可引起肠穿孔，轻则凉血止红，重则必须转外科手术。方用犀角地黄汤、黄土汤。

黄土汤：甘草、干地黄、白术、附子（炮）、阿胶、黄芩。

（二）治疗湿热病的常用方法

1. 芳香宣化法

主治湿热上焦病。暑热之邪袭于外，湿热秽浊蕴于中，病在上焦为主。症见头晕身热，周身酸楚沉重乏力，胸中气痞，脘闷咳嗽，小便黄赤，舌苔白腻而滑，脉象濡软且滑。此湿温初起之证，以芳香疏解，宣化湿浊法。

处方：鲜佩兰 10 克（后下）、鲜藿香 10 克（后下）、大豆卷 10 克、前胡 6 克、白蒺藜 10 克、川郁金 6 克、姜竹茹 6 克、厚朴 6 克、川黄连 3 克、通草 2 克。

因暑湿蕴热，袭于卫分，始在上焦，故用鲜佩兰、鲜藿香以芳香逐秽，芳香醒湿，芳香祛暑止呕。芳香宣阳化湿且又疏卫，故能解暑以退烧；大豆卷是用麻黄汤煮过炮制的，既有宣阳化湿之能，又有微量麻黄以解表透汗，故在暑湿中人，卫气不畅用之合宜；前胡疏解宣阳，以助藿佩之力；白蒺藜是肝经药，有疏风而定头痛之能；厚朴、黄连，一为苦以泄热，一为温以畅中，合用又有苦温燥湿之能，为湿热阻于脾经之郁的良药，可根据湿与热的不同，临床用时略有增减；川郁金以活血解郁；姜竹茹能定呕止吐；通草味淡通阳以滑利小便，用量宜小。

2. 芳香疏解法

退热定呕，治在上焦。暑热外受，表气不畅，故症见形寒头晕，周身酸楚，身热肌肤干涩，中脘满闷，恶心呕吐，腹中不舒。舌苔白腻，脉象濡滑，按之濡软略数。因暑湿蕴热，表气受凉，故形寒较重。当用芳香疏解，宣阳退热。

处方：佩兰叶 12 克（后下）、广藿香 10 克（后下）、陈香薷 5 克（后下）、大豆卷 10 克、制厚朴 6 克、白蔻仁 5 克、煨鲜姜 3 克、杏仁 6 克、太乙玉枢丹 1 克，研细末分冲。

因暑湿蕴热外受，表气闭涩不畅，故症见形寒头晕，周身酸楚乏力，由于表邪闭遏，故身热肌肤干涩，中脘满闷，热郁中宫，湿阻脾胃，暑热不解故上逆作恶，甚则呕吐恶心，腹中不舒。湿阻中阳，表气闭遏，故舌白腻而脉濡滑，沉取濡软略数。用芳香疏解，宣阳解表退热定呕。方中藿、佩、大豆卷用以芳香祛暑化湿；陈香薷味辛温解表发汗，古人谓"在暑季代麻黄用"；厚朴、杏仁、白蔻仁宽中宣肺化湿解除中宫的湿阻；煨姜温阳和中降逆以止呕；太乙玉枢丹化水饮且能止吐。全方宣表闭，祛暑湿，宽中解热。

3. 芳香化浊法

主治暑湿蕴热互阻中上两焦。暑热湿滞，互阻中焦，症见身热泛恶，呕吐痰水，心烦急躁，两目有神，口干不欲饮水。胸腹中阵阵作痛，大便欲解不得。舌白苔腻，脉象濡数，按之弦滑且数。以芳香化浊，定呕降逆，化滞折热。防其转痢，饮食宜慎。

处方：佩兰叶 10 克（后下）、藿香 6 克（后下）、制厚朴 6 克、半夏曲 12 克、川连 3 克、佛手 10 克、大腹皮 10 克、煨姜 3 克、保和丸 12 克（布包）、赤芍 10 克、焦麦芽 10 克。另用：沉香末 0.5 克、白蔻仁末 1 克，二味共研细末，装胶管，分两次药冲服。

本方用于暑热湿滞，互阻中焦，且上焦卫分证尚在。用佩兰、藿香芳香以化暑湿；厚朴、半夏曲、川连以辛开苦降和胃止呕；用佛手、煨姜温胃定吐；大腹皮、保和丸、焦麦芽，以化积滞为主；用赤芍是凉血化瘀以防成痢；用沉香末是降逆引药下达；白蔻仁以化湿开郁。全方主要是以祛暑热、化湿邪、和血化滞，以防成痢。因为暑湿积滞不解，必然下迫成痢。喻嘉言之逆流挽舟法，就是取其治痢之本，先祛湿热兼以化滞，滞解、卫疏、表和，痢自愈矣。

4. 轻扬宣解法

主治暑湿蕴热在卫分。暑湿蕴热，互阻肺胃，病在上中二焦，症见身热不扬，头晕昏沉，咳嗽痰多，胸脘痞闷，一身酸软乏力，舌白苔腻而润质红，两脉弦滑略数，右脉明显濡滑，按之略数。热在上焦肺胃，湿邪阻于中宫，故当轻扬宣解化湿。

处方：香豆豉 12 克、炒山栀 6 克、嫩前胡 3 克、象贝母 10 克、杏仁泥 10 克、枇杷叶 12 克（布包）、保和丸 15 克（布包）、鲜芦根 30 克。

本方主要用于暑热湿邪外迫，从卫分而至肺胃，暑湿初感在上中二焦。以豆豉、山栀、前胡、象贝以宣扬疏化，宣而不重，清而不凉，将暑湿热邪以轻扬疏化；杏仁、枇杷叶是宣肺之品，肺主一身之气，气机开畅则三焦利，湿邪自解；方中保和丸是化滞而不苦泄，消导而不重，防其过泄伤正，以湿邪无下法为旨；鲜芦根既能宣又清热，入气分又疏表。上药有宣扬轻化以解暑湿热郁，又能将积滞消导下去。

5. 宣肃疏化法

治上中两焦为主。暑湿热郁，阻于上焦，发为咳嗽痰多，胸中满闷，大便不通，小溲赤少，舌苔黄垢而厚，脉象濡滑，两关尺滑而有力，此暑湿热郁，阻于肺胃，用本法以宣郁肃降疏解卫分。

处方：前胡3克、象贝母12克、杏仁泥10克、香豆豉12克、山栀6克、炙杷叶12克（布包）、黄芩10克、保和丸15克（布包）、焦麦芽10克、枳壳3克。

此方治暑湿热郁，蕴阻肺胃，但以治咳嗽痰多为主。因湿郁致胸中满闷，大便不爽，又有舌黄垢厚之食滞不化，故方中除宣扬肃化之外，仍当消导食滞。湿郁致消化欠佳，故不可以猛攻，也不可以苦寒攻下。若用攻消过重，常导致坏证。

6. 轻宣清化法

主治病在上中焦，以热为主。本法是治暑热偏多，湿邪略少的暑湿疾患。因为热盛，故身热较重，咳嗽汗出，口干且渴，意欲凉饮，舌红苔黄，脉象滑数，右侧有力，是以热为主。从胸闷脘胀，脉带濡象，又是湿邪的明证。治疗时必须清解暑热，同时还要照顾湿邪，不可以过偏其一，以免顾此失彼。

处方：薄荷细枝2克（后下）、佩兰叶10克（后下）、连翘12克、炙杷叶12克（布包）、白蒺藜12克、前胡3克、杏仁10克、川贝母5克（研）、鲜西瓜翠衣30克、鲜荷叶一角、益元散（包）、竹叶6克、黄芩6克。

本方清解暑热，轻宣化浊（即是化湿）。因为本病是以热为主。必须用清法，因为有湿邪，又不可以用苦味或寒凉之品，防其湿遏。以薄荷细枝辛凉清疏，既清其热，又疏表邪，所谓细枝者，取其轻、用其灵，量必须少；佩兰叶是芳香宣解之品，与藿香不同，佩兰气芳香，能化湿浊，因其性凉又有清热之能，而藿香性温，故本法不用，凡湿邪重时，一定要用藿香或加些苏叶；咳嗽属暑湿热郁于肺，故用杷叶、前胡、杏仁以宣肺肃降；因本法是以治热，故用连翘、川贝、黄芩、竹叶以清气热；因暑湿蕴热较重，所以用鲜荷叶、鲜西瓜翠衣、益元散；方中之白蒺藜因暑湿蕴热上蒸，必有头晕不清故用之。

7. 辛开苦降法

湿热蕴郁中焦，脾胃升降失灵，故症见漾吐呕恶，中脘闷满。治以辛开其郁，以苦降其热而定其呕。三焦通，湿浊降，少佐淡渗分消之。

处方：白蒺藜 10 克、佩兰叶 12 克（后下）、白芷 3 克（后下）、半夏 10 克、黄芩 10 克、黄连 3 克（研冲）、炒薏米 12 克、白蔻仁 12 克、赤苓 10 克、滑石 10 克。

因湿热蕴郁中州，湿邪阻遏气机，三焦不利，上则头晕且胀，胸闷而周身酸楚，湿困中阳，清不得开，浊不得降，故胸闷乏力周身酸楚，漾漾泛恶。舌白且厚，苔滑腻而液多，说明本阶段中焦阳气受湿邪阻遏，升降不灵。中焦堵闷异常，大便不爽，或通而不畅，或初硬而后溏薄。方中佩兰、白芷、白蒺藜三味同用，有芳香、辛香、化湿通阳的作用，可清上焦之湿浊而止头痛；半夏之辛开以降逆，黄芩、黄连用其苦味以降逆折热，湿得半夏之辛以开，热有芩连之苦以泄之，故能定呕开郁以解满闷；薏米、白蔻以化湿邪；赤苓、滑石以利尿滑窍而通小便。故治疗湿热病热郁于中，湿阻不开者，用本法为宜。

8. 宣化通腑法

暑挟湿滞，互阻不化，恶心呕吐，腹胀矢气，大便不畅，小溲艰涩，是湿热积滞阻于中、下二焦。暑、湿、热、郁与积滞互阻不化，有形之滞与无形之湿热互相阻碍、气机不行，故矢气、腹胀、便难溲艰。治疗当以宣阳化湿为主，并用轻剂通腑以消滞，不可过量，过则反不愈矣。舌白苔腻根部垢厚与脉濡滑，关尺有力为其诊断、用药的主要依据。

处方：鲜佩兰12克（后下）、鲜藿香6克（后下）、香豆豉10克、山栀6克、新会皮6克、佛手片10克、槟榔10克、杏仁10克、前胡6克、通草3克、煨姜2克。另用：酒军0.5克、太乙玉枢丹1克，二味同研极细末，装胶囊，分两次用。用佛手10克、煨姜3克，另煎30分钟，俟凉送下胶囊（此为定吐法）。过20分钟后再服汤药。因为病人恶心呕吐，故将药煎成，俟凉徐徐饮之，不可过多，每隔20分钟再服一次，可分4～5次服完。要忌糖，其甜能助呕恶也。

因暑湿蕴郁而发热呕恶，故方中用藿佩芳香解暑祛湿；豆豉、山栀以宣化疏解，既能宣阳化湿又能宣郁泄热；前胡、杏仁宣阳疏卫以开肺气而利三焦；新会皮、佛手、煨姜以化水饮而和胃定呕；槟榔以化积滞；通草以通阳利小便；方中酒军用0.5克是以其猛攻之药而轻用，既能导滞，又能清热，因其量少，无伤正之嫌；太乙玉枢丹以其攻水饮而定其吐也。

9. 泄化余邪，轻通胃肠法

治湿热蕴郁中下二焦，是治湿温后期，身热渐退，或已退而未净，症状轻减，余热未除，大便不通，腑气不畅，舌苔黄厚腻垢而口味甚臭，脉象濡滑右侧关尺有力，或腹中不舒，或按之有粪块，属湿热积滞尚未退净，腑气不通。治疗须通腑导滞，故用泄化余邪以轻通胃肠。

处方：白蒺藜 10 克、丹皮 6 克、香青蒿 1.5 克、枳实 3 克、炙杷叶 10 克、保和丸 15 克（布包）、全瓜蒌 30 克、知母 6 克、炒薏米 12 克、杏仁 10 克。白蔻仁末 0.6 克、生大黄末 1 克，二味同研细末，装胶囊分两次汤药送下。

湿温病在后期阶段，湿滞未清，余热未除，身热退而未净，舌仍黄腻垢厚，关尺两部脉象滑而有力。方中用丹皮、青蒿以凉营和阴而退余热；知母之苦寒泄热；杏仁以开肺气而利三焦；炙杷叶、保和丸、全瓜蒌、枳实合用，上以宣肺气，中以消导化滞，瓜蒌润燥通便以利胸中之气；炒薏米、白蔻仁仍属化湿郁，利三焦；因为余热不清，滞热不除，阳明腑气不畅，热势难以退净，所以慎用小量大黄轻微攻泄。

10. 泄化余热，甘润和中

湿温初愈，病在中下二焦，邪热退而未净，湿滞化而未清，中阳未复，阴分亦虚，脾胃运化欠佳。症见胃纳不香，周身乏力，舌胖而淡，脉濡滑缓弱，按之力弱。湿温消耗正气，中阳大虚，温邪伤阴，阴不足，阳也虚，故脉见濡滑缓弱，沉取无力。此时用泄化余邪法，用甘润和中以善其后。病已向愈，此时饮食寒暖切当注意，防其正不足邪易再至。

处方：川石斛 12 克、丹皮 6 克、香青蒿 2 克、甜杏仁 10 克、范志曲 12 克、鸡内金 10 克、冬瓜子 10 克、茯苓皮 10 克、生熟谷麦芽各 10 克。

湿温三周左右，正气大伤，故在热退正复之时，可根据脉象、舌苔、症状，以观察气血阴阳之不足，但不可一味用补法，仍当细查有无邪恋。方中用川石斛、丹皮、香青蒿以顾阴分；甜杏仁、冬瓜子、茯苓皮兼以顾阳；范志曲、鸡内金、生熟谷麦芽以助中阳消导，兼祛邪热。慎饮食、避寒热，半月之后，可向痊愈。

（三）湿温病的白㾦与汗出

1. 白㾦

是湿温病发病的特征。发热病1～2周左右，胸腹部皮肤出现小白点，似痱近疹。吴鞠通称之为白疹即白㾦。是湿热邪气，蕴郁卫分，湿邪外达，正气胜邪所致。湿温病（包括湿热病）正邪交争，湿阻中焦肌肤，热盛迫邪外出，发为白㾦似晶且亮，有浆汁且实，一周后即成枯㾦，干凹不实，内无浆汁。若身体差气血不足之人，多发为枯㾦痞，治疗中须小心。

2. 汗出

湿温病一开始即有，初则头面、头颈，再则连及胸部至腹部、两腿，最后两足及脚趾中全能汗出。这是湿热交阻，遍于周身，连及脏腑。热盛则湿邪外蒸，从汗液排泄，故曰头面汗出如油，擦之不净，洗之又出。由于湿热渐化，气机渐开，周身经络渐通，故从头至项、颈、胸、腹，逐渐发展至足趾间。笔者观察临床五十年体会到，一般说，汗出至足为湿温将解，如能至足趾间，可谓即愈矣。

（四）湿温的四忌与三复

1. 忌大汗

①湿温病不是风寒外袭，不是外感中太阳经病，故不可用解表法以求其汗。②湿为阴邪，性质重浊黏腻，难以速除，故最忌大汗，既伤气又伤液，于病有害。③湿温是湿热蕴郁，湿困热伏，湿热交阻，如油入面，难解难分，误汗则

湿不去，热必蒙蔽清窍，反而热增，邪陷心包，导致昏迷，病势增重。

2. 忌大下

①湿热阻滞肠胃，大便难解气坠，非腑实燥结可比，此为气机不畅，腑气不行，故大便难下，非燥屎内结，故不可下。②误下损伤脾阳，湿本属寒邪，遏脾阳之运化，今再误下，脾气无力上升，故洞泄不已。

3. 忌滋补

①湿本属阴邪，湿温虽有内伏之热，然必以湿为主，此时再用生地、麦冬、阿胶、龟板等甘寒滋液，湿邪则不得解。②湿温日久，下元不足，腰痛乏力，如用熟地、金狗脊、桑寄生、补骨脂等填补下元之品，也是不当，故当禁忌。

4. 忌温养之药

①此指湿温病病期较长，欲用甘温益气以助其阳，而补其气者。湿温也是温邪，温邪是热，虽外有湿阻而内有伏热，故不可用甘温益气之品。②老年人患湿温初愈之后，亦不可用补命火壮元阳之药，防其死灰复燃矣。

湿温初愈后，临床上常有食复、劳复、感冒复三类：

1. 食复

湿温病痊愈之后，由于发烧日久，消耗体力甚多，可能病体消瘦，面色不华，疲倦无力，甚则食欲差，脉细弱无力，此时若过食则难以消化，食积不化，脾胃难以消磨，蕴而发热，病人初愈阴分大衰，发烧立作矣。

2. 劳复

湿温病后正气大虚，脾胃受湿所困，饮食不甘，此时不

岐黄之术自有传承

可过劳，当慎起居，少进食，微活动，注意调养。若病后正气未复，过劳正伤，阴分消耗，身热复作，此为劳复。

3. 感冒复

患湿温病一般日期约 20 天左右，正气耗，脾胃伤，一时难能恢复正常，如在将愈或初愈之时，因气候变化，体弱难以适应，最易着凉，此属反复。用药当以轻灵为主，防其伤阳。

五、温毒

温毒之名在古典医籍中早有记载，如朱肱的《类证活人书》、孙思邈的《千金要方》、王焘的《外台秘要》等皆载其名。晋代王叔和认为温毒是冬感寒毒，藏于肌肤，至春夏更遇温热而成。其后不少医家均有论述，但将其作为独立的病名，且能系统论述始于清代。温病学家吴鞠通在《温病条辨》中将其列为九种温病之一，从病因、病机、辨证施治等方面进行了深刻的论述。他认为温毒是"诸温夹毒，秽浊太甚"所致，治疗咽喉肿痛、耳前后肿，腮肿等病，注意宣透邪败毒，并制定了一系列有效方剂，为温毒的诊治奠定了一定的基础。

温毒病包括很多，如常见的有大头瘟（颜面丹毒）、烂喉痧痧（猩红热）、痄腮（流行性腮腺炎）等。其共同特点为发病急、传变快、局部红、热、肿、痛或溃烂，大多有较强的传染性，甚至造成较大的流行。根据毒邪对人体损害的部位和程度不同，可分为卫气营血的不同阶段，本病好发头面、颈、咽喉部，亦有表现全身性肌肤痧痧（痧：肌肤潮红；痧：指的是肌肤上密布细小如针尖状的小痧点）。

临床常见病的治疗：

1. 痄腮（流行性腮腺炎）

痄腮是温毒邪气蕴于少阳而引起的，发于两侧腮腺延及耳前后，以耳下腮腺肿痛起核为特点。一般可分为三个阶段：

（1）火郁初发阶段：身热恶寒，周身不适，头痛咽红，两耳后腮腺肿痛，按之有核痛甚。初起无明显红肿，舌苔薄白，质略红，脉象多以浮滑数为主，此时属卫分温病，火邪郁结不化阶段，当以宣郁疏化。不可早用凉遏之品，否则热郁不宣，邪无出路，郁久化热加速而致化脓，病势加重，或可溃破。

处方：薄荷 1 克（后下）、炒牛蒡子 6 克、僵蚕 10 克、大青叶 10 克、前胡 6 克、荆芥穗 3 克、淡豆豉 10 克、芦根 10 克。

加减法：①若舌红口干，心烦，咽峡红肿，大便干，脉象以数为主时，方中加蒲公英 10 克、连翘 10 克、银花 10 克、野菊花 10 克。②若舌黄厚，大便秘结，心烦躁扰，脉滑数两关盛时，方中加大黄粉 2 克、黄芩 10 克。同时需用热敷法。每次热敷时间必须一小时左右（湿巾外敷，上加热水袋，须周身小汗出，热敷后需休息一小时。宜在晚上临睡前使用）。

（2）热邪炽盛：两腮肿起，红肿热痛明显，身热恶热，心少寐，口渴引饮，舌红苔黄且干根部略厚甚则舌面干裂。此热毒蕴郁卫分已解，而里热之势转重，用普济消毒饮加减。

处方：柴胡 3 克、前胡 6 克、淡豆豉 10 克、山栀 6 克、马勃 2 克、元参 25 克、连翘 10 克、板蓝根 15 克、片姜黄 6 克、茅根 20 克。

外用：如意金黄散 10 克，醋调湿敷。

加减法：若腮腺肿痛减少，身热少退，脉象滑数之势渐缓，舌红干裂，唇焦口渴，改用甘寒清滋之法。

处方：生地黄 18 克、银花 10 克、知母 10 克、元参 20 克、连翘 10 克、赤芍 10 克、川贝母粉 3 克（冲）、花粉 12 克。

加减法：①若舌苔老黄垢厚，大便秘结，4～5 日未行，方中加全瓜蒌 30 克、枳壳 6 克。②若大便仍不解时，方中加大黄粉 1 克、元明粉 0.6 克。③若连服 2～3 剂，热退肿消，二便如常，可用活血通络方法。

处方：赤芍 10 克、当归尾 6 克、丹参 10 克、生地黄 10 克、沙参 10 克、花粉 10 克、焦三仙各 10 克。连服 2～3 剂。

（3）恢复阶段：腮腺炎已向愈，热退，红肿渐消，或余热未清，脉仍有数意，此时可用调和气血，滋阴折热方法。

处方：赤芍 10 克、当归 10 克、花粉 6 克、丹皮 10 克、元参 10 克、僵蚕 10 克、片姜黄 10 克、焦山楂 10 克。

加减法：①若病势渐减，舌苔黄厚，大便不通，或大便干结，心烦，腹胀，两手脉象关部滑而有力者。此热势虽减，腑气不畅，深恐滞热作祟，炎症又起。方中加焦三仙各 10 克、大黄粉 2 克（冲）。②若身热退，耳下肿势已消，仍有核作痛，仍须活血破结兼以导滞。方中加川贝母 6 克、旋覆花 10 克、马勃 3 克、金果榄 10 克、乳香 1.5 克。③若病人腮腺肿痛皆愈，舌红口干，脉仍数滑者，此热郁已减，余热退而未净，可在原方基础上，加野菊花 10 克、白头翁 10 克、生牡蛎 20 克，以善其后。

本病当注意事项：

（1）必须卧床休息，防其毒热下迫，而转睾丸炎或下焦湿热病。

（2）一定要严格地辨证，按各阶段的治疗方法进行用药及护理。

（3）过劳或早活动，可能促使腮腺炎转成睾丸炎。

（4）本病属于温毒一类，以热邪盛为主。在病未愈前，一定要禁食荤、腥、油腻、发物等。

（5）腮腺炎在初期或中期阶段，理当用热水袋外敷，每次必须 30～60 分钟，以周身小汗出为度，能协助疏卫和营作用。

（6）在治疗过程中，早期用药以宣透为主。最忌寒凉，防其寒凝，气血不通，肿块不消，热毒蕴郁难解，反成坏证，或致溃破。

2. 大头瘟（颜面丹毒）

大头瘟由温毒邪热所引起，以猝发头面红肿为特点。因为本病头面红肿急剧，所以又称为“大头风”。在《千金要方》、《外台秘要》中均称为丹毒。本病形成往往有两个方面：一为感受外界温热毒邪，二为伏邪郁火从内而发，如冬季居室过暖，膏粱厚味过度，积滞蕴热，为温毒邪气诱发而成。

大头瘟特征，发热，头面红肿迅速，多发于成年人（腮腺炎多见于儿童时期）。一般可分为三个阶段：

温毒蕴热发于卫分，有头痛，恶寒，发热等症状。

温毒蕴热发于气分，以高烧，口渴，汗出，心烦，脉象洪数为主。

温毒与湿邪互阻，症状见身热，乏力，舌白滑润质红，脉象濡滑力弱，皮肤既痒且逐渐滋流黄水。

（1）温毒蕴热发于卫分：症见头面急剧红肿，头痛恶寒，身热烦躁，不得安睡，下午热势更甚。舌红苔白浮黄，脉象滑数略浮。治疗当以清疏方法，不可早用凉遏之药。

处方：薄荷 1 克（后下）、前胡 6 克、蝉衣 6 克、僵蚕 10 克、片姜黄 6 克、连翘 10 克、板蓝根 10 克、芦根 10 克。

加减法：①若舌红口干，脉象滑数有力，身热较重，可加银花 10 克、青叶 10 克、桑叶 10 克。②若脉象洪数，口干渴饮，头面有汗，当于方中酌加生石膏 10 克。③若皮肤光亮，头面红肿，是为湿热互结之象，当加清疏之品，如荆芥穗炭 6 克、白芷 3 克、黄芩 10 克。④若舌红且干，浮黄糙老，可于方中加紫草 10 克、地丁草 10 克、赤芍 10 克、花粉 10 克、蚤休 10 克。

另用：赛金化毒散（化毒散）6 克，醋水调外敷。

（2）温毒蕴热发于气分：颜面头部红肿，发热口苦，心烦急躁，甚则思凉饮，大便干结。六脉洪滑且数，舌红苔黄糙老，可用加减普济消毒饮，外敷如意金黄散。

处方：薄荷 1 克、蝉衣 6 克、僵蚕 10 克、马勃 1 克、玄参 25 克、炒牛蒡子 6 克、黄连 3 克、竹叶 3 克、黄芩 10 克、连翘、银花各 10 克。

另用：如意金黄散 10 克，醋水调外敷，频换。

加减法：①若头面红肿光亮，奇痒难忍者，或头面滋流黄水，全属湿邪较重，方中当加风药，以祛湿止痒。原方加荆芥穗 6 克、桑叶 10 克、野菊花 10 克、蚤休 10 克。②若面部红肿较重时，加入凉血之品，以凉血活血祛风为主。即治风先治血，血行风自灭之意。药用：荆芥穗炭 10 克、防风 3 克、黄连 3 克、川黄柏 10 克、蝉衣 6 克、蚤休 10 克、白鲜皮 10 克、丹皮 10 克、地肤子 10 克、花槟榔 10 克。

（3）温毒与湿邪互阻不化：温毒与湿邪互阻，发热头面红肿，来势甚猛，一夜即发，皮肤既痒且滋流黄水，头面皮肤光亮发红。舌苔白滑润质红。治疗必须用散风祛湿泄热方法。特别注意，不可过服寒凉，更不可早用泄剂。

处方：苍术 6 克、黄柏 6 克、杏仁 10 克、荆芥穗 6 克、防风 6 克、赤芍 10 克、白鲜皮 10 克、蚤休 10 克、川连粉 3 克（冲）。

外敷：二妙散（苍术、黄柏各 10 克）醋水调敷，频换。或用三黄二香散（黄连、黄芩、黄柏、没药、乳香）醋水调敷，频换。

注意：忌服荤、腥、鱼等，以防病情增重。

3. 烂喉痧（猩红热）

烂喉痧是冬春感受温热邪毒所致，以身热，咽喉糜烂，全身肌肤发痧疹、杨梅舌、口周围苍白、甚则发青为特征。因其具有传染性，故又称为"疫喉痧"。痧疹指潮红的肌肤上密布细小针头状的疹点，斑点状连接成片。痧疹消退后，通身皮肤脱屑。发病年龄多为 2～8 岁的小儿。愈后有少数人并发肾炎、风湿病等。

本病开始即为气热过盛，逼营发疹。由于阳明热郁较重，故口颊发青，甚则青紫。本病须与白喉、麻疹、急性扁桃体炎等相鉴别。白喉无皮疹，喉部有白色伪膜。麻疹虽有

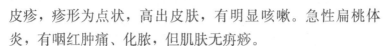

皮疹，疹形为点状，高出皮肤，有明显咳嗽。急性扁桃体炎，有咽红肿痛、化脓，但肌肤无病痧。

（1）温热毒邪，侵袭肺卫：温热毒邪，侵袭肺卫，开始为正邪交争，发热微恶寒，咽喉肿痛，头痛心烦，口干渴饮，小溲赤少，肌肤隐见病痧。舌红起刺，脉象滑数。治当清疏宣肺为主，用银翘散加减。

处方：竹叶 3 克、炒牛蒡子 6 克、淡豆豉 10 克、山栀 6 克、连翘 10 克、银花 10 克、前胡 6 克、杏仁 10 克、僵蚕 10 克、茅芦根各 10 克。

加减法：①本病属热郁于内，形成温毒蕴热，虽在肺卫，亦不可用辛宣疏解之品。②因属毒火热郁于内，来势又猛，俗谓温疹（又称痧疹），一触即发，发则难制，故曰切不可宣，更不可表。③若发则面红耳赤，口干渴饮，舌红起刺状如杨梅舌，当酌情加生石膏 15 克。④若大便 2～3 天未通，可加川大黄粉 1 克冲入药内。⑤发病之初，面颊青暗，全是热郁之象，方中可加蝉衣 3 克、片姜黄 6 克。⑥本病属温毒热郁，开始即当忌荤、腥及一切发物，防其助热增惊。

（2）毒邪壅于气分：见壮热口渴，心烦口干，舌红起刺苔黄质绛，脉象红滑且数，咽红肿糜烂，阵阵有汗，周身肌肤病痧显露，溲黄便干。用清气以解毒，方如凉膈散加减。

处方：生石膏 15 克、黄芩 10 克、山栀 6 克、大青叶 15 克、蝉衣 6 克、僵蚕 10 克、片姜黄 6 克、竹叶 6 克、银花 10 克、连翘 10 克、紫草 10 克、茅芦根各 10 克。煎 200 毫升左右，每四小时服 50 毫升，日夜服（6 次）。

加减法：①若舌红且干糙老者，加生地黄 10 克、知母 10 克、花粉 10 克。②若舌黄根厚者，加焦三仙各 10 克、枳壳 10 克、鸡内金 10 克。③若大便秘结者，可加生大黄粉 0.5～1 克、元明粉 0.5～1 克。④若渴烦口干思凉饮时，不可给冷饮及甜食物。可适当给生藕或藕汤饮之，或鸭梨服之。

（3）气营两燔，火毒炽盛：高热烦渴引饮，呼吸气粗，声音嘶哑。舌绛干起芒刺，状如杨梅，脉细小数。咽红肿白腐，肌肤痧疹满布，此属温毒气营两燔，阴液大伤，络脉瘀阻。用清气凉营、甘寒育阴方法。

处方：细生地 15 克、丹皮 10 克、赤芍 10 克、元参 20 克、石斛 15 克、麦冬 10 克、沙参 10 克、生石膏 20 克、连翘 10 克、竹叶茹各 3 克、犀角粉 1 克（分冲），或用水牛角 10 克代用。

加减法：①先考虑用"入营犹可透热转气法"，根据诊治经过，有无失误之处，而定其透热转气之法治之。②在高烧神识不清时，方中可用安宫牛黄丸（或散）1 克（冲、化服）。③若因高热而四肢抽搐时，方中加钩藤 10 克（后下）、羚羊角粉 1 克（冲）。④若舌黄糙老且干，根部厚，腹中胀满而按之坚硬，且矢气恶臭时，两手关脉滑数有力。为热与糟粕结成腑实证。可于方中加生大黄粉 1 克、元明粉 1 克（冲）。

（4）疹退而余毒未清：患烂喉痧疹症，高热已久，阴分大伤，余毒未净，尚有低热，手足心烦热不减，咽干舌红，糙老有刺，两脉细数。周身痧疹虽退，皮肤脱屑未净，仍当养阴生津肃清余热方法。此时病势渐轻，正气大伤，阴分不足，要注意饮食寒暖。防其死灰复燃，或因循日久，转成慢性病。

处方：北沙参 10 克、青蒿 4 克、天麦门冬各 10 克、生地黄 15 克、白芍 15 克、元参 15 克、花粉 10 克、远志 10 克。

　　外用：①锡类散 3 克，频频吹喉部。②清洁口腔漱口药水：生石膏 40 克，先煎半小时，再加薄荷 3 克，见沸即成，俟温漱口用，以保持口腔清洁。

第六章　温病治验提要

（一）温热病乃温邪自口鼻而入，鼻气通于肺，经口咽而至，非邪从皮毛所感受。故温病初起必咽红而肿，口干舌红，咳嗽，甚则有痰，或胸痛而喘，始在上焦，虽有寒热，却非表证，故曰在卫。

注：此系指新感温病。温为阳邪，蒸腾而上，肺是娇脏，其位最高，邪必先伤。伤寒乃寒邪阴凝，外伤皮毛，太阳受病，其主一身之表，故曰表证。温热病与伤寒，虽同为外感热病，二者迥然不同。咽为肺胃之门户，温病热盛伤阴，故咽红肿口干舌红。肺为娇脏，主宣发肃降，其受邪则郁闭，宣发肃降失常，因之咳嗽为必有之证。所以陈平伯《外感温病篇》曰："风温为病，春月与冬季居多，或恶风或不恶风，必身热咳嗽烦渴，此为风温证之提纲也"。温病初起，邪在上焦肺卫，病轻邪浅，其发热微恶风寒，不同于伤寒之以恶寒为主，惟当以此为辨。

（二）湿热病亦属温病之一部分，重者湿与温合，如油入面，混成一体，名曰湿温。其为温热与湿邪互阻而成，绝非温热挟湿可比。论其治法与温热病非一途也。

注：湿热病范围广泛，其包括湿温、伏暑、温热病挟湿。湿温病是因湿阻热郁的结果，热因湿阻，郁而热更炽；湿因热蒸，弥漫全身上下表里内外，且湿裹热郁，热在湿中，互相裹结，如油入面，难解难分，治之最为棘手。因湿

为阴邪，水之类也，其性重浊黏腻，法当温化；热为阳邪，是熏蒸之气，治应苦寒以清之。若徒治其湿而用温燥则易助热，徒清热过用苦寒则湿又不易化。湿不化则热也不能清，故其治法与温热病用清热法不同。

湿温病并非感邪而发即是。它有一个湿阻热郁，湿邪化热的过程。笔者早年从学于北京四大名医之一汪逢春先生，汪老先生以擅治湿温病著称。汪老在病案中常写："湿热日久，蕴郁不解，湿温已成"。湿温病不是感邪即成，由于郁久化热，湿与热合才叫湿温，特别是一些情志不遂，气郁较重的人，感受湿热邪气最容易变为湿温。一些素体湿盛的人，如果感了湿热之邪，也不会变成湿温病。温热挟湿则不同，是温热中又挟持湿邪，其湿并未与热合，治之较易，如叶天士《外感温热篇》中谓："挟湿者，加芦根滑石之流，……或渗湿于热下，不与热相搏，势必孤矣"。因之温热挟湿治疗较为容易，其挟湿阻滞三焦而小便不利者，加芦根滑石之类以渗之，其挟湿阻于上焦兼见胸闷者，可加藿香郁金之类以宣化之，其与湿温病不同。湿温病治疗当宣畅三焦，要分湿重、热重和湿热并重，及湿在上焦、中焦和下焦，分别采取芳香宣化、苦温燥湿、淡渗利湿等法。

（三）**伤寒，古人述之甚明，是皮毛感受风邪或寒邪，故脉浮紧或脉浮缓，称之伤寒与中风，皆是风寒在皮毛，外束于太阳之经。太阳之脉起于目内眦，上额交巅入络脑，还出别下项，循肩膊内夹脊抵腰中，或头痛项强而恶寒，或体痛呕逆，脉阴阳俱紧。方用辛温解表或解肌，以求其汗，三者根本不同，用药亦异也。**

注：自汉代以来，温病皆谓伤寒，即广义伤寒，如《素问·热论》："今夫热病者，皆伤寒之类也。"悉以伤寒之法治疗温病，因之变证丛生。寒为阴邪而凝涩，温是阳邪而蒸腾，故寒邪犯人，先伤足太阳膀胱经，其为寒邪外来，卫阳被郁，治宜辛温，风邪伤营汗出恶风自当辛温解肌，其与温邪在卫治法不同，用药大异。

（四）温热病邪从口鼻入肺，咽红且痛，甚则作咳，脉必浮数，口渴咽红。肺外合皮毛，故云在卫。卫分证必寒热头痛，非是表邪，乃火热内郁之象，绝不可误认为表证而用解表求汗之法。此虽形寒，而舌红、口渴、咽干皆是热象，或前额有汗，乃火热上蒸之象，用药当以疏卫开郁，若过寒凉必遏其热，气机闭塞，卫失疏和，反而增重矣。

注：温为阳邪，蒸腾而上，从口鼻吸受，肺先受病，肺主气属卫，外合皮毛，故称在卫，此因肺之宣降失常，影响到卫外功能，所以，温病卫分证是在表位，与伤寒表证不同。卫分证发热微恶风寒，是肺经郁热证。肺主宣发肃降，卫阳之气靠肺之宣发肃降而达体表，即《内经》所谓：上焦开发，宣五谷味，熏肤、充身、泽毛，若雾露之溉。肺为娇脏，其受邪则郁闭，故而宣发肃降功能失常，卫阳之气不能顺利抵达于体表。热郁于肺，体表卫气减弱，因之发热微恶风寒，是发热重而恶寒轻，不同于伤寒之寒邪袭表，直伤皮表之气，其恶寒重而发热轻。

温病卫分证实为肺经郁热证，其舌红、口渴、咽干均是热盛伤阴之象。治宜疏卫开郁，即宣郁清热之法。其郁开热清，肺恢复其宣发肃降功能，津液得以布散，营卫通畅，自然微汗出而愈。卫分证，邪在肺卫，病轻邪浅，其在上焦，治宜轻清，宣泄上焦，忌用辛温，但亦不可过于苦寒，寒凉则易使气机闭塞，郁不能开，热不得外达，病必增重。药如银花、连翘、桑叶、菊花、豆豉、桔梗、杏仁、枇杷叶、芦根等。即是辛凉之味，亦不可过重。如笔者曾治一老妪，年近八旬，感冒初起发热恶寒，咳嗽痰鸣，其女儿为中医大夫，开始即用抗生素，热势不退，继以银花、连翘、大青叶、板蓝根各30克，病人服后，不仅热势不减，竟大便稀水，神志不清，咳喘，周身浮肿。诊之：舌白苔腻，质红，脉弦数而沉涩，此过服寒凉，热遏于内，肺气不宣，肃降失职，故咳喘。寒伤脾阳，三焦不畅，故泄泻如水。当温散寒凝，宣畅气机，令邪仍从肺卫而解，药用宣阳化湿疏解，方如荆芥穗炭10克、防风6克、苏叶10克、葛根10克、黄连3克、灶心土30克、茯苓10克，一剂则神清而泻止。二剂则遍体小汗，肿退而愈。

热郁肺卫，虽都属卫分，但亦有在肺与卫之不同，临床不可大意。凡温邪犯卫，初起为卫分证，但其发热较重，治宜银翘散之类辛凉宣卫；邪偏于肺则以咳嗽为重，治重在肺，宣降肺气为主。肺为清虚之脏，宜微苦微辛之味即可，即吴鞠通谓"微苦则降、辛凉则平"，如桑菊饮之类；素体阴分不足者，可酌加甘寒之味，但不可过于滋腻，防其阻滞气机而恋邪也。

（五）温邪在卫，当以疏卫为主，宣其阳，开其郁，佐以清热。热多则清，郁多则宣，湿遏用芳化，火郁当升降，切不可以解表求汗而用辛温，否则伤津损液不利于病。古人谓"在卫汗之可也",非属方法,乃是目的,否则与温病相背矣。

　　注：温邪在卫、肺气郁,卫阳之气不得宣发,治疗重在开宣肺气,以恢复肺的宣发肃降功能,邪去则卫阳之气以达于体表,营卫通畅则微汗出而愈。卫分证属郁热,治宜宣郁清热,郁不开则热不易清,徒用寒凉气机闭塞,热不得外达而必内逼,病反加重。故疏卫开郁中佐以清热,其清热之品宜轻清透泄之味,使热外达。热重郁轻者,清热为主,佐以宣郁之品,注意保持气机宣畅,以利于热邪外达。

　　火郁当发。发,谓令其疏散也。重在调其气机,可用升降散,栀子豉汤之类,气机输转则郁开火散,切忌寒凉滋腻。栀子豉汤,豆豉可入卫气而宣其郁,栀子清三焦之火而下行,其郁热多从小便而去。而且栀子有宣发功能又有清热之性,其不仅用于温病,杂病中因热郁者,加减运用无不应手取效。笔者治一多汗证,男,30岁,身体壮实,汗出如洗,病已3年,经中西药止汗皆无效,其心烦,舌红起刺,脉沉弦细,此热郁于内,用栀子豉汤加黄连、竹叶、麦冬服6剂汗止,心烦亦愈。升降散可宣全身之气机,使郁热多从大便而去。其加减变化,用于杂病亦效。曾治一人,女,年32岁,四末不温,心烦梦多,面色花斑,舌红起刺,苔腻脉弦涩,曾服四逆汤,附子用至两余不效。改用升降散去大黄加荆芥炭、防风、苏藿梗,服二剂大便泄下秽浊甚多,服十余剂四末转温,面色花斑亦退。

　　湿遏上焦,邪在卫气之分,上焦肺气郁闭,湿为阴邪,忌用寒凉,当辛微温芳香之品,开肺气,化湿邪,微汗出,使湿从汗泄,热随湿解。肺为水之上源,且主一身之气,肺

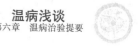

气开，则水道宣畅，湿从小便而去，肺气宣发，湿浊可散，即所谓气化则湿化，气行则湿亦行也。药如：藿香、佩兰、苏叶、白芷，香薷、大豆黄卷、淡豆豉、桔梗、杏仁、前胡、芦根等味。

温为阳邪，最伤人之阴液，温病起初，邪在肺卫即伤肺阴，故见口干，微渴之证，不可辛温发汗。辛温则伤阴助热，且汗为心液，心阴受伤，热邪炽盛，即可内陷心包，发为昏厥之变。故吴鞠通告诫道："太阴温病不可发汗，发汗而汗不出者，必发斑疹，汗出过多，必神昏谵语"。古来温病混称伤寒，用辛温之法治疗温病，变证蜂起。寒之与温，性质不同，治法大异。

温病卫分证，用辛凉清解之法，并非发汗之意，而是宣郁疏卫以清透郁热，辛可开郁，凉能清热，郁开热清，肺之宣发肃降功能得复，表清里和，营卫通畅，津液得布，自然微汗出而愈。寒凉之中少佐辛温之味，开郁以宣畅气机，又可避免一派寒凉，使气机涩而不行之弊，且量宜轻，所以并非辛温发汗之用。

温病历来有忌汗之戒。温病最伤人之阴液，若误用辛温发汗，则助邪伤阴，必使病情增重。所以《伤寒论》太阳病篇第六条谓："太阳病发热而渴不恶寒者为温病，若发汗已，身灼热者名风温。"已明确指出，温病误用发汗，伤阴助热，可速传营血，内陷心包，发为昏厥之变，因之温病"在卫汗之可也"，即使之微汗出就可以了。如何汗出？绝非辛温发汗，而是辛凉清解，宣郁清透其热，邪去，营卫通畅自然微汗出，所以说"在卫汗之"不是"汗法"，而是目的。

（六）叶氏谓："到气才可清气。"若未到气切不可清气，初至当以疏卫之外略佐以清气，中至仍不可过清，若实为至气，亦不可一味寒凉，寒则涩而不流，气机不宣，三焦不畅，早用寒凉郁遏其邪，邪无出路反致病不能除。清气之法甚多，包括凉膈、利胆、泄火、导滞、通腑等，在治疗时均以宣气机为本。

注：气分证病变部位广泛，包括肺、胸膈、胃、肠、肝胆、膀胱等，以热盛、口渴、舌红苔黄脉数为主证。卫气分证都属功能性病变，其邪热均有外达之机。因之治疗气分证虽用寒凉，但必须注意其热势轻重，以寒而不凝塞气机，利于邪气外达为原则。

"到气才可清气"，就是说邪不到气分，还在卫分时，虽发热亦不可清气。卫分之邪当用辛凉清解之法，使之从卫分而解。误用清气，因过于寒凉，卫分郁闭，胃气受伤，邪不能解反内逼，病必加重。遇此还需改用疏卫展气之品，使邪仍从卫分而解。曾治患者孙某，男，59岁，始头痛，微恶寒，咳嗽不重，发热38℃左右，脉浮数，舌白苔腻根略黄，口干，心烦，二便如常。前医为速退其热，用清气之味：生石膏30克，连翘9克，银花9克，芦根30克，大青叶30克，黄芩9克，知母9克，并冲服紫雪散0.3克。药后身热未退，头痛恶寒未解，且增一身酸楚乏力。笔者观其苔白腻滑，面色暗浊，知其为寒凉所遏，遂用疏卫展气之品治之：薄荷3克，荆芥穗6克，豆豉12克，炒山栀9克，桑叶9克，菊花9克，炒牛蒡子6克，前胡6克，杏仁9克。一剂后卫气得疏，周身小汗，身热退净而愈。

所谓"中至"气者，即气分热邪尚不盛时，亦不可过用清气之品，如凉膈之类，既清气分之热，又用轻清透泄之味，使邪气外达。

　　邪气完全入气分，虽一派里热蒸腾之象，但其热仍有外达之机，故当宣展气机，药宜轻清，不可寒凉滋腻。吴鞠通谓："白虎本为达热出表"，气分无形热盛，在使用白虎汤时，切勿加入生地、麦冬、元参之类滋腻阴凝之品，恐其阻滞气机，以致使辛凉之剂变为寒凝之方，反使邪热不能外达，且夫寒凉之品，戕伤中阳，恐由"热中"变成"寒中"。所谓热之未除，寒之复起也。若加入黄连、黄芩之类，因中苦寒直折之味。药性直降而下行，这样白虎汤就失去了达热出表之力。既不能达热出表，遂变为苦寒直折之方。在临床用药时，应注意避免以上两种误用寒凉之弊。

　　在腑之热应从二便而去，因之应注意宣畅气机，气机宣畅，热邪才有外达之路，热可外达，清之最易。治温病，要懂得"火郁发之"之理。因治疗不当，气机不宣，热郁于内，清之不去，滋之不透，补之益炽，必宣郁清热·郁开热清始愈。笔者学生曾治食滞中阻，热郁于内，高热不退一小孩，女，11岁，时1981年1月6日，因天气晴和，应寒反温，几天前参加运动会汗出，未及增减衣服，感风热之邪致病。当晚又食年糕、高粱饴糖等难以消化食物，遂即发病。初起发热、微恶风寒、恶心、口干。二日后热势增重，经注射安痛定，高热不退，恶呕频作，遂去某医院急诊室就诊。时西医查：精神不振，皮肤无出血点，颈软，心肺无异常，咽红，腹软，肝脾不大，体温39℃，白细胞39.800/立方毫米，给红霉素、安痛定、复方新诺明等药治疗。服西药二日，高热不退，且恶心，呕吐频作，腹痛，烦躁。体温

39℃，心烦不安，呕吐频频，恶闻食臭，腹痛，大便二日未行，口干，舌红肥刺满布，苔黄厚腻，脉滑数有力。

此为风热上受，食滞中阻，气机不畅，热郁于中上二焦，证属冬温挟滞，虽在气分，不可一派寒凉，宜宣郁清热化滞方法，宗栀子豉汤合保和丸方法：淡豆豉6克，生山栀6克，苏藿梗各6克，半夏10克，陈皮6克，竹茹6克，水红花子10克，焦三仙各10克，花槟榔6克，马尾连10克，保和丸18克（包煎）。嘱服二剂，并忌生冷甜腻食物。

二诊：1月9日。上药服一剂后身热已退，排出恶臭大便甚多，连服二剂体温正常，经原医院检查白细胞9400/立方毫米，唯觉疲乏，苔少稍腻，食滞化而未尽，嘱饮食当慎，以加味保和丸调理而安。

本案以食滞郁热为主，病在气分，故应宣郁化滞，使气机宣畅，则热邪外达而愈。治病应注重宣气机、调升降，使邪气能够外达，方不在于药多量大。若不注意宣畅气机，使邪外达，药量过重，反伤正闭邪，且助邪内陷。

气分之热，均有外达之机，因之治疗气分温病应注意保持气机通畅，便于热邪外达。

（七）气热灼津，病仍不解，即可渐渐入营。营分属阴，其气通心，身热夜甚，心烦不寐，反不甚渴饮，舌绛脉细而数，或斑点隐隐，时或谵语，皆营热阴伤之象。治之必须清营养阴，透热转气。吴鞠通创清营汤、清宫汤，皆治温热日久入营之证。并佐以增液，但必须注意透热转气。热邪入营，来路不一，临证问病，必详诊细参。

注：热在气分，煎灼胃阴，里热炽盛，迫津外泄。汗为

阴液，汗出热不退即渐渐消灼心阴而要慢慢入营了。热邪入营则以营热阴伤为主。入夜阴气来复，正气抗邪力强，发热则甚。营热扰心，心烦不寐、营中热盛，蒸腾营阴上潮，口得津液之濡润，故并不甚渴或竟不渴。郁热内迫营血而见斑点隐隐。脉细而数，细为脏阴之亏，数乃热象。

治当清营养阴，以透热转气。"热淫于内，治以咸寒，佐以苦甘"。清营必用犀角之类，佐以苦泄之品，但其热伤了营分之阴，治应加甘寒养阴增液生津之品，如生地、麦冬、元参养营阴而清营热。营阴重伤，气机不畅，当加甘寒养阴增液之品，又可利于气机输转。营热内炽，不能外达，皆因气机之不畅。笔者在几十年之临床实践中体会到：造成气机不畅，营热不得外达原因很多，如阴伤太甚、痰湿内阻、瘀血内停、腑实内结，食滞中阻，湿浊内搏等，障碍不除，气机不畅，入营之热外达之路不通，其热何以外达？治疗时当在清营养阴之中，有针对性地加入相应宣畅气机药物，排除障碍，开营热外达之路，使已入营之热复透出气分而解。这种宣展气机的方法在营分证治疗中即是透热转气。

因营阴大伤，其热不外透者，脉细而数急，舌绛而干瘦，口唇干焦、便干尿少，津液匮乏，气机不得输转，入营之热无法外透而解，其在清营之中应加入大队甘寒之品，如生地、麦冬、元参、石斛、花粉、西洋参等物，以养阴增液，正如王孟英谓：营阴重伤者，"甘寒濡润，不厌其多。"阴复则热透神清。甘寒滋腻之中，可少加宣畅行气之味，防其阴凝之弊。

痰湿内阻者，可见痰涌气粗，舌绛苔腻之象，或体丰湿盛之人，热易与湿相结而成痰。治宜加入宣气化痰之品，如菖蒲、郁金之类，热甚则三宝，以清心开窍，此在热闭心包时为多见。

瘀血内停者，气机本不通畅，热邪不得外达，热与瘀血相合极易成内陷心包之证，其舌质紫暗，胸腹刺痛，舌望之干，扪之当湿润，并兼见神昏谵语等证，治之当加入活血通络之药，如红花、桃仁、赤芍、丹皮等，瘀通气机宣畅，营热即可外达。

腑实内结，郁热不得外泄，煎灼阴液，腑热上冲，而致热陷心包者，兼见腑实证。治当清心开窍与通腑泄热并用，心窍开，心包之热有外达之机，腑气通，心包之热方能外达，此清心开窍，通腑泄热合以宣展气机，开营热外达之路，共为透热转气之用。

附：暑温湿热内陷心包（乙脑）医案

吴某某，男，15岁，1953年9月7日。发热4～5天，两天来加重，体温39.7℃，头昏恶心，呕吐项强，神昏谵语，大便已两日未通，舌绛苔黄厚，小便短少，两脉沉滑濡数。此暑温湿热内陷心包，予以芳香化湿，凉营开窍泄热之法：佩兰12克（后下），藿香9克（后下），生石膏24克（先煎），连翘9克，竹叶茹各6克，菖蒲6克，郁金9克，黄连6克，银花15克，半夏12克，六一散12克，紫雪丹3克，服二剂。即刻煎服一剂，随即送某医院检查，并做腰穿，诊为乙型脑炎，遂住院观察。当晚又煎服第二剂汤药（医院当时没给药）。

二诊：1953年9月8日。今晨大便畅通两次，且色深气臭甚多，身热已退，神志转清，体温正常，想吃东西，舌质红苔微黄，脉濡滑，仍未用西药，经检查痊愈，于9时出院。

三诊：1953年9月10日。身热已退，体温正常，无恶心呕吐，舌苔已化，浮而略黄，脉濡滑且弱，再以养阴清热兼助消化之法：北沙参24克，麦门冬9克，连翘9克，元参9克，焦三仙各9克，鸡内金9克，茅芦根各24克，服三剂，药后已愈。

本案为暑湿气营两燔内陷心包。因暑湿阻滞，气机不畅，气热复炽，热不得外达，遂内逼营血而热陷心包。欲使心包之热外达，应排出造成气机不畅，热不外达的原因，以畅营热外达之路。方中以藿香、佩兰芳香宣化湿浊于中上二焦，六一散通利膀胱，以渗三焦之湿浊。银花、连翘、竹叶轻清宣泄透热，生石膏清气分无形之热以外达出表，菖蒲、郁金、半夏涤痰开窍，又以紫雪清心开窍。使湿去窍开热达，气机宣畅，大便畅展，营热外达，故热减神清。

营热外透，神志渐清。神昏谵语皆热邪扰心的结果，所以神志转清是营热外达的重要标志；热由营分透到气分，可出现气分见证，如壮热、口渴，知饥索食，脉由细数变为洪滑有力等均为佳象，可按气分证论治；营分证一般舌绛无苔，若出现舌苔，也是营热外透，胃气渐复之象。

由上述，营分证应具有营热炽盛，热邪灼伤营阴，且有气机阻滞，入营之热不得外达等三个特点，所以在营分证的治疗中，应清营热（药应咸寒、苦寒如犀角、元参、黄连等），滋养营阴（药应甘寒如生地、麦冬、元参、石斛、花粉、西洋参等），透热转气。与透热转气药应有针对性，当根据营分证中造成气机不畅，入营之热不能外达的原因，而选用排除造成气机不畅原因的药物，排除障碍而宣展气机，使已入营之热复透出气分而解。作为透热转气用药，多为气分药，若兼有瘀血内阻的，也要先选用气分药，佐用化瘀以透热转气，才能取得较好的疗效。

如笔者治疗画家王雪涛之温病重证昏迷案，可资借鉴，故录以备考。

王雪涛，男，80 岁，北京市人，画家。因持续尿频、尿急已两个月，近两周来复感温邪，病情加重，于 1980 年 2 月 8 日入院。患者于 1977 年 9 月突然出现无痛性全程肉眼血尿，经膀胱镜检查诊为膀胱癌，1977 年 11 月行膀胱部分切除术。近两个月来尿频，两周前发烧 39.5℃，五天后体温才开始下降，但咳嗽加剧，痰黄黏，呼吸不畅，诊断为肺炎，且尿频益甚，排尿困难，以膀胱癌手术后尿路感染收入院。

有高血压病史二十余年，过去血压经常在 200/100 毫米汞柱，1963 年左手麻木。

入院时，体温 37.5℃，脉搏 84 次/分，血压：134/70 毫米汞柱，发育正常，营养中等，神清合作，表浅淋巴结不肿大，肝脾未触及，前列腺两侧叶增大，中间沟消失，表面光滑。

化验：白细胞 4500/立方毫米，中性粒细胞 72%，单核细胞 9%，血红蛋白 11.3 克%，血钠 134 毫当量/升，血钾 3.76 毫当量/升，氯化物 588 毫克%，血糖 1.27 毫克%，二氧化碳结合力 47 容积%，非蛋白氮 46 毫克%，尿检：蛋白（＋＋），糖（±），白细胞 50～60 个/高倍视野，红细胞 2～3 个/高倍视野。

心电图提示：间歇性频发性房性早搏，左前半支阻滞，弥漫性心肌改变。

　　X线检查：有慢性支气管炎，伴感染表现。

　　入院诊断：泌尿系感染，前列腺增生、膀胱癌术后状态、肺炎、冠心病。

　　治疗经过：入院后给抗感染治疗，先后用红霉素、白霉素、万古霉素及中药清热解毒，但感染未能控制，白细胞增至9400～11000/立方毫米，中性粒细胞82％，尿检结果也未见改善。病势日重后因神志不清2月17日邀余往诊。当时因痰中有霉菌，不可用抗生素。血压高低相差过多，心率150/分，有停跳，决定请中医治。

　　一诊：1980年2月21日。神志昏沉，身热不退，咳嗽痰黄，气喘促急，且形体消瘦，面色黧黑，舌绛干裂中剥，唇焦齿燥，脉细小沉弦按之不稳，且有停跳。已十几日未进饮食，全靠输血输液维持。辨证：患者年届杖朝，下元已损，温热既久，阴液大伤，痰热内迫，热邪深入营分。前所服药物（包括抗生素之类）全属寒凉，气机被遏，肺之宣降失常，郁热内迫，营阴重伤，致使神志昏沉，舌绛唇焦咳喘痰鸣，形消脉细，诸证丛起。故以养阴增液之法求其津回而脉复，用宣气机开痰郁之药而宣畅气机以冀营热外透。方用：生白芍15克，天麦冬各6克，沙参29克，蝉衣6克，元参15克，前胡6克，黄芩10克，杏仁10克，黛蛤散12克（包），川贝粉3克（冲），羚羊粉0.5克（冲）。服二剂。

　　二诊：1980年2月23日上午8时。患者神志清，热退，血压、脉搏皆正常。病已好转，原方增减。

　　三诊：1980年2月24日晨。服药后咳喘皆轻，神志苏醒，知饥索食，脉搏为80次/分，患者欣喜万分，遂吃面汤两碗，蛋羹两份，西红柿加糖一碗。入夜病情突变，呕吐频作，头昏目眩，血压上升，阵阵汗出，遂陷昏迷。舌绛中剥，两脉细弦滑数。

辨证：此属食复。一诊神清知饥，营热开始外透，是属佳象。然久病之体，脾胃俱弱。饮食不慎，过食则食滞于中，阻塞气机，壅遏生热，呕吐频作，复伤阴助焚，中焦阻滞。郁热上冲，熏蒸包络，与痰热相合，内闭心包，蒙蔽清窍，致使病情急转，遂陷昏迷。舌绛中裂，阴伤重症，再拟甘寒育阴，清心开窍，兼以化滞和胃，宣展气机。仍希有透热转气之能。处方为：生地 15 克，玄参 15 克，麦冬 10 克，沙参 15 克，牡蛎 30 克，石斛 10 克，菖蒲 6 克，杏仁 10 克，黛蛤散 10 克，珍珠母 20 克，焦谷芽 20 克，竹茹 6 克，另加安宫牛黄丸半丸，分两次服。服二剂。

四诊：1980 年 2 月 26 日。药后神志已清，体温正常，血压平稳，心率不快，薄苔渐布。两目有神，喘咳皆平。此为内窍已开，营热外透，胃津已回，痰热渐除之象，再以前方进退。处方：沙参 15 克，玉竹 10 克，麦冬 10 克，石斛 10 克，远志 10 克。五味子 10 克，茯苓 10 克，黛蛤散 10 克，杏仁 10 克，鸡内金 10 克，服二剂。

五诊：1980 年 2 月 28 日。舌绛已去，舌薄白苔生、神色好，二便如常，唯皮肤作痒，心烦寐难，此乃阴分不足，虚热扰神。拟复脉汤合黄连阿胶汤加减：白芍 15 克，山药 10 克，阿胶 10 克（烊化），沙参 15 克，白扁豆 10 克，远志 10 克，海蜇皮 10 克，马尾连 3 克，鸡子黄二枚，搅匀冲。服三剂。药后已能下床活动，饮食二便正常，X 线查"两肺吸收"，血化验正常，调理数日，痊愈出院，且恢复工作。

本案属热邪入营，营阴重伤，且肺失宣降，痰浊阻滞气机。故初以白芍、生地、麦冬、元参、沙参、石斛等甘寒生津，此即王世雄谓："阴气枯竭，甘寒濡润，不厌其多"，"因若留得一分津液，便有一分生机"，本案在治疗过程中始终紧紧抓住这一点，注意"刻刻顾其津液"，以保生机不绝。二诊为食复，阴伤之后又有痰热内蒙心包，因之治疗除甘寒育阴外，又加安宫牛黄丸，以开窍醒闭，并加化滞和胃之品，宣畅气机，导营热外达。服后舌绛有津，薄苔渐布，神转清，均说明营热已外透。两诊虽同一病人，因造成气机不畅，营热不得外透的原因不同，所以作为透热转气的用药亦随之而异。营热一旦透转，即按其症辨证论治。

　　（八）**心包者，心之宫城也。热盛阴伤，津液被蒸，煎灼成痰，最易成热陷心包证。其"舌绛鲜泽"，又见神昏谵语者，即是心包受病，其由于手太阴传入者，又称逆传，病在手厥阴也。手厥阴之病最易传入足厥阴肝经而见动风之证。**

　　注：心包为心之外围，且有代心行心主神明之令并代受邪的作用。温邪犯心，则心包先受。热陷心包证是在热伤营阴的基础上又兼有痰热蒙蔽心包，堵塞心窍。因心窍郁闭，郁热不得外达，内扰心神，逼心神外越，故神昏谵语，甚则昏愦不语，神昏谵语是热扰心神的结果，其在温病不同阶段，只要热邪扰心都可见到，如阳明腑实内结，腑气不通，腑热上冲，熏蒸心包，则可有神明内乱而见神昏谵语，此热并未入营，入营必见舌绛。若神昏谵语兼见舌绛者，则为热陷心包证。所以叶天士说："舌绛而鲜泽者，包络受病也。"

王孟英认为，泽为痰；若无痰，舌必不泽。其痰为热灼液而成。热陷心包，病势迅猛，津液不得敷布，为热邪熏蒸煎灼而成痰，痰随火势而上，极易成热陷心包之证。

热陷心包证中，由手太阴而传入者又称逆传心包。其"逆传"，是对"顺传"而言的。所谓"顺传"是指邪气由手太阴肺下行传至足阳明胃，即由上焦传至中焦，由中焦传至下焦，"始于上焦而终于下焦"。顺传是有其物质根据的，手太阴肺之邪气不解为什么会传至足阳明胃呢？其原因是：温邪上受，是邪从口鼻而入，鼻气通于肺，口气通于胃，从口鼻吸受的邪气入肺的同时也入胃，肺胃同时受邪，只不过胃受邪较轻罢了；手太阴肺与足阳明胃有经络联属的关系，手太阴之脉起于中焦，下络大肠，环行胃口上膈属肺，手太阴肺之邪气可循经传于足阳明胃；且肺属燥金，胃属燥土，同气相求，可以相传；温病初起，邪在肺卫，首先伤及肺津，肺津既伤，病仍不解，进而必然伤及胃阴，胃阴已伤，邪即传到足阳明胃了。邪一旦传到足阳明胃即为气分证。

"逆传"，是指由手太阴肺传至手厥阴心包，手厥阴心包证属营分证。热邪所以传手厥阴心包，其原因主要有：心与肺同居上焦，为相邻之官，且肺主气、心主血，气血关系密切，易于相传，所谓"城门失火，殃及池鱼"；平素心阴心气不足，抵抗能力较弱，为邪气内陷提供了内因根据，若平素痰湿较盛的人，痰湿阻滞气机，热最易与痰相合且痰湿随热势而上，最易成痰热蒙蔽心包之证，正如叶天士所谓："平素心虚有痰，外热一陷，里络就闭"。就是平素体质较好的人，若邪气极盛，超出了人体的防御能力，也易直入心包。如暑热邪气，来势迅猛，可直中心包成暑厥之证。在热陷心包证中（逆传），最多见的是误治伤阴助热或闭塞气机，逼邪内陷。误治之中又以误汗、误用寒凉、滋腻为多见。

温病忌辛温发汗，误用辛温则伤阴助热，汗为心液，汗出过多伤及心阴，心阴既伤，为邪气逆传内陷提供了内因根据。所以吴鞠通说："太阴温病不可发汗，发汗而汗不出者，必发斑疹，汗出过多者，必神昏谵语。"

温病邪在肺卫，病轻邪浅，只宜辛凉轻清宣郁清热，热去营卫通畅，自然微汗出而愈。过用寒凉则闭塞气机，邪反不能外透而内逼入营，遂为昏厥之变。

滋腻之品，壅滞气机，常有留邪之弊，气机不畅，邪不得外达，郁而热炽，可内逼入营。

附：温病误用寒凉入营医案

王某某，男，50岁，1974年1月入院。患者发烧五六日，由外地转入某院。入院后以发烧待查治疗四日，曾用生石膏（90克）、知母、瓜蒌、连翘、生地、元参、花粉、茅芦根、生牡蛎、犀角、羚羊粉、安宫牛黄丸、紫雪丹等药，数剂而效不显著，并用过西药青霉素、卡那霉素、四环素等，效果均不明显而邀请会诊。

时见：神志不清，热势不退，两目不睁，唇焦色深，前板齿燥，舌瘦质绛，龟裂无液，张口困难，脉沉弦滑数。此属误用寒凉，气机为寒凉所遏，三焦不通，升降无路，温邪被逼深入营分，津液不至，势将内闭外脱，治宜调升降以利三焦，宣气机求其转气。方用：蝉衣4.5克，杏仁6克，前胡3克，佩兰9克（后下），菖蒲9克，芦茅根各30克，片姜黄6克，白蔻仁3克，半夏9克，通草1.5克。二剂热退身凉，脉静神清，遍身小汗出而愈。

按：此为温热病因误用寒凉，气机为寒凉所遏制，邪无外达之路而内逼入营，只要气机宣畅，三焦通利，邪气外达之路畅通，入营之热即可外透。

本案在治疗过程中，前服药多为寒凉滋腻之品，热虽入营，营阴伤不太重，其齿燥舌瘦龟裂无液，皆因气机被阻，三焦不通，升降无路，津液不得上承所致，故以宣气机为急务。

若为湿热误用寒凉滋腻而入营，又宜温中通阳，芳香宣化以畅气机而透热外转。

附：湿温误治医案

王某某，男，15岁，1938年4月。其家属代述病情：患者4月5日开始发烧头晕，恶心欲呕。胸中满闷不适，曾用银翘解毒丸8丸，热势不退，8日经本街某医诊为春温，即服清解方剂，药为银花、连翘、桑叶、菊花、元参、沙参、芦根、生石膏，两剂后病势加重，胸闷如痞，夜不能寐，饮食不进，且已卧床不起，小便黄少，大便略稀，又请某大夫往诊，时4月11日。某大夫谓：此温病因日久深重，方用元参、生石膏、知母、生地、地骨皮、青蒿等，并加安宫牛黄丸，服两剂，4月14日病势日重，身热不退，神志不清，七八天未能进食，胸中满闷异常，大便稀。4月15日，某大夫谓病势深重，原方改安宫牛黄丸为紫雪1.5克继服两剂，病势危重。

4月17日上午邀余往诊，时体温39℃，高热不退，神志不清，面色苍白，胸中白痦已渐退，周身干热，大便溏稀，两脉沉濡略数，舌白腻而滑，舌边、尖红绛，此湿温过服寒凉滋腻，湿阻不化，遂成冰伏之势，逼邪入营，非温中通阳并宣化疏解之法不能开窍通灵，今已十二天，仍用辛温开闭以畅气机，芳香宣解而通神明，求其热透神清。病势甚重，诸当小心，防其增重。处方：淡豆豉 12 克，炒山栀 6 克，前胡 3 克，藿香叶 9 克（后下），菖蒲 9 克，郁金 6 克，厚朴 3 克，半夏 9 克，杏仁 9 克，白蔻仁 0.9 克，淡干姜末 0.9 克，后两味同装胶管，分 2 次随药送下，服两剂。

二诊：1938 年 4 月 20 日。连服辛开温化宣阳疏调之剂，身热已退，体温 37.2℃，遍体小汗，下至两足，面色润，神志已清，语言清楚，舌苔渐化，胸中白痦基本消失，小溲较畅，大便未通，两脉中取滑濡，冰伏渐解，寒湿得温则化，气机宣通，仍以辛宣兼化湿郁方法：香豆豉 9 克，炒山栀 3 克，杏仁 9 克，藿梗 9 克，厚朴 9 克，半夏 9 克，草蔻 3 克，服 3 剂。

三诊：1938 年 4 月 24 日。病情逐渐好转，病人已能下床活动，饮食二便如常，舌白滑润，脉濡滑，宜调理中焦，以善其后。处方：香豆豉 9 克，旋覆花 9 克，苍术 4.5 克，陈皮 6 克，白扁豆 9 克，生苡米 9 克，茯苓 9 克，焦麦芽 9 克。3 剂后诸恙皆愈，调理半月而安。

按：本案为过用寒凉遏伤阳气，湿遇寒则凝，湿热为寒凉冰伏于内，邪无退路而内逼入营，阴伤并不甚，其治疗关键在于解冰伏、开郁闭、宣畅气机，而使热邪外透。若热已透转，营阴伤，宜再加甘寒养阴之品。

手厥阴心包与足厥阴肝经同为厥阴，极易相传，热陷心包因内窍郁闭、郁热重，常可淫及于肝而引动肝风，治当清心开窍，凉肝熄风并进之法。

（九）热陷心包，非属下陷，最忌提升。此时内窍闭塞，气机不畅，邪热深入于内，昏厥谵语，脉舌色证俱当详诊细辨，且不可一见昏迷即用牛黄丸、紫雪丹、至宝丹。必须审其因，观色脉，在卫当疏，在气当清，入营方考虑透热转气。入血仍需加入宣畅气机之品。万不可妄用过凉，以防寒凝，不可过用滋腻，以防气机不畅，反使热不外达。用药轻则灵，重则滞。灵能开窍宣通，助热外达也。

注：热陷心包之"陷"，是深入之意，与内科杂病之中气下陷含义不同。《史记·灌夫传》谓："战常陷坚"，即是深入敌阵。所以"热陷心包"即是热邪击溃了心包的防御功能而深入于心包之中。

热陷证是营分证的一个重要类型，它除具有营热阴伤的特点外，而且有痰，痰热相结，蒙蔽心包，堵塞心窍。对此清代以来的很多著名温病学家都有论述。如叶天士说："舌绛而鲜泽者，包络受病也。"王孟英注之曰："绛而泽者、虽为营热之征，实因有痰，若竟无痰，必不甚泽。"叶天士进一步指出："平素心虚有痰，外热一陷，里络就闭。"则更明确指出了平素痰湿内盛的人，感受了温热邪气，邪热最易与痰相结而成痰热蒙蔽心包之证。吴鞠通在《温病条辨》中也认为，热陷心包证是"水不足，火有余，又有秽浊也。"此秽浊即指痰浊而言。雷少逸在《时病论》中说："凡邪入心包者，非特一火，且有痰随火升，蒙其清窍，"则明确指出了热陷心包证中，痰热蒙蔽心窍的问题。

热陷心包中痰热蒙蔽，堵塞心窍之痰是怎样形成的呢？其一，热陷心包证因发病急骤，传变迅速，热势深重，打乱了人体正常的气机升降运动，津液不能按正常敷布，为热邪

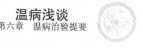

熏蒸煎炼而成痰。热邪炽盛，火势上炎，热随火势而上，遂成痰热蒙蔽心包，堵塞心窍之证。正如叶天士所说："温邪逆传膻中，热痰闭阻空窍……，痰乃热熏津液所化；"其二，平素心虚有痰内停，热与痰结成蒙蔽心包之证；其三，湿热病中，从阳化热，热蒸湿为痰。

热陷心包证，因有痰蒙蔽心包，堵塞心窍，内窍郁闭很重，热郁于内，逼心神外越，而见神昏谵语重证，所以叶天士说："膻中微闭，神明为蒙，自属昏乱"，"昏乱皆里窍之欲闭"。因之热陷心包证的治疗，重在清心开窍，窍开，心包之热始能外达。

热陷心包之轻证，所谓"膻中微闭"者，菖蒲郁金即可开。如叶天士谓："舌绛而鲜泽者，包络受病也，宜犀角、鲜生地、连翘、郁金、石菖蒲等"。

对热陷心包之重证，则内窍郁闭较重，自非菖蒲郁金所能开，必须用"三宝"，即安宫牛黄丸、局方至宝丹、紫雪丹，或清宫汤送服三宝。以咸寒清心，芳香走窜之味，辟浊开窍，以使内闭心包之热外达。

热陷心包证是营分证的一个类型，必有舌绛脉细数及营分证的其他特点。又兼有神昏谵语者。才可诊为热陷心包。

热陷心包常兼腑实内结、食滞中阻、瘀血阻络、营阴重伤等，治疗时应与通腑泄热、消食化滞、活血通络、甘寒滋养营阴并用才能收效。

温病过程中，只要气机闭塞，邪热不能外达，热邪内逼，熏蒸心和心包，都可引起神志的改变，轻则烦躁，重则神昏谵语，因之临床上见到神昏必按卫、气、营、血的病程阶段进行辨证论治，不可一见神昏即投三宝，否则寒凉闭塞气机，邪不能祛，病必增重。

卫分之邪未解，肺卫郁闭，郁热内蒸心包亦可见神昏，其时应兼见肺卫郁闭之证：如高热无汗（卫分郁闭）、咳嗽（肺气郁闭）、舌苔白、脉浮（邪在卫分）等见证，此时若用三宝则有冰伏邪气之虞，治疗仍应轻清开宣肺卫、令邪外达。

附：蒲辅周医案

张某某，男，2岁。1959年3月12日因发热三天住某医院。住院检查摘要：血化验：白细胞总数27400/立方毫米，中性76％，淋巴24％，体温39.9℃，听诊两肺水泡音，诊断：腺病毒肺炎。

病程与治疗：住院后曾用青、链、合霉素等抗生素治疗。会诊时仍高热无汗，神昏嗜睡，咳嗽微喘，口渴，舌质红，苔微黄，脉浮数。乃风温上受，肺气郁闭，宜辛凉轻剂宣肺透卫，方用桑菊饮加味：桑叶3克，菊花6克，连翘4.5克，杏仁4.5克，桔梗1.5克，甘草1.5克，牛蒡子4.5克，薄荷2.4克，苇根15克，竹叶6克，葱白三寸，共进两剂。

药后得微汗，身热略降，咳嗽有痰，舌质正红，苔薄黄，脉滑数。表闭已开，余热未彻，宜清疏利痰之剂。处方：苏叶3克，前胡3克，桔梗2.4克，桑皮3克，黄芩2.4克，天花粉6克，竹叶4.5克，橘红3克，枇杷叶6克。再服1剂。药后微汗续出而身热已退，亦不神昏嗜睡，咳嗽不显⋯⋯

风温上受，首先犯肺，属卫分温病，病经邪浅，只宜辛凉轻剂、平剂，宣郁清热，邪去营卫通畅，自然微汗出而愈。本案初起，迭进抗生素，俱属寒凉，寒则涩而不流。肺卫郁闭不开，热邪外达之路闭塞，郁而热炽，心肺同属上焦，肺中郁热上蒸迫及心包，神志昏迷，此邪尚未入心与心包，只需开肺卫之郁闭，郁热即可达而热退神清，故用桑菊饮加减，因前用药偏于寒凉，故加葱白、苏叶之类，以温散之而开肺透邪，若误认为热入心包而投三宝，必成冰伏之势，邪气深遏难出，久则耗伤阴液而转为下焦温病。

气分证病变部位广泛，邪在气分，因气机不畅，气热灼津，热邪熏蒸心包而见神昏者也。如邪由卫向气分传变的过程中，初传气分而热邪扰于胸膈，虽热势不甚，但胸膈距心很近，无形之热扰心，使神明受扰，故见心烦懊恼，若热甚也可见神昏谵语。其治用栀子豉汤宣郁清热，使郁热从上（吐）或从下（小便）而去，则心烦自愈。

无形热盛而兼见神昏谵语者，应以辛凉重剂，急撤气热，热去则神清，误用三宝，闭塞气机，反使邪热内迫入营。

阳明腑实，腑气不通，郁热上冲心包，常见神昏谵语，此必兼见腑实之证，只需用承气汤攻下腑实，腑实一去，热得外达，自然神志转清。

只有舌绛又兼神昏谵语者（并有营分证的其他特点的）才是热陷心包证。只有热陷心包才能用"三宝"以清心开窍。

（十）"入血就恐耗血动血，直须凉血散血"。动血包括发斑、吐衄、溲血、便血及内脏出血等。其为热盛动血，治疗不能一味止血，首当凉血解毒。血和不妄行，瘀散血可止。

注：血分证是营分证的深重阶段，其与营分证的区别是在于出现了一系列的出血证，如吐血、衄血、尿血、便血、发斑及妇女非时经血等。这是热邪深入血分灼伤血络，热迫血妄行所致，因之称热盛动血。

动血，指一系列出血证的出现。动，指改变其原来的位置或状态。血液运行原来是在"脉中"，由于热邪灼伤了"血络"，热逼血离"经"而出现了一系列的出血证。若热邪灼伤上部之血络，临床上可见吐血、衄血，甚则眼、耳出血，若热邪灼伤下部血络，则可见尿血、大便下血，或妇女非时经血，热邪灼伤血络，离经之血瘀于皮下则为斑，热毒重时，可见斑成大片，其色紫黑，有时也可见"汗血"，都是热迫血行的结果。

"耗血"，是指热邪耗伤血中的营养物质，即肝血肾精。因之"耗血"较"动血"更重，"动血"进一步发展就要耗血了。

从卫气营血的传变过程加以认识，动血证其病位多在心、肝，而耗血证其病位则在肝肾。心主血、肝藏血，热在营分其病位主要在心与心包。心营之热，实质上是血热（营主血），而营在脉中，其循脉上下，贯五脏、络六腑。因之营热是全身热，其舌绛，是营热伤阴的结果。由心与肝肾的关系我们可了解营分证到血分证的演变。

心与肾是水火之脏，在正常的生理情况下，心火下以温煦肾水，肾水上以济心火，这样水得火则不寒，火得水而不亢，此为心肾相交，水火既济。热在营分，心火炽盛，首先伤及心阴（营阴），心阴伤热势不减，进一步发展就要下汲肾水而伤肾阴，肾阴伤而水竭火炽，是耗血的见证。

　　肝肾同源，肝为风木之脏，必得肾水之滋养，水竭则木枯，肾阴大损，水不涵木，肝失肾水之濡养，筋急而风动，是为虚风内动，此为热邪耗血的深重阶段，病情危重。

　　动血证是热邪炽盛，在伤及营阴的基础上又灼伤了血络，迫血离经外溢，尚未伤及肾阴。热盛常可淫及于肝，使"心主血"及"肝藏血"的功能受到损伤。

　　治疗血分证的"凉血散血"，是对热盛动血及致瘀而言的，并未及填补真阴之法。"凉血"，是指用咸寒、甘寒之类清解血分热毒，此出血的原因是"血热"所致，热不清则血不能止，徒用炭类止血，则热邪内闭，血热不清，不仅血不能止，且郁久而热愈炽，愈炽则必导致更大的出血证。吾父赵文魁先生（清代御医），曾治疗一血热动血证：1920年某王府之长孙某某某，男，3岁。身热、鼻衄已3～4天，邀请诸名医往诊，众说纷纭，有谓血热者应予凉血泄火；有谓伤寒误汗而热势增重者，然其处方皆是炭类药物，以黑能止红故也。俱不效，又请德国医生狄伯尔大夫，以新法"电焊血管"，手术后鼻血虽渐止，而血竟从口中涌出如喷，热势有增无减。病家心急如焚，急邀先父往诊，其脉沉弦小数，滑疾不静，指纹色紫已至命关，无泪干咳，阵阵腹痛，观舌红绛，尖部起刺，舌苔黄厚且干而无津，细看口腔上腭有红点显露，参证合脉，遂曰："此风温蕴热，内迫营血，误服辛温，津液重伤，卫营合邪，化而为疹，热郁不得宣泄，上迫作咳，血溢于上，发为鼻衄，且胃肠积滞互阻，郁热内闭，火热至深，邪无出路"。急以升降散开其火郁之闭，兼予活血凉营，化滞导热下行，希图营热减，疹外透，衄自止。方用：蝉衣6克，僵蚕9克，片姜黄6克，鲜茅根60克，鲜芦根30克，炒牛蒡子2.1克。香犀角粉0.3克（冲）紫雪丹1.5克（冲）。并嘱其家属曰：药后3小时，疹出衄止，见腹中痛，大便下，即刻更方。

服药后患儿安睡至晚6时全身疹出，身热略减，神志安静，鼻衄已止，腹中微痛，且大便一次。

次日二诊：药后身热渐减，疹出甚密，两目眵封，精神清爽，鼻衄未作，昨夜安睡通宵，此佳象也。今诊两脉滑数，两关仍属有力，舌苔根黄尖红，指纹虽紫已退至气关，咳嗽较前亦轻，仍以开郁闭、泄营热、急急透疹为务。辛温香燥皆非所宜，并嘱避风寒、节饮食、防其热盛增惊。处方：僵蚕9克，蝉衣3克，炒牛蒡子3克，杏仁6克，片姜黄6克，鲜茅芦根各30克，黄芩6克，元参12克，川贝母3克，紫雪丹0.9克（分冲）。

又两日后三诊：疹出已透，身热大减，眠食皆安，脉象中取滑敷，唇红、苔化、咳轻而大便每日一次。此气机宣畅，营热外透，再以泄化余热，当以和阴养营，调达气血为治。处方：沙参9克，川贝母3克，细生地12克，元参12克，赤芍9克，鲜茅根30克，焦山楂9克。

本病属于风热温邪蕴郁，卫气不宣，热入营血，火热上逆，热迫血行，灼伤血络，故发鼻衄。俗医见衄即用凉血，兼清肺热，似属无误，但病属卫气分之郁闭，邪热无外达之路，而必然内迫，此时妄用清营凉血之一派寒凉，则气机愈加闭塞，邪无出路故衄血不止。又用"电焊血管"，但内热不清，岂能取效。先父从咳嗽之声，以及舌、上腭所见，认定为疹闭不出，故用疏卫以开其郁闭，方取杨栗山之升降散，撤外清里，俾邪热外有出路，而疹得以透，复以犀角、紫雪辈重剂，凉血清营、泄热定痉，以夺其上逼之炎威。处方灵思巧构，切中病机，故奏效迅捷。

　　散血是指活血散瘀，养阴以畅血行。热盛动血而致瘀者原因有二：其一，热邪灼伤血络，热迫血行，离经之血溢于脉外致瘀，如发斑、蓄血之类，此瘀血复阻滞气机，使郁热更甚，从而引起更大的出血。对此瘀必以活血化瘀之药物散而逐之，药如赤芍、丹皮、茜草、云南白药等。瘀去又利于热清，故凉血之中加入活血之品，且有止血作用；其二，血分热邪炽盛，耗伤血中阴液，使血液浓稠，涩滞行迟，引起血液流变学改变，此即是新的瘀血，对此必须用甘寒养阴增液之品，如生地、麦冬、元参、石斛、天花粉、西洋参等味，甘寒濡润，养阴增液，以畅血行。血中津液得复而不黏稠，则瘀消血畅，可见此为散血的又一含义。另外热入血分，在凉血中使用大量寒凉药物，寒凉易使气机凝涩，所谓寒则涩而不流，温则消而祛之，为了避免一派寒凉，使气机凝涩，故在凉血之中加入散血之品，有利于凉血药物发挥其作用。热去瘀散，则动血可止。

　　此凉血散血中应注意保持血分气机宣畅，以利于热清瘀散阴复，绝不可一派寒凉阴凝，如犀角地黄汤之用丹皮之辛凉，辛以宣畅血分之气机。在神犀丹中用豆豉之类皆是。笔者在临床中常用荆芥炭、地榆、槐米、白头翁、茜草、鬼箭羽等，均是凉血而不致寒凝，散血化瘀以畅血行，每收热清瘀去正复之效。

　　温病中见动血，也要注意辨证，并非专用凉血散血即行。曾治一衄者山西晋南人，时 1983 年 8 月。病人初为感冒发烧，头痛胸闷，医用安乃近针剂。不仅热不退，反衄血不止，遂即进西药仍不效，更医改用犀角地黄汤，以凉血散血，血仍不止，遂用"焊血管法"，鼻血虽止，稍一低头血即从口中喷出，病已二十余日，欲转省城治疗，但病人不能活动，动则血从口中喷出。体温38.5℃以上，神志清楚；舌红苔白腻浮罩略黄，胸闷身倦，脉弦滑而数。此为温热挟湿，误用寒凉，遏制气机，湿浊不化，湿遏热郁，内逼血分，迫血妄行，当化湿浊以利三焦，宣气机以导热外达。方用：佩兰叶10克（后下），荆芥炭10克，防风6克，淡豆豉6克，苏叶6克，炒山栀6克，茅根30克，芦根30克，焦三仙各10克。服两剂后则热退血止，原方增减又3剂而愈。

本例由舌红苔白腻浮罩略黄，此热尚未入血分，动血的主要原因是气机闭塞，湿热蕴郁，内逼所致，此动血只要气机宣畅则热清血安矣。

（十一）舌象是温病论证的根据。风寒外袭皮表，舌白且润，表闭阳伤，可用汗法驱邪从表外出。温乃热邪，从口鼻而入，咽干舌边、尖红，苔白不润，脉以数为主，若温邪在卫，热郁不解，舌干质红，是将入气分矣。在气舌形不变，苔渐转黄，或干黄、黄厚，或腻厚、垢厚，或老黄干裂，或黑黄、黑腻、黄厚，或深黄如果子酱等，舌质必渐红矣。

注：辨证察舌验齿在温病临床诊断中有重要意义，邪在卫气之分，属功能性病变，卫分证为卫外功能的障碍，气分证则为脏腑功能的病变。凡功能的疾病，多表现在舌苔的变

化。而实质方面的疾病，就在舌质的变化中。卫分苔白，气分则苔黄，营血分证因属物质损伤，所以舌的变化多舌绛而晦暗。且舌的胖瘦，苔的润燥，可断定伤阴的情况。在温病阴重伤时，脉必细数，苔面干燥无液，齿定干而无泽。在诊断温病时，舌诊是非常重要的。

温病邪在肺卫，病虽属轻浅，但已伤及肺阴，故舌边、尖红，苔白不润。伤阴重则苔白而干，甚则龟裂无液。温邪初起虽在肺卫属上焦，宜辛凉清解，宣郁清热，微汗出而愈。若郁热不解，郁久而热增，进而伤及胃阴，舌干而质红，即传入气分了。当初入气分常有卫分之邪未罢，气热复炽，此时舌应黄白苔相兼。治疗时当卫气同治。

气分证病变部位广泛，包括肺、胃、肠、胸膈、肝胆、膀胱等。其特点是邪实正气亦盛，正邪相争，脏腑功能亢奋，其证为发热不恶寒、舌苔黄，舌面干、糙、老，说明邪入气分，津液受伤，黄厚是气热而胃肠积滞；腻厚是湿阻消化欠佳；垢厚乃积滞内停，当以化痰积、导食滞，通泄腑热。

舌苔老黄干裂，此燥热与糟粕相结于肠腑或成腑实证，舌质红起芒刺且干燥少津，全是阴伤热盛津液过伤之象，宜用苦甘寒增液折热兼通腑热之法。

舌苔黑腻黄厚，为温热挟湿内阻，热盛则苔黄，痰湿蕴热故苔黑腻，厚乃积滞不化，宜清热兼化痰浊积滞。

深黄黑如果子酱，即苔黑红黏厚，此温热兼挟秽浊之气，痰、湿、积滞、郁热交阻不化，热郁不得外达，积滞痰浊互阻不化，急当消导积滞，兼化痰浊，俟浊秽痰湿积滞渐化，脾胃升降功能恢复则正复邪退矣。

（十二）邪若入营，神志失灵，舌多绛紫，舌形瘦干，甚则龟裂。若病势不减，舌绛转润，脉虽细弦逐渐下沉，由细弦转为沉弱，此气阴两亏，阴阳俱不足矣。

注：邪若入营则营热阴伤，营气通心，营热扰心则心烦不寐，甚则神昏谵语。热伤营阴，舌绛甚则紫暗，阴液匮乏，舌干瘦，甚则有裂纹。若营热不减，舌反转润，此气衰明证，气不化津之象。气阴俱伤，病情危笃，急当甘寒益气，重用沙参、西洋参等。若脉沉弱或虚弱无力，急予甘微温益其气，恐阴阳两绝，危在旦夕。

（十三）温热挟湿或温与湿合，其舌必滑润且腻，脉必濡软，甚则舌胖，齿痕，色淡，近似正虚，然非专属气虚，乃湿郁阻遏气机耳。

注：气化则水行，气滞则湿滞。湿阻气化不利，三焦不畅，自然不能化气行水，湿浊内停，所以舌滑润，甚则腻。湿邪最易遏伤阳气，湿盛阳气不通，脉濡软而舌胖，似正虚，实湿遏气机，气不流行，非正虚也。此时必须结合脉、色、舌苔各个方面，当宣化湿浊，湿化郁开，肺气宣畅，湿邪化则气必通。若仍脉沉迟、中气不足之证见，再行补正不迟。

（十四）温热挟湿，治之棘手，久则湿与热合，混成一体，如油入面，难解难分，即成湿温。治之，必须耐心轻宣疏透，分消走泄，以调气机、畅三焦为务。用药不可过急，忌口切当嘱告，否则反而不利。

注：温热挟湿，是指温热中挟持着湿邪为病，湿与热并

岐黄之术自有传承

未结合成一体。若日久湿阻热郁，逐渐形成湿与热相结合成一体，即难解难分之势，如油已入面中，即属湿温病。

温热挟湿，是以热为主，温病初起，挟湿者多兼见，故胸闷、身重、酸楚乏力、小便不畅、苔腻脉濡软等见证。其治疗应在方中加以化湿、渗湿之品，使所挟持的湿，从汗或二便解。所以叶天士说："……在表初用辛凉轻剂、……挟湿加芦根滑石之流，……渗湿于热下，不与热相搏，势必孤矣。"湿邪属阴，重浊黏腻，水之类也。水就下而火炎上，三焦为水液运行之通路，湿邪必沿三焦水道而下行。温病初期，邪犯肺卫，肺为水之上源，其主一身之气，肺失宣降，可使三焦水道不畅而小便不利。若湿邪阻滞于三焦，小便不利，同样可以使肺之宣降受阻，所以在处方中酌加渗湿之品，如芦根、滑石之类，使湿从小便而去，三焦通畅，肺气得以宣解而愈。

温热挟湿，若在上焦胸膈，阻滞气机，多有胸闷的见证，应在当用方中加芳香宣化理气之品，如藿香、佩兰、郁金等，以化湿郁。若温热夹湿弥漫于肌肉，可见一身酸楚沉重，当加辛微温佐芳化以宣展气机，方中可加香薷草、大豆黄卷、羌活、藿苏梗等，药后酌见微汗出，湿从汗解而愈。

又有温热夹湿入气分，气分无形热盛，兼有太阴脾湿，证见身重，胸闷，乏力，周身酸沉，口干且渴，舌白且腻、糙老而干，当用白虎加苍术汤。

湿温病是由于湿邪化热，湿与热合，湿热互相裹结而成，因之湿温病并非感邪即发，而是湿阻热郁，逐渐湿与热合。北京四大名医之一汪逢春先生尝谓："湿热日久，蕴郁不解，湿温已成"。可见汪老先生也认为：湿温病的形成必然有一个湿阻热郁的过程，才能成为湿温病。清末浙江名医金子久先生在论述湿温病时也说过："时在湿令所盛之气，名曰湿也；湿属有形之质，伤及清气，气郁久必化火，故名温也。"大凡湿阻化热，久郁不解，客邪再至，乃能为湿温也。

湿温病不同于温热挟湿。乃湿与温合为一体，故发热午后为重，身热不扬，全是湿邪阻遏之故。汗出热不退，汗少且黏，面垢如油，也是热迫汗出，非正汗，乃湿热外迫之象。胸闷如痞，不饥不食，周身酸沉，腹胀呕恶，大便不爽，舌腻，脉濡。明显看出全是三焦不畅，气机不调，热郁不出之势，与温热挟湿迥然不同。

肺主一身之气，以肺气开发宣泄，使湿邪布散。古人每谓："气化则湿化"，"气行则湿行"。宜桔梗、杏仁、前胡、枇杷叶等开宣肺气，以行气化湿。辛微温以开肺，辛温通阳化湿，芳香属定呕之品，为降逆之良药，且能平胃醒脾，互为佐使能开肺气、通阳化湿。药如苏叶、藿香、佩兰、香薷草、大豆黄卷、白芷等。且肺为水之上源，肺气不开则小便不利。湿乃阴邪，水之类也，必沿三焦水道而行，所以湿邪易阻滞三焦，而使小便不畅。三焦不畅必然影响肺气之宣降，故可少用淡渗之味。药如芦根、滑石、冬瓜皮、茯苓皮等。总以宣肺行气化湿为主。故轻疏宣透使湿祛热清而愈。此时用药最忌寒凉，寒则凝、凉必遏，全能导致闭塞气机，甚能成为冰伏，反而不利。

太阴为湿土之脏，湿邪最易困阻太阴，脾为中焦湿土。所以吴鞠通说："湿温较诸温病势虽缓而实重，上焦最少，病势不甚显张，中焦病最多，以湿为阴邪（主太阴）故也，当于中焦求之"。所以说湿温病的治疗重在治中焦。不论早期、中期及晚期，不论湿重于热、热重于湿及湿热并重皆然。

湿重于热者，当以辛苦温并用，辛温开湿郁，苦温燥湿邪，辛开苦降，以宣畅中焦，而通利三焦。药如半夏、陈皮、厚朴、草蔻、黄连、大腹皮、苏藿梗叶等。湿热并重者，酌情增苦寒清热燥湿之品，如栀子、黄芩、龙胆草等味，但需观察舌、色、脉、神，不可过寒，恐其凝涩，防其遏制气机，反而不利。如热重于湿时，当然可酌增苦寒泄热之品，但是必须令泄热而不凝湿，切记湿不去则热必不除。

下焦湿温病，主要是二便失常，应视其湿滞阻于大肠还是滞于膀胱，虽是下焦之病但也需视三焦与肺的功能，不可单独攻泄、利尿。

总之，不论上焦湿温，中焦湿温还是下焦湿温，其治疗都应注意宣畅三焦气机，三焦通畅，则湿有去路，湿去则热不能独存。所以柳宝诒说："治湿热两感之病，必先通利气机，俾气水两畅，则湿从水化，热从气化，庶几湿热无所凝结"。

附：暑温挟湿医案

李某某，男，4 岁，1982 年 6 月 25 日。据述发热已三日，上午体温 38.5℃，下午则升至 39.2℃，曾用青霉素、小儿退烧片等药，并加服至圣保元丹，热仍不退，邀为诊治。见时，发热 39℃，胸闷、咽红略肿、不欲饮食，小便色黄，大便如常，舌红尖部起刺，苔白腻浮罩略黄，脉浮濡滑数，指纹色紫，已达气关。

近日天气炎热，阴雨绵绵，热蒸湿浊，弥漫空间，起居不慎，饮食失节，感时邪致病。证属暑温挟湿，宜用辛凉清化，少佐芳香降浊方法。处方：佩兰叶6克（后下），苏藿梗各3克，淡豆豉6克，炒山栀3克，银花6克，连翘6克，杏仁6克，芦根15克，焦三仙各6克。六一散6克（冲），两剂。

二诊：6月27日。从25日8时服药后，体温为39.2℃，夜12时体温即降为38℃，次晨为36.5℃，下午复升至37.3℃连服两剂后而愈。但舌苔仍腻，再用调理中焦方法而安。

附：湿温病医案

邢某，21岁，9月4日。

身热八日未退，头晕胸闷，腰脊酸楚乏力，大便因导而下。临圊腹痛，苔白腻，嗳噫不舒，小溲不畅，脉象沉缓且濡。暑热湿滞互阻不化，湿温已成，拟用芳香宣化，苦甘泄热方法。处方：鲜佩兰10克（后下），鲜藿香10克（后下），大豆卷10克，炒山栀10克，苦杏仁10克，制半夏10克，陈皮6克，姜竹茹6克，白蔻仁末2克（冲）服用两剂。

二诊：9月6日。药后身热渐减，头晕胸闷亦轻，腰酸减而未已，舌苔仍属白腻，脉象沉濡，腹痛未作，大便如常，有时仍有嗳噫不舒，汗泄已至胸腹，此湿已有渐化之机，气机仍属不得宣畅，仍用芳香化湿，兼调气机，饮食当慎，防其病情增重。处方：苏藿梗各6克，佩兰叶10克（后下），淡豆豉10克，炒山栀、前胡各6克，苦杏仁10克，半夏曲10克，新会皮6克，焦麦芽10克，鸡内金10克。两剂。

三诊：9月9日。身热渐退，昨日食荤之后，今晨热势加重，舌苔黄厚根垢且腻，脉象两关独滑，大便未解，小溲色黄，病势初见好转，食复增重，再用栀子豉汤合消导食滞方法。深恐增重，切当小心。处方：淡豆豉 10 克，炒山栀 6 克，前胡 6 克，杏仁 10 克，炙杷叶 10 克，保和丸 15 克（布包），焦麦芽 10 克，枳壳 10 克，炒莱菔子 10 克，白蔻仁末 2 克（研冲）。两剂。

　　四诊：9月12日。药后大便通畅，身热略减，体温 38.5℃，舌苔又渐化而根部仍略厚，自觉胸中满闷堵胀皆大轻，小溲较畅。湿温渐解，积滞化而未尽，仍须清化湿滞，少佐轻宣。希图 21 日热退为吉，饮食寒暖，诸需小心。防其增重，切记切记。处方：淡豆豉 10 克，山栀 6 克，杏仁 10 克，前胡 6 克，厚朴 6 克，陈皮 6 克，白蔻仁 3 克，炒薏米 10 克，通草 1 克，焦三仙各 10 克。服两剂。

　　五诊：9月16日。身热已退。汗出已至两足，脉沉滑力弱。舌苔已化净，二便如常。湿温重证，三周热退，是为上吉，仍须节饮食、慎起居、防其再复为要。处方：白蒺藜 10 克，粉丹皮 10 克，青蒿 5 克，大豆卷 10 克，炒山栀 5 克，厚朴 6 克，黄连 3 克，竹茹 6 克，炙杷叶 10 克，保和丸 15 克（布包），半夏曲 10 克，鸡内金 6 克，3 剂。

　　药后病已渐愈，停药慎食，两周后逐渐康复。按：第一例为暑温挟湿，湿邪未与热合，虽然发热转高，但苔仍白腻浮罩略黄，脉仍浮位濡滑而数。此肺卫郁而未开，纹紫且至气关，舌红尖部起刺，故以辛凉清解，加苏藿梗、佩兰以宣化湿浊于中上两焦，用芦根、六一散渗湿于下，使湿去热清而愈。

第二例为湿温，其病已一周，因湿阻热郁，湿与热合，非一汗能解，必须宣畅三焦，以化湿邪。故以芳香宣化，苦温燥湿兼化食滞，湿去则热轻。其治疗过程中又应注意饮食禁忌。"湿温三复"即食复、劳复与感冒复，不可不慎。

（十五）凡外感挟湿，或湿阻热势不退，少则 7 天，多可 4 周。湿阻日久，调治得宜，多作战汗而解。战汗后身热退，脉沉迟，精神疲惫（血压下降），两目有神。此为脉静身凉，烧退神安，实为战汗初愈，应使病人静卧，以待正气恢复，切勿误认厥脱在即，急为抢救，扰其元真，反促病情加重。

注：湿温病一般疗程 3～4 周可愈，治之当以分化湿热，因为热郁湿阻，重点要治郁及湿，切不可清热为主。特别注意护理，尤其是饮食禁忌，凡属荤食、油炸、黏腻、寒凉、有渣滓的硬物皆须禁食，防其肠穿孔。用药合适，21 天即可痊愈。战汗、热退、身凉、脉静、神清，是邪去正复之吉象，病人理当肤冷一昼夜，待正气来复则温暖如常，不是脱证，不需惊慌，若错把正气来复，误认脱证抢救，扰其元真，反而不美。

（十六）又有邪热在卫，不知疏卫，早用清法，如辛寒清气、苦寒泄火或西药消炎（抗生素之类），反使营卫失调，气机不达，三焦不通，病多不解。若挟湿邪，则病势加重，轻则面浮色青，胸闷、周身乏力，重则四肢面目皆肿。此时急当宣疏卫分，求其卫疏气达；若体胖湿遏，肿势必增，腹泻如水，甚则昏迷。切不可按邪陷心包、逆传入里而用三宝，仍当升和轻疏，使气机调、湿邪化，自然而愈。

注：温邪初起，邪热在卫，法当辛凉清疏，宣展肺卫，郁开热清而愈。若不懂清疏，早用寒凉，高热或可暂减，但低热不退，或大便泄稀，此时仍当宣疏以畅气机，使邪外达而解。若有湿邪，仍需化湿疏卫方法。

若病者素体湿盛，湿是阴邪，自当温化，若早用寒凉闭塞气机，甚则寒凝冰伏，湿不能化，热无出路，形成湿阻。故可见面浮、胸闷、周身酸楚乏力。治之当仍宣郁疏卫化湿，使气机通畅，湿化热清而愈。药如荆芥穗炭、防风、大豆黄卷、豆豉、杏仁、白蔻仁、半夏、陈皮、前胡之类。

曾治一女孩，3 岁，时在 8 月，外感初起，发热恶寒咳嗽，体温 39℃，医初以抗生素治疗，热势不退，继用苦寒清热，防其肺炎，药用大青叶、板蓝根、麻杏石甘汤等，生石膏竟每剂达 25 克之多，体温虽降至 37.5℃ 左右，病孩周身不适，三周低热不退，舌红起刺，苔白腻浮罩略黄，脉沉弦细数。此属过用寒凉，气机闭塞，郁热内伏，不能外达，改用宣郁透热方法。药用：苏叶梗各 6 克，淡豆豉 6 克，炒山栀 3 克，半夏 6 克，陈皮 3 克，草蔻 1.5 克，茅芦根各 10 克，焦三仙各 6 克。服 3 剂药后，热已退净，又以调理脾胃而安。

（十七）斑疹白㾦证治不同。斑乃热邪郁闭于气营，从肌肉而外发，故曰属胃，先人每谓斑黑者胃烂，治当清胃为主，古法用白虎，近改化斑汤，亦变法耳。阴斑乃正气之衰，气无以摄血，故当益气。疹乃肺热，邪热内窜于营，证多先咳且呛，高热口干，治当宣肺透营，恐胃热上蒸，故当少食禁荤。白痦为湿热蕴郁肌肤，发则晶亮，内有浆汁，宜宣化其湿郁。热盛当清，湿多则疏化；枯痦属正虚邪恋，枯凹不实，增液疏化，切不可温补。

注：阳斑为气血两燔，因阳明气分热邪极盛，不能外达，内窜血分，血热炽盛，且热邪灼伤血络，迫血妄行，离经之血瘀于肌肉之中所致。阳明主肌肉，故云属胃。斑为阳明热毒，治应清气凉血以化斑。气清血热去，热不逼血，斑自化矣。化斑汤每称之为犀角地黄法，不外清气凉血之意。清胃，即清阳明气分无形之热，故古人说："斑宜清化，不可提透"。

阴斑是正气虚弱，不能统摄之故，治当益气以复统摄之权。例如，笔者在1961年曾治一例血小板减少性紫癜症。患者高某，男，50岁，某医院院长。几个月来，皮肤经常出现紫斑，手背四肢较多，西医诊断为："血小板减少性紫癜症"，当时血小板只3万左右，曾服西药，效果不显。又去某医院血液病研究所诊治，经介绍来诊。查其病历，过去曾服中药：如生地、阿胶、白芍、当归、旱莲草、炙女贞、仙鹤草、蒲黄、元参、麦冬、犀角等凉血止血药物。

一诊：观病人面色萎黄，形体瘦弱，自述：疲乏无力，心烦夜寐不安，舌淡苔腻质粉嫩滑，脉细弱且无力。胸闷杳不思纳，每日只进1～2两，小溲略黄。证属中阳不足，脾胃运化无权，血虚气弱，导致阴斑，当以益气扶脾，以摄其血，宗归脾汤法。处方：干姜3克，党参9克，肉桂2克，炙草6克，黄芪9克，两剂。

高某回其医院后，该院保健医生恐服甘温热性药物，对病不利，甚则可大出血，来电询能否服。经商后，改为一剂药，两天服。

二诊：三日后病人自述：药后已得安寐，饮食渐增，食之有味，每日能进6两。皮肤斑点未出，大小便皆正常，仍希再诊。处方：黄芪60克，党参30克，肉桂6克，炙甘草9克，白术12克，当归9克，炒枣仁12克，茯苓9克，3剂。

三诊：药后症状大减，又服6剂，斑已消失，饮食二便皆好，睡眠亦安。经查血小板已近10万，又观察20年未发，至今仍然工作。

临床阴斑阳斑必须明辨。

疹为卫营同病，温病初起，邪在肺卫，治宜辛凉疏解。营热迫血外涌，肺卫郁闭，血遂瘀于脉络之中，热邪外迫成疹。所以说：疹为太阴风热属肺。治应泄卫透营，宣肺卫之郁闭，开热郁外达之路，略加甘寒养营阴兼清热之品，邪得外达即愈，切勿以辛温发汗，痴想透疹。汗之伤津助热，可发为昏厥之变。所以吴鞠通《温病条辨》中用"银翘散去豆豉加生地、丹皮、大青叶倍元参主之"。并"禁升麻、柴胡、当归、防风、羌活、白芷、葛根、三春柳"。治疗中总以气机通畅，饮食宜清淡为好，切勿过食，室内保温，光线当暗，避灰尘，防其助热喘变致厥，病势增重。

白痦为湿热蕴郁于气分，日久不解，湿热郁蒸，从肺卫外达于肤表，临床上白痦一见，即可诊断为湿热病。每发于湿热病一周后，随发热汗出而现。白痦的数量与体质强实，湿热程度而定，少则十几，多则几十，白色小颗粒，内有浆汁，以胸腹部为多见。江南水乡，湿热弥漫，湿热病发白痦者较多。白痦之出现，说明湿热之邪有外达之机，治当宣畅气机，以湿热外达而愈。

附：湿热蕴郁、外发白痦案

牛某某，男，20岁，1960年9月20日入院。

患者于9月15日开始发烧，5天未退，体温逐渐上升至39℃以上，精神萎靡，食欲不振，其他无异常变化。查体：体温39℃，脉搏76/分，白细胞5400/立方毫米，营养发育中等，意识尚清，表情呆滞，反应迟钝，胸前腹部见有白痦不多，西医诊断为肠伤寒。于9月22日请中医会诊。处方：佩兰（后下）6克，藿香梗6克，大豆卷9克，半夏9克，杏仁9克，炒薏苡米12克，茯苓9克，竹叶3克，六一散9克（冲），芦根9克，鲜荷叶半张（去蒂）。两剂。

二诊：药后体温已趋正常，遍体小汗，白痦渐退，精神较好，舌苔亦已渐化，脉象已渐有神，湿热渐化，郁热渐退，再以芳化湿浊，以畅三焦。饮食当慎，防其反复。处方：鲜藿佩各6克（后下），淡豆豉9克，山栀6克，杏仁9克，生苡仁9克，茯苓9克，竹叶3克，芦根9克，神曲12克。两剂。

三诊：身热已退至正常，周身潮润，舌苔渐化，根部仍属腻厚，饮食二便皆如常。胸腹白痦已净，原方再3剂，以善其后，饮食寒暖，仍当注意。

（十八）火郁可见形寒战栗，不论外感内伤，皆当先治其郁，俟郁解则愈。虽四肢逆冷，脉象沉伏，面色苍白，寒战如丧神守，然舌质红绛，糙老而干，尖部起刺是其征也。古人每以四逆散，切不可妄用四逆汤，以解郁为主，再医他邪。

注：郁乃闭结不通或通而不畅也。因气机不畅，气血运行受阻，郁久化火，即为火郁之证。郁热闭，气机不畅，阳气不得外达于四末，可见形寒战栗，四末不温，面色苍白，脉象沉弦。郁必化热，内扰心神，心烦急躁，夜寐不宁，梦多纷纭，舌红形瘦而干，甚则紫绛起刺。郁热内炽，必使津液暗耗，虽起于气，久则必入营血。

治当宣郁清热，切勿误投辛温。《素问·六元正纪大论》曰："火郁发之"。王冰注之曰："发，谓汗之，令其疏散也"。明确指出，宣郁的方法使郁开，热自有外达之路而散。张景岳则进一步指出："发，发越也"。"故当因势而解，散之，升之，扬之，如开其窗、揭其被，皆谓之发"。其虽为热，非无形散漫之热，亦非充斥于三焦之火热，而是郁闭之郁热，其外达之路不通，通则散矣。火郁当发，宣郁清热之法也。不可纯用苦寒，苦寒固能清热泄火，只能清散漫充斥于三焦之火热，无宣郁开闭之力，且寒则涩而不流，愈使气机闭塞不通，内郁之热无外达之路，则清之不去，郁而热益炽，若徒用燥热之味，则伤阴助热，郁不能开，阳不得通，热势更甚；当辛微温苦寒并用，辛微温以开郁，苦寒以清热，阴伤者，可加甘寒凉润之品，血热者当用凉血散血之味。古皆以四逆散治之。费晋卿谓："热结于内，阳气不能外达，故里热而外寒，……用枳实以散郁热，仍用柴胡以达阳邪，阳邪外泄则手足自温矣"。所以火郁之证首当宣郁，郁开热透则愈。

笔者常以升降散加减治疗火郁证，此乃"升之，散之，扬之"之意也。升降散方用白僵蚕辛苦气薄，升阴中之阳，清热解郁；蝉衣，甘寒，能开宣肺窍，凉散风热，且其气清虚，善于透发而使郁热外达；片姜黄，苦辛而温，行气散郁以活血止痛；大黄苦寒通降，清热泄火，通瘀之效最捷，古人每以化瘀为推陈致新之补药。四药配伍为升清降浊，宣郁散热，泄火化瘀，重在宣畅气机，气机宣畅，内部之火自能外散，疏泄而去。

例如笔者曾治一小儿，低烧证，辨之为热郁于内，留恋不解，故低烧久不退。他医皆用养阴以退热，药如青蒿、地骨皮、知母、生鳖甲等。笔者用升降散加减 3 剂而愈。医案如下：

鲍某某，男，9 岁。1983 年 11 月 24 日。

其母代述：低烧年余，体温为 37.5℃左右，经某医院检查诊为：肺门结核，肝大肋下 1.5 厘米，抗 O 1∶800，经常头目眩晕，急躁，寐不实，常于寐中惊叫，舌苔厚腻质红起刺，两脉细弦小滑，按之急数，一派肝经郁热，胆火上扰之象，宜清泄胆热，饮食当慎。处方：胡黄连 6 克，蝉衣 6 克，僵蚕 10 克，片姜黄 6 克，赤芍 10 克，水红花子 10 克，槟榔 10 克，竹茹 3 克，焦三仙各 10 克。3 剂。

二诊：11 月 27 日。药后体温 36.9℃，舌白苔腻而厚，脉象细小滑数，低热渐减，夜寐稍安，再以消导化痰方法治之。处方：胡黄连 6 克，蝉衣 6 克，僵蚕 10 克，川郁金 6 克，苏子 6 克，莱菔子 6 克，槟榔 6 克，水红花子 6 克，焦三仙各 10 克。6 剂。

三诊：12 月 2 日。前服消导化痰，疏调升降之后，低热减而未净，仍时有躁烦之象，舌腻而质红，两脉弦数已解，仍是滑中带弦，此热郁渐解，食滞化而未清。再以前方进退之：蝉衣 6 克，僵蚕 6 克，片姜黄 6 克，水红花子 10

克，焦槟榔10克。6剂之后，低烧已愈。

按：郁热证属火热郁结，火热久郁，必伤阴分，阴伤则热，热郁则火热上蒸，故形瘦而面色黧黑，脉必细弦滑数，低烧渐增，若以滋阴补肾，则郁热日复增重，终必劳怯而无愈期矣。用升降散以调气机，泄郁热，化瘀滞，宣畅郁热每获良效。本案中湿浊食滞中阻，郁热内闭，升降之中又佐消导化滞之品，亦属祛瘀而宣畅气机，故能痊愈。

栀子豉汤亦为治疗火郁证之有效方。以豆豉辛微温，辛以开郁，且有疏散宣透作用，能宣畅卫气营血之郁滞，能通达三焦以化湿邪；且栀子苦寒清降，以泄其热；栀子性宣且发能升发郁热兼疏表邪，既能清三焦之火热，又能宣畅三焦而开其部，使郁热从小便而祛。叶天士称栀子豉汤能解陈腐郁热，宣陈腐郁结。笔者体会，栀子是苦宣疏表且清三焦之郁热，故曰苦宣折热法而治热郁于内之寒热卫分证。曾治一妇人，年34岁，火郁症。患者四肢不温，经行腹痛，面色花斑暗浊，舌红肥刺满布，脉象沉弦细数。以升降散去大黄，合栀子豉汤，3剂大便泄下秽浊甚多，又3剂而四肢温，面色花斑亦消退。

（十九）**治疹之法，古无成方，初学多难以奉从。疹乃肺胃郁热，热邪闭郁，迫肺而呛咳，甚则鼻头发凉，灼营则身热心烦，口腭红点满布，治当宣郁疏化，凉营和血，热得宣化，肺肃咳缓，凉营则疹自透矣。此透疹亦为目的，非方法也。**

注：风温热郁肺卫，肺气不得宣降，郁热内迫是为呛咳之因，郁甚阳气不通，耳稍鼻头发凉。肺卫郁闭，热邪内迫

营血，外发为疹。疹因郁热迫营而成，治当宣郁疏化，凉营疹透。治之，首当开肺卫之郁闭，使热有外达之路，再加凉营之品则热达疹透。若因肺气郁闭，呛咳而疹不出者，可用炒牛蒡子3克，或加杏仁、前胡、芦茅根以宣肺凉营透疹。热势较重，疹出色深，口鼻发干，高热口渴可加连翘、元参、钩藤治之。若腹中作痛或大便作稀，此疹在肠间，发而未透，切不可攻，以和阴缓痛为宜。特别注意不可进食，只可进稀粥以充饥，防其肠中出血而转为重。眼睑结膜因出疹而红肿，房中光线要暗，防其泪水过多。疹乃热郁迫及营分，病人房中当温不可过热，须保证病室中湿度，防其尘灰而导致肺炎发作。疹后仍需1～2周休息、禁食，防其病势加重。

附：治疹常用方

疹出开始，疹闭不出。炒牛蒡子3克，蝉衣3克，前胡3克，勾藤6克，芦根6克。

疹出一般可用清疏法。蝉衣6克，前胡3克，杏仁6克，芦根10克。

疹出较多，睡眠不安，舌苔厚。可用疏调消导法：蝉衣3克，焦麦芽6克，茅芦根各10克。

若小儿夜啼时，加蝉衣10克、胡黄连3克。若大便作稀时，方中加茯苓6克、灶心土10克。特别注意禁食。忌荤、忌糖、忌一切水果等防其因食而痢。若肺热痰多时，加黄芩6克。若血分热者舌红唇红且干，方中加赤芍6克。若表闭无汗时加薄荷1克（后下）。

（二十）大头瘟乃温热蕴郁，头面红肿，热重者当清，

挟湿者当化，湿重而皮肤滋水痒甚者，重以祛风热为治。前者以紫草、地丁草、野菊花少佐和营凉血，而后者当祛风止痒兼以化瘀，如桑叶、菊花、蚤休、防风、赤芍之类。

注：大头瘟即现代医学之颜面丹毒，其为外感温热毒邪上攻头面所致，临证以其头面红肿迅速为特征。其热毒有卫气营血之浅深，并有挟湿多少之别，且兼积滞、郁热、食火之各异。热重者可见壮热烦渴，舌红赤苔黄燥，脉数而有力。当以清热解毒为主，药如紫草、地丁草、野菊花、天花粉等，同时可外敷如意金黄散等，特当注意忌辛、发、油重、荤腥之味。

湿重则面红肿且滋流黄水，痒为风邪所致，若痒难忍且心烦不寐，面红肿滋流水者，风湿蕴热俱重，治疗当先清风祛湿止痒，宣郁化湿滞兼以清热解毒。切不可专事寒凉，以防凝涩气机，邪留不去。清风止痒之药如荆芥穗炭、防风、桑叶、菊花、白鲜皮、地肤子、赤芍之类。《素问·至真要大论》谓："诸痛痒疮，皆属于心"。面红肿奇痒，如脉细数者，清热解毒之中应少佐凉血之品，如赤芍、丹皮、丹参、连翘等。俟风湿渐去，头面红肿渐轻，苔腻渐化，风湿渐解，再依病情施治。若舌红糙老，舌面干裂，唇焦面赤，脉洪滑数有力时，此热邪过盛当予清之。若舌红苔黄，尖部起刺，脉象细小弦滑数者，阴津大伤，当以养阴折热。若苔黄根厚此属食滞中阻，酌加消导之品，以化滞清热治之。

笔者治大头瘟总是先以疏风为主，化湿次之，再以清热凉营兼导其滞，风疏、湿化、热清、滞消，再以育阴折热以善其后。层次分明，辨证细致，多能稳妥而取效。所谓散风之味，切不可过用，乃开郁疏化其湿耳。病本是热，防其郁

大医精诚万世师表

结，先用开疏，再清其热，防有留弊（嘱病人忌荤、腥、发物。宜少食、素食）。

附：大头瘟医案

吴某某，男，50岁，1940年春。

患者素来性情急躁，暴怒之后，复感温热毒邪而发病，头面一夜之间迅速红肿，奇痒难忍，面部光亮，舌苔腻厚质红，脉象濡滑且数，次日面部皮肤滋流黄水，本拟清热解毒，但因放心不下，前去请教老师瞿文楼老先生。瞿老谓：首当宣疏，次则清解，防其热郁于内或湿阻于中。方为：（量改今制）荆芥6克，僵蚕10克，蝉衣6克，防风6克，杏仁10克，枇杷叶10克，半夏6克，黄柏6克，黄连3克，银花15克，赤芍10克，焦三仙各10克。外敷如意金黄散10克，油调。3剂后，头面痒减，肿渐消，后改以清热化滞，疏调气机而愈。嘱以素食、少食。

（二十一）妇人妊娠，复感温邪致病，当以治温为主，其他次之，经期前后，温病治疗亦同。哺乳期间患温者，可暂停哺乳，防其传染婴儿。若因温邪而致胎动不安，或泛之多寡，皆求之于温。

注：妇人经期前后及胎前产后或感温邪致病者，均应按温邪致病的深浅层次和病程阶段辨证用药，其他应待温邪去后再议。此亦急则治标之意。因温致胎动不安者，亦应按温邪的卫气营血不同阶段辨证用药，因热迫血行者，当凉血散血，热祛则胎自安。

哺乳期间患温者，定当停乳，防其感染婴儿。笔者在治疗周岁婴儿时，常令母亲服药，婴儿吸母乳间接服药而愈。

（二十二）**湿热蕴郁发黄，多是湿热蕴结不宣，当宣阳开郁以化湿邪。若妄用清之寒之，湿郁邪必不达。湿郁不化，热无去路，遇寒气机凝涩不行，湿热发黄矣。**

注：湿热蕴郁不宣，热蒸湿邪弥漫，久郁发黄。治之应先解郁，俟郁解湿化，热自能除。先以疏卫宣郁化湿，药如荆芥穗、防风、大豆卷、淡豆豉、杏仁、郁金、前胡等。气机得宣，脉见滑濡有神，湿邪渐解矣。若湿热蕴郁较重，先以宣畅三焦，分离湿热，俟气机开，则小便自畅。

若单用寒凉，或过用苦寒，气机闭塞，湿不能去，热必不清，必须分离其郁，升降疏解其湿，改用宣阳方法。酌情观色、察脉、分调其郁以化其湿。药如荆芥穗、防风、独活、白芷、蝉衣、片姜黄等，若湿浊不化，舌白苔腻者可芳化之。药如佩兰、藿香、苏梗、香薷、泽兰叶等。若舌白质淡，苔腻滑润，脉来沉缓力弱者，可用桂枝、苏叶、小量麻黄、生姜等。当然，湿热病也不可过用温燥之品，防其助热两伤阴也。

（二十三）**暑热挟湿滞互阻肠间，每作腹痛痢下。全属寒湿凝滞，表闭不宣，升降不畅，蕴郁成痢。喻西昌以逆流挽舟宣闭开郁，故能一药而愈。治痢当先宣阳开其湿郁，暑湿解，热随之而去。有寒当温，有积当化，在血以活血为本，气滞用调气机则自愈。**

注：暑热挟湿外受，内伤饮食生冷，食滞内停，暑热湿邪壅滞于肠道，湿热郁蒸，气血阻滞，气血与暑湿积滞相为搏结，化为脓血，气机不畅，腹痛痢下作矣。所以朱震亨说："肠胃日受饮食之积余，不尽行，留滞于内，湿蒸热瘀，

郁结日深，伏而不作，时逢炎暑大行，相火司令，又调摄失宜，复感酷热之毒，至秋阳气始收，火气下行，蒸发蓄积而滞下之证作矣"。

初起因外感暑湿，故可兼见卫分之证，恶寒、发热、头痛、一身酸楚疼痛，全是卫分郁闭，寒邪凝涩，气机不畅，邪不得外达，郁热内迫，热与湿滞交阻，化痢最速。治之当先开郁宣闭，以疏散卫分之郁，表解里滞得除，使由外来之邪，仍从外解，不致入里化痢。此即所谓之"逆流挽舟"法。

附：痢疾医案

霍某某，男，35 岁，1974 年 8 月 10 日。

发热、恶寒、头痛恶心，周身酸楚疼痛，阵阵腹痛，大便一次，带有少量脓血，送检大量脓球及红白细胞。舌苔白腻根垢而厚，两脉濡滑而按之弦细且数，小溲色黄，心烦急躁。暑湿积滞蕴蓄太甚，势将成痢。用升降分化，芳香祛暑，逆流挽舟方法。希图暑解表疏，湿热得化，则痢疾自愈矣。饮食寒暖，倍宜小心，防其病势增重，务当注意。处方：陈香薷（后下）6 克，苏叶 6 克，藿香 10 克（后下），葛根 10 克，马尾连 10 克，炒官桂 3 克，炮姜 3 克，炒白芍 12 克，焦三仙各 10 克，莱菔子 6 克。1 剂。

二诊：8 月 11 日。昨服芳香疏化，苦温化湿，佐以导滞后，遍体得汗，恶寒头痛皆解，身热已退，腹痛未作，周身酸楚大减，大便未行，苔白垢腻渐化，根部仍厚。今诊两脉濡滑，尺部有力。本案属暑湿积滞互阻不化，下迫于肠，痢疾始成。用芳香疏化，升降分消方法。暑热得解，营卫得调，湿热积滞渐化，以逆流挽舟法，一药而缓解其势。改用升降疏化，兼以消导。方用：葛根 10 克，马尾连 10 克，黄芩 10 克，木香 6 克，苏藿梗各 10 克，半夏 10 克，莱菔子 10 克，槟榔 10 克，焦三仙各 10 克。两剂。

三诊：8 月 14 日。连投逆流挽舟、升降分化、芳香疏调之后，寒热退而腹痛痢下皆愈，舌苔已化而根部略厚。今日大便已转正常，镜检已无脓血，唯觉中脘略闷，胃纳欠佳。此暑湿积滞渐化，表里皆解，湿邪化而未清，再以芳香升降并用，以饮食恢复为消息。仍需慎饮食，忌寒凉油腻，生冷甜黏皆戒。处方：荆芥穗炭 10 克，防风 6 克，黄连 3 克，黄芩 6 克，木香 6 克，半夏 10 克，焦山楂 10 克。又服 3 剂而痊愈。

附：介绍我父亲的几个病历

——"中医天地名师讲堂"之赵利华老师篇

各位朋友们：

大家好。在此我介绍几个我父亲（赵绍琴）的病历，由于这几个病历都是在"脉"的诊断上有独到之处，所以我们先分析一下脉学。我父亲可能是受家庭的熏陶和影响，对脉学的认识，确实有独到之处，我父亲非常重视诊脉，这也可能是受我祖父的影响，因为到我祖父已经是第三代行医了，而且是御赐年代，监管医药房医药库太医院的院士，他可以进深宫，为皇上娘娘治病。在那个封建社会里头，我爷爷一进大殿，马上就得跪下，一直跪着走到皇上龙榻面前，跪着"请脉"，叫"请脉"，不能仰龙颜，看舌头、面部根本不可能，也不许问。要是给皇后妃子娘娘们看病更是严格了，所以这些御医们在这种条件下，只能是靠诊脉来观察病情，做出诊断。所以我父亲受家庭的影响，对脉学有一定的研究，具有深刻的体会。所以我在此提醒各位同学，希望你们把脉学学好，你们得知道你们是北京中医药大学毕业的，你们将来的职业是干中医，从这个大门走出去以后不会诊脉，老百姓会怎么看你们？通过你们老百姓又怎么样评价北京中医药大学（这可能是唯一一所国家重点中医药大学吧）？诊脉是中医里重要的诊断方法之一，长期以来有效应用于临床，在民间也广泛应用，也为广大群众所承认，并且是享有很高信誉的诊断方法。从祖国医学理论上讲，临床辨证必须对望、闻、问、切所得资料进行全面分析，找出诊断的客观依据，再通过这些依据，才能辨清病因、病机，分辨出表里寒热虚实气血，三阴三阳、卫气营血、三焦及五脏六腑的具体情况，从而决定治则治法和方药，所以说脉诊是祖国医学中一个非常重要的组成部分，当然了还要结合望面色、望舌以及问诊所得的资料才能正确地分析病因病机，通过辨证治之。下面讲的几个病例是关于我父亲如何通过脉诊对病人病情作了全面的分析，再通过辨证采取一些治疗方法。

病例一：病态窦房结综合征

大家知道这种病吗？这种病的基本原因是由于窦房结冲动发动异常或者是房室传导阻滞，现代医学对这种病的治疗主要是用药物治疗，如阿托品、肾上腺素等。为什么我要介绍这个病例呢？因为当年我就在我父亲身边，在他老人家的指导下，我反复地诊察了这个患者的脉象，并且病人也向我详细地介绍了病情，他说他病重的时候平均心率在 36 次每分，最慢的时候每分钟才 30 次，服用阿托品以后每分钟才 60 次，我父亲也对我讲述了他是如何治疗这个病例的。因为那时候我学的正是迷迷糊糊的时候，加上在这之前我也没见过这种病，一个人心脏每分钟跳 36 次，30 次，两秒钟一跳，怎么可能呢？所以在后来我就不断地思考，结合我父亲所说，颇有收获，特别是在通过脉象，舌象诊断，如何辨证方面的，感觉受益匪浅。

这个病例患者姓张，男性，43 岁，建筑公司的水泥工人，个不高，四十多岁，也不胖，身体挺结实。（大家明白"水泥工"什么意思？我也不知道水泥工什么意思，我父亲说水泥工一个胳膊夹一袋水泥100斤，俩胳膊夹两袋水泥搬运，一天搬100多袋。)

一诊，1973年8月22日，病人主诉从1972年6月份开始反复发作头晕、胸闷、憋气、心悸、心前区不适及心跳，平时的心率在40～50次每分，在上述症状发作时，心率每分钟35～40次，并且发展倾向是每分钟5～20次，经北京市某个医院诊断为病态窦房结综合征，住院两个月，用阿托品、异丙肾上腺素等药物治疗效果不理想，每周仍发作一到两次，主症是头晕、胸闷，憋气，心脏间歇停跳，心率在每分钟40次以下。在使用化学药物治疗无效之后，考虑用物理方法安装心脏起搏器，当时仪器非常落后，技术水平也很低，电池不知能用多长时间，影响正常的工作生活，甚至有可能发生猝死，所以当时患者不同意，遂来东直门医院要求中医中药治疗。初诊时检查：血压120/80 mm Hg，心率是每分钟46次，从外形上看，发育正常，呼吸平稳，检查颈静脉无怒张，两侧呼吸音正常，心界也不大，心律齐。听诊心脏和各瓣膜区未闻及病理性的杂音。腹部无压痛，肝脾不大，下肢无水肿。主要表现为阵阵心慌，胸闷，憋气，心烦，夜寐梦多。中医诊查：脉象是沉迟，按之弦细且滑。舌红，舌体瘦，与患者的形体基本相似。中医辨证：脉沉迟，心慌，憋气，是心气虚弱，肝肾乃亏。详细检查两手寸关沉取略弦象，且滑，沉主里，迟司脏病，滑主痰，弦主郁，舌像红，心烦梦多属肝肾阴虚，阴不制阳，以致虚热上扰。气阴不足为本，阴损及阳，心阳虚属标，治疗应养其心阴，固其心阳。在补阳时，要阴中求阳，补气时要补血，所以治疗要养其心阴，固其心阳，滋补肝肾为主，泻其虚热为辅，调其心阳，平衡升降，使其阴阳平衡。第一个处方的药物组成是：北沙参 30 克，麦冬 15 克，枸杞子 15 克，淡附片 12 克（先煎半小时），熟地黄 18 克，桂枝 9 克，仙茅 9 克，仙灵脾 9 克，金樱子 10 克，菟丝子 12 克。服中药时停一切西药。服药 6 付之后，自觉症状明显减轻，胸闷，憋气消失，无心脏停跳现象，心率达每分钟 50 次。

复诊，1973 年 8 月 29 日，因换医生之后，处方改为辛温壮阳益气等药物：淡附片 30 克，黄芪 24 克，桂枝 15 克，麻黄 6 克，细辛 6 克。因热药过多，缺少育阴之品，无调升降药物，所以患者服药后又出现胸闷，憋气，心脏停跳，心率又下降到每分钟 40 次。之后病人去我家就诊，我先听他讲述病情及治疗经过，看其方中有麻黄 6 克，用药量大，麻黄主要成分是麻黄碱和伪麻黄碱，具有收缩血管、促进心率、宣肺平喘的作用（高血压的病人不能用）。我问父亲："麻黄、麻黄碱和伪麻黄碱能宣肺也能收缩血管，也能促进心率，为什么用这么大的量不仅没增加心率反而心率降了呢？"父亲告诉我一是麻黄用量过多，二是细辛用到 6 克，古训有"细辛不过钱"，它的辛散的力量大，不仅散邪，用量大了可散正气。病人心阳不足，心气虚，散的力量又过大，故导致其病情加重。小青龙汤中也有细辛，但方中有五味子，一散一收，恰到好处。五味子可以敛邪，无细辛时，对于咳喘的病人轻易不能用五味子，非真正的肺气虚皆不可用五味子，因其易敛邪。所以小青龙汤中的配伍恰到好处。而该方中用的细辛的量过大，心气就会更散了。从那以后，我才知道，药物配伍方面确实有着很大的学问，不要图一时之快，在这也希望大家能够吸取一点老专家的经验。

三诊，1973年9月2日，诊查脉象，在第一付方药中再加入白芍15克，连服10付，患者各种症状好转，再也没出现心慌、憋气以及头晕的现象，心率也上升为每分钟50多次，之后病人又来，效不更方，连服30付，病情一直很稳定，也没有什么不舒服的症状发生，心率也一直维持在每分钟60次左右。但是到了1973的11月，患者出现了比较明显的心烦多梦等症状，小便黄，脉象弦滑，舌红苔薄且有浮黄，证属阴份不足，虚热上扰，并且夹有湿热积滞，五谷不化。弦脉主肝，血不养肝，肝气就容易郁滞，阴份亦不足。滑脉主痰，阻于中焦，气机失调，升降失和，所以改用滋肾水，治虚阳（火），补下源，走火泄热。开方：沙参24克，党参9克，麦冬9克，天冬9克，金樱子9克，仙茅9克，仙灵脾9克，柴胡9克，黄芩9克，焦三仙各9克，生地黄12克，白芍15克，芡实18克，桑寄生18克。服1个月的药，病情稳定，再也没发生过胸闷憋气，头晕以及心脏停跳等现象，心率一直维持在每分钟60次左右。这个病人到东直门用中医中药治疗3个月以后，病情好转，最后告诉他停药观察一个月，之后患者再也没出现心慌憋气等症状，心率也维持在每分钟60次左右，一切情况都是比较良好的。从1974年3月开始，我父亲便要求病人加强功能恢复性锻炼，以增强心脏的功能——很简单，每天走1.5到3公里，也就是3～5里地，就走路，适应一段之后，逐渐加到5公里（10里地），又经过3个月的锻炼，病人没什么变化，病情很稳定，然后再增加病人的运动量，到10公里，以锻炼心脏的功能——在这我也想跟大家说一下，这功能锻炼，往往针对一些慢性病（急性病如高烧就不用了）。我父亲说什么叫治好了，比如冠心病，在20世纪50～60年代，冠心病都是卧床休息，不能动，比如梅兰芳和上海市市长柯庆施都是冠心病，西医就是让他们卧床休息，越卧床休息，他就越不敢动，一动马上就心绞痛，马上就出现严重的心脏供血不足，长期这样下去也不是回事。当时缓解了心绞痛，是不是就算好了？这不算，必须让心脏的功能恢复到能让它胜任工作，甚至超过它工作量的时候不犯病，这才叫痊愈。另外例如肾炎，西医讲肾炎也要卧床休息。我就见过一个肾炎患者，河南人，农村的，按农村的生活水平到北京治肾炎开销很大，于是她妹妹就在这里摆一个小摊，她跟她妹妹住一个屋子里，家里那边她先生和两个孩子就挣钱，然后寄钱让她治病。北京这边河南老乡们有时给她买点鸡蛋，送点这个送点那个，救济她一下。等到我给她治病时，她说她已经在北京看了两年了。我一检查，不对啊，肾炎还是肾炎，就是蛋白尿，没有肾功能不全，肾功能也没受到损伤，但她的肾脏就剩下9点多厘米（两年前是10点多厘米），后来我问她在北京怎么治的，她说她在北京找的全是专家。我问他们是不是全让你卧床休息？你是不是确实也卧床休息了？她回答说是，连地都不扫，床都不下，卧床休息了两年，蛋白没去掉，肾小了1厘米。我告诉她所谓肾炎治好了，就要达到或者能够超过它工作量，再不出现蛋白尿，即痊愈，卧床休息时没蛋白，起来遛个弯蛋白就出来了，这不叫好了——这都是20世纪70年代时我父亲说的。

之所以说这些，是因为这个病人（水泥工）也是这种情况，现在是没有停跳，等一上班了，开始搬水泥了，病情马上又反复，这不叫治愈，所以就让他进行心脏功能的恢复性锻炼，即走路，而且一点一点要加大距离，加快速度，比如一天走 5 公里，开始要用 2 小时，逐渐要提高速度，然后用 1 小时 45 分钟，当达到它能胜任工作时，就算痊愈了，在这个病例中，主要是依据脉象进行辨证和治疗。初诊时病人舌红体瘦，一派阴虚而且是虚阳上扰之象，再看脉象沉迟，按之弦细且滑，认为是肝肾阴虚，虚热上扰，心阴不足为本，心阳虚为标。这么看来，脉诊在中医辨证中非常重要，不进行脉象辨证，不能说乱治，但起码治疗不准确。大家知道怎么摸脉吗？上下左右细循，多方位的，过去摸脉为浮中沉，更细点应是浮中按沉，浮中基本上就是标，按沉基本就是本，这样就和病因病机更为贴切一点，这样上下左右细细寻找完这个脉之后才能做到诊脉的准确，你也才能分辨出哪个是主脉哪个是兼脉，脉与脉之间，脉与舌与证的关系，以及如何应用八纲辨证的方法，只有通过脉象分析才能运用八纲辨证的方法给出治疗方案，才能有步骤有系统地进行医治，所以我希望大家能再详细地了解一下脉和如何诊脉。

病例二：久病之人突发高热

这个病例是我小时候听我父亲说的，病例是"文革"之前的，20 世纪 60 年代。患者患重症肌无力，52 岁，在东直门医院住了半年多，用八珍汤、十全大补汤、归脾汤等等一些滋养之品，疗效不显，大家也知道重症肌无力确实难治，可是四天前这个病人突然发热，体温摄氏 38.5 度，而且还在逐渐升高，于是请老中医会诊。患者当时面色萎黄，形体消瘦，精神萎靡，两目睁不开，舌体胖，苔白糙老且干，糙和老说明有热，脉弦虚无力且略滑，沉弦细且有力，好像跳得有点快，完全一派虚羸之象，但是心烦梦多，小便数黄，大便有点干，两日一行，身热比较厉害体温达 39.4 度。大家会诊完都说久病气血大虚，除甘温除热外别无良法，我父亲当时就是想，阳虚气弱，按中医的理论来讲，甘温除大热之法可使病情减轻，但对于此病例，此法烧不仅不退而且会反增，诊查他的脉象自虚濡之中按之略滑，沉取弦细似数，属于本虚标实之候，真虚而新感时邪，类似白虎汤证。所以我父亲就提出来模拟白虎汤证，嘱其医生取凉开水 200 毫升，一点一点给他喝，病人喝完之后自觉舒服，在病人要求下又给予 200 毫升，饮后，病人睡眠佳。查体：额头有潮汗出，脉舌颜色正常，故并非本虚，实际是标热之象，因为病人如果体内无热，他不会渴而且想喝冰冷之品，即使是虚热也不会想喝冷水，并且喝完会有微汗出而安然入睡，苔白、糙老且干，脉沉取弦数，小便数黄完全是一派热象，于是诊断为阳明气分之热，虽然病人素体气血不足，但现在邪已化热，化热成标实，标实之热症，应用白虎汤，取其辛凉以求得退热之效。方用生石膏 25 克（先煎）、生甘草 10 克、知母 10 克、粳米 60 克。一副煎 100 毫升，分两次服。服药后经医生观察，夜间微微汗出，烧退，体温正常。第二日查体，脉虚濡而滑，按之细弱，无弦数之象，精神恢复如前，食欲增加，药改用甘寒育阴、生津益气之法以善其后。此病例主要是根据详细的诊查脉象，从而分辨出真假虚实，在变化莫测的情况下，能够抓住久病的实质。虽说是久病，但在发热之时未必全虚，有时为实，即所谓的"大羸有实证"。长时间虚的病人也有实证，实证的病人也有虚证，这种辨证方法主要是根据脉象浮中沉来细查，可以查出邪实。此患者通过辨证属于气分热证，即白虎汤证。

病例三：泄泻久治不愈

郭某某，女，35岁，某医院职工，1973年通过熟人介绍来此治疗。自述：泄泻一年有余，体重由65公斤下降至现在的40多公斤。1972年夏天外地出差，因饮食不调，水土不服导致泄泻，泻前必有腹部绞痛，回京后仍不止，当时检查腹部无明显压痛，大便查无异常。过去一年多服中药治疗，药物全属补、涩之品，如参苓白术散、四神丸、真人养脏汤之类，但仍未见好转，迁延至今。最近自觉疲乏无力、精神萎靡、腹部辘辘作响似有水，每天天蒙蒙亮，腹部开始作痛，须立即如厕，泄泻立作，且有夜寐不安，多梦，心烦急躁，小便短赤，阵汗出，饮食尚可，喜食冰冷之品，左脉弦滑，按之数而有力，右脉濡滑且数，舌质红，苔白腻而干，根部较厚。纵观脉象和症状，病起源于暑湿郁热，损及胃肠发为泄泻。过服温补之品之后，又助肝阳，热入阴分，阴伤木火更旺，所以久泻不愈。治法当以舒调肝脾，泻其有余，补其不足。嘱：忌食油滑粘腻之品。方药：黄芩9克、麻子仁6克、葛根6克、白术6克、白芍15克、陈皮6克、防风9克、灶心土3克、木瓜9克。方中黄芩、葛根、麻子仁相配伍，即为葛根芩连汤，芩、连苦寒能燥湿坚阴且清热，葛根能升提久泻而下陷的清阳，湿热祛除后，清阳易升，泄泻自止。白术、白芍、防风、陈皮相伍为痛泻要方，白术健脾除湿，白芍养阴柔肝、缓急止痛，陈皮理中焦之气机且除脾湿，防风宣畅气机，四药相配，泻肝木，调脾土，畅气机，止泻痛。上方连服6剂，晨起泄泻已止，腹痛减轻，但腹中仍有噜噜作响，脉象仍见弦细，前方稍作加减，晨泄止，痛减，但肚子老响。又开处方：黄芩9克、马尾连

9克、葛根9克、白芍9克、陈皮6克、防风6克 、枳壳6克、木香6克。连服十剂之后，大便一如常人，腹痛也大减，再检查脉象弦细已变濡软，但是沉取稍有细滑，疏调气机，分利湿热以善其后，处方：茯苓16克 、冬瓜皮30克、木瓜9克 、防风6克、陈皮6克、灶心土30克、炒麦芽9克 、炒白芍9克 、炙甘草9克。大家一看这方子，应该知道是怎么回事。茯苓、冬瓜皮祛湿健脾和胃，防风、陈皮重在宣畅气机，灶心土 、炒麦芽健脾和胃，炒白芍、木瓜、炙甘草酸甘化阴，所以脉象弦相大减。大家用过马尾连吗？20世纪70年代初期，黄连特别少，小药房都没有，我父亲就用马尾连代替，它性苦寒，清肠胃湿热，但是力量比黄连要小，如果我父亲要开葛根芩连汤用黄连6克，而马尾连要用9～10克，因为黄连毕竟力量大；大家知道灶心土的功能吗？从五脏五行来讲，脾属土，灶心土也是土，我父亲说用土补土是最好的，此患者泄泻因为大便检查没有什么异常，没有脓没有血，所以可以用灶心土。之所以泄泻久治不愈，是因为服的药都是参苓白术、真人养脏、四神丸之类，不是补就是泄，完全是按照一派虚象来治，特别是五更泻，都是按照肾阳不足来治疗。我父亲治疗五更泻从不用四神丸，他说晨起时阳动，黎明阳开始动了，应属于肝，所以他用葛根芩连汤和痛泄要方，治疗五更泻疗效很好。从这个病例中我们可以得出"久泄之人并不见得都是虚证"。再一个，如果除了五更泻之外，一天还要再泄几次的话，就要加分利的药了，从大肠排出的水让它在体内进入水道，走小肠从膀胱排出，水就少了，同学们听得明白吗？"分而利之"，这是中医的词，协和的大夫也会，也这么做，像双氢克尿噻，速尿等具属此类。今天的讲的内容就到这了，现在同学们如果有问题请提问。

问： 赵老您好！我想请问一下，以前赵绍琴老师非常注重脉诊，内外脏象该如何区分？谢谢您！

赵老师： 你上来让大家伙看着怎么分？浮中按压，是垂直的要这么左右推，内为脏，外为腑长脉上到鱼际，尺脉要过尺，这个上下左右是推循，明白吗？上下左右浮中按沉，细推循，真正的摸脉就应该达到这样。你回去查一下脉学长脉到鱼际，尺脉要过尺，三手指头往这一放，不动不行，用力过大过轻，都不行，从轻逐渐加力下压左右细推循，大家还有什么问题吗？

问：《内经》中讲到浮沉分脏腑以及寸关尺的分布的论述，您是怎么理解的？

赵老师： 浮脉主表，沉脉主里；浮脉主标，沉脉主本。

问： 关于温病学中的气机宣透的问题，经常用升降散来宣透气机，在卫气营血四个阶段都会遇到这个问题，请您详细的来讲解一些您对宣透气机的理解或者升降散在宣透气机的中的应用，谢谢。

赵老师： 升降散怎么用的问题呀，不光是温病，杂病用升降散也行。它主要在于宣透气机，调和表里内外，从而达到协调气机的目的。通过气机协调，你把气机协调好了，五脏合作的好，就行了。就像人的五个小指头，这五个小指头谁跟谁也不配合，互相闹矛盾，你让他干这个，他去干那个。调气机，咱们用中药治疗的话，怎么说呢。就像做五个人的思想工作，完了以后达成协议。但是你让我详细地讲这个升降散，我还真不好说。但是我父亲还是很爱用升降散

岐黄之术自有传承

的，他也非常重视调气机，你比如这个冠心病，胸闷憋屈，心根区疼痛，也可以宣畅气机。它主要宣畅的是心的气机，他就爱用这个旋复花，把心气宣畅后，胸闷就得到了缓解，就可以用旋复花加瓜蒌薤白散合用，对于冠心病的治疗很有好处。后来通过我的观察也觉得效果很不错。瓜蒌在这里一个是宽胸，一个是润肠通便，像马季他们都是因为在厕所，大便的时候干燥，一使劲就心梗，如果用瓜蒌我不敢保证他不会出现这种状况，最起码瓜蒌能够通大便，全瓜蒌，它能够通大便，相对来说可能更好一些。

问：您刚才讲的土能补水是同气相求吗？那么它的依据是什么呢？

赵老师：依据是灶土，都是土，不明白？呵呵。土嘛，灶心土就是黄土呀，脾也是黄土呀，别人能听明白吗？它是用黄土搁到灶心里烧呀，烧完了出来的那个叫灶心土。

问：是不是可以这样来理解升降散，它是针对气机来用药，而不是针对疾病来用药的？

赵老师：也不见得。

问：那怎么来把握呢？什么时候可以用，什么时候不可以用呢？

赵老师：偏于寒的不宜用，因为里面含有蝉衣、僵蚕、片姜黄。我父亲用这个升降散的时候，也不是说有什么过热的，一般就把生大黄给去掉，用的时候也就 1 克，蝉衣、僵蚕也是凉的，而且片姜黄有些寒，入肝经。

（北京中医药大学中医天地根据讲座录音整理）

润博书院文库 2010 年出版目录

一、传统医学战略研究丛书

第一集　清宫太医传承

《文魁脉学与临证医案》赵文魁、赵绍琴著 赵利华整理

《赵绍琴内科心法与温病浅谈》赵绍琴著 赵利华整理

第二集　民国中医药课程

《诊病大方》（原名《中医诊断学》）仇即吾编述

《病类原理》（原名《中医病理学》）安斡青编述

《方剂本义》（原名《中医处方学》）瞿文楼编述

《中药大义》（原名《中国药物学》）杨叔澄编述

《制药大纲》（原名《中国制药学大纲》）杨叔澄编述

二、医道传承丛书

第一辑　医道门径

《金匮方歌括》

《濒湖脉学》

《长沙方歌括》

《药性赋·药性歌括》

《时方歌括》

《医学三字经》

《医方集解》

第二辑　医道准绳

《难经·难经集注》

《伤寒论》

《金匮要略》

《脉经》

《神农本草经辑校》

《重广补注黄帝内经素问》

《黄帝内经灵枢》

《黄帝三部针灸甲乙经新校》

第三辑　医道圆机

《温热经纬》

《温病条辨》

《温热论·湿热论》

第四辑　医道溯源

《宋刊周易本义》

《五行大义》

《道德真经注》

以上书籍，编校中如有疏漏，欢迎指正。如能提供珍稀医书线索，不胜感激！欢迎有识之士加入书院出版计划，为传承医道、弘扬国学贡献力量！

润博书院联系方式：

电　　话：010-87795602，010-87793729

传　　真：010-87793729

通信地址：北京市朝阳区东三环南路 54 号 3 号楼 1002 室

邮政编码：100022

电子信箱：daoshengtang@126．com